ADHD脳で人生楽しんでます！

走って転んで、また走る

あーさ［著］

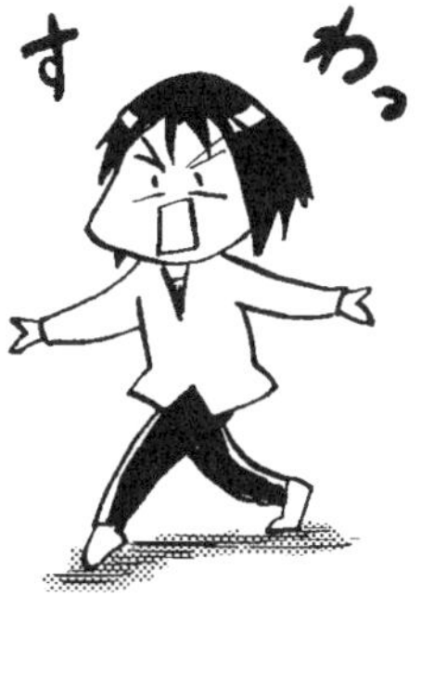

合同出版

プロローグ

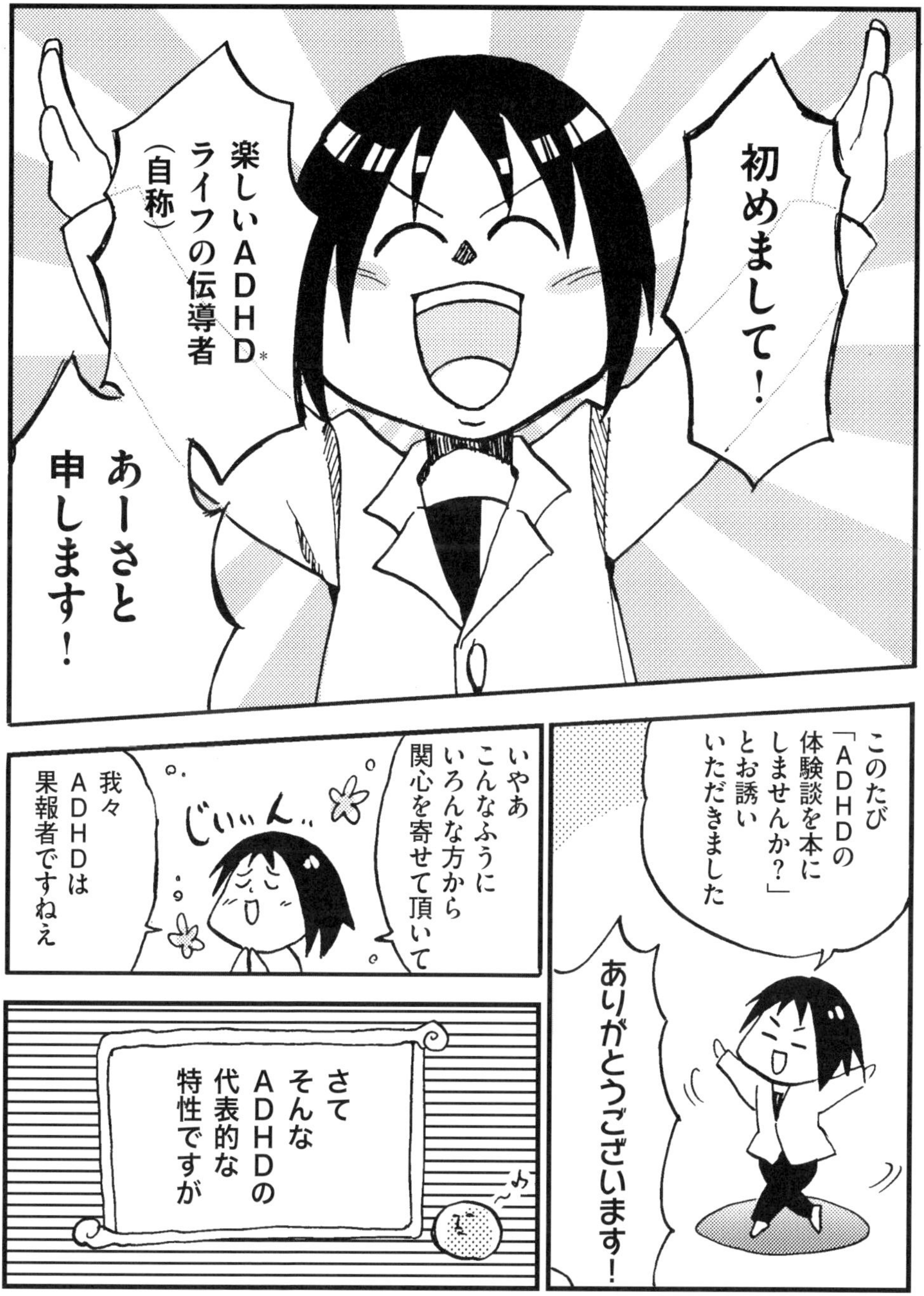

＊ ADHD：注意欠如多動性症。発達障害のひとつ。
A=attention（注意） D=deficit（欠如） H=hyperactivity（多動） D=disorder（症）

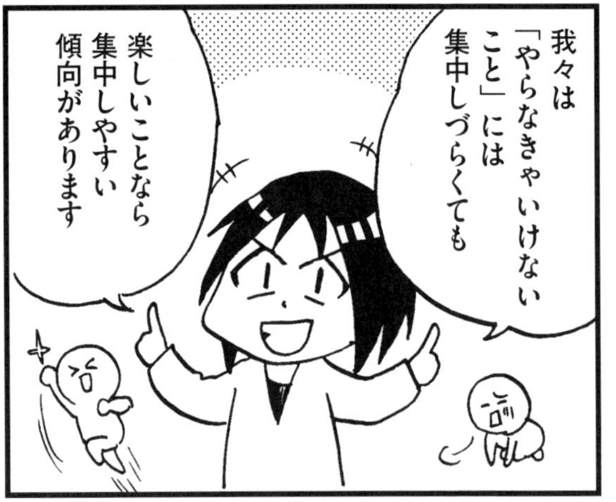
我々は「やらなきゃいけないこと」には集中しづらくても
楽しいことなら集中しやすい傾向があります

補足

「楽しい」と感じるとドーパミンという神経伝達物質が分泌され実行機能を司る前頭葉が活発になります
集中力が増すのです

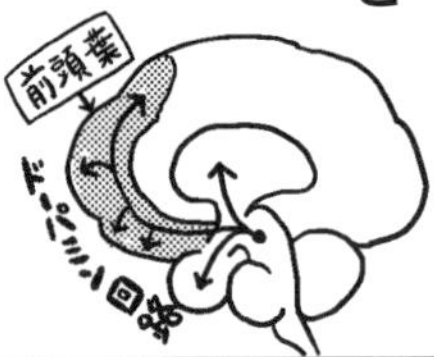
前頭葉
ドーパミン回路

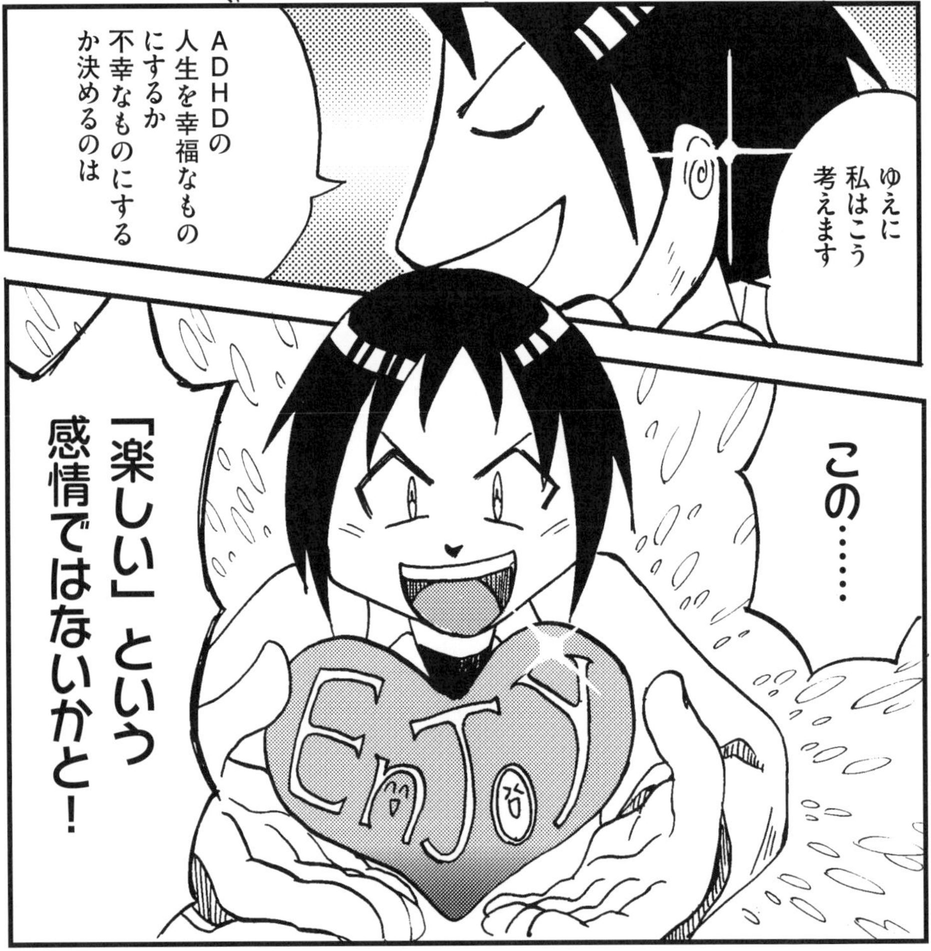
ゆえに私はこう考えます
ADHDの人生を幸福なものにするか不幸なものにするか決めるのは
この……
「楽しい」という感情ではないかと！
EnJoY

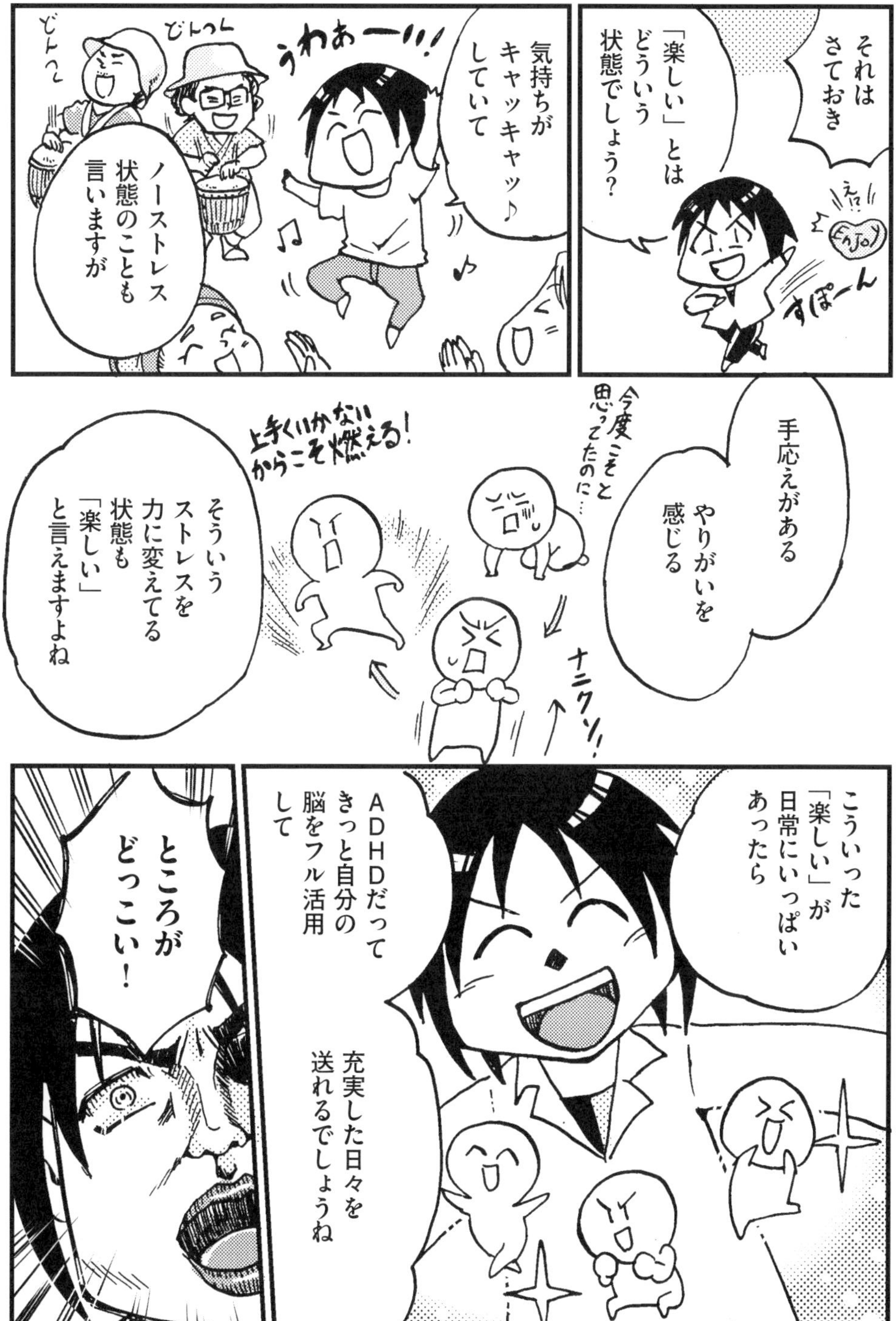

それはさておき
「楽しい」とはどういう状態でしょう？
ええ!?
Enjoy
すぽーん
気持ちがキャッキャッしていて
うわあーー!!
どんっく
どんっく
ノーストレス状態のことも言いますが
手応えがある
やりがいを感じる
今度こそと思ってたのに…
ナニクソ!!
上手くいかないからこそ燃える!
そういうストレスを力に変えてる状態も「楽しい」と言えますよね
こういった「楽しい」が日常にいっぱいあったら
ADHDだってきっと自分の脳をフル活用して
充実した日々を送れるでしょうね
ところがどっこい！

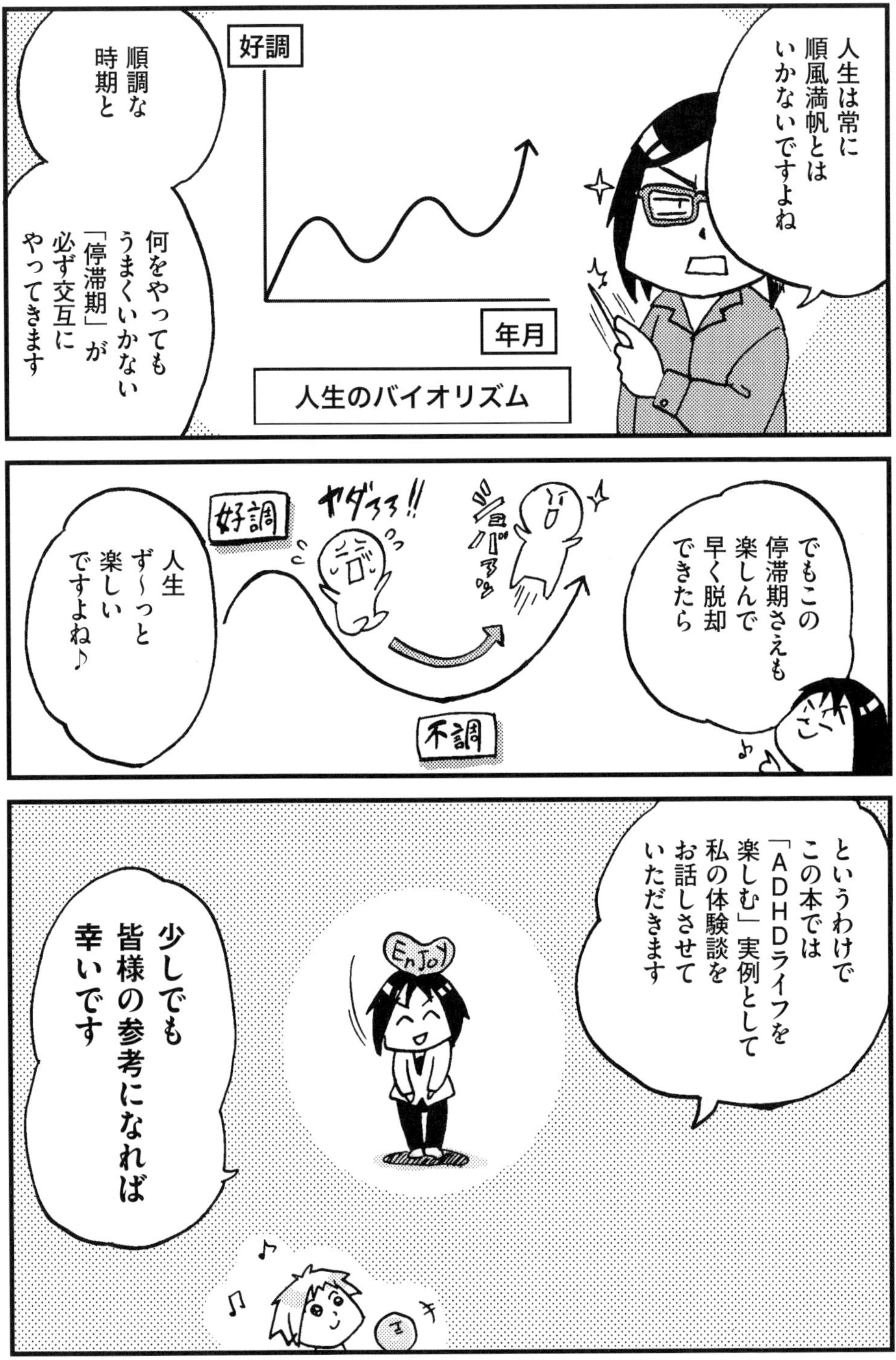
人生は常に順風満帆とはいかないですよね
好調
年月
人生のバイオリズム
順調な時期と
何をやってもうまくいかない「停滞期」が必ず交互にやってきます
でもこの停滞期さえも楽しんで早く脱却できたら
好調
不調
人生ず〜っと楽しいですよね♪
というわけでこの本では「ADHDライフを楽しむ」実例として私の体験談をお話しさせていただきます
EnJoY
少しでも皆様の参考になれば幸いです

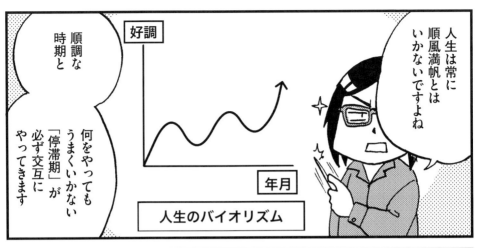

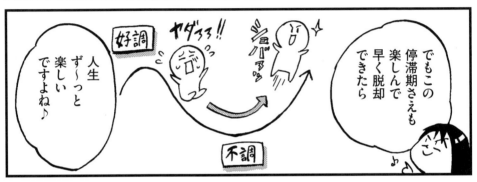

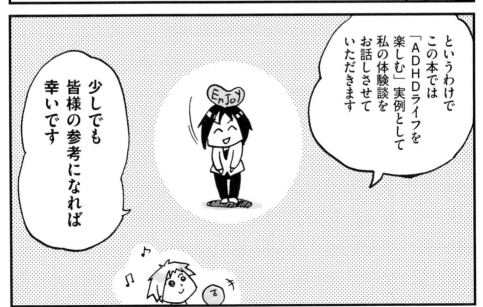

もくじ

ADHD脳で人生楽しんでます！
──走って転んで、また走る

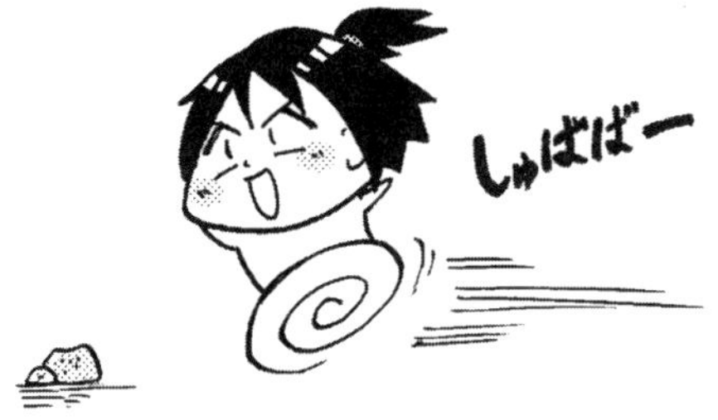

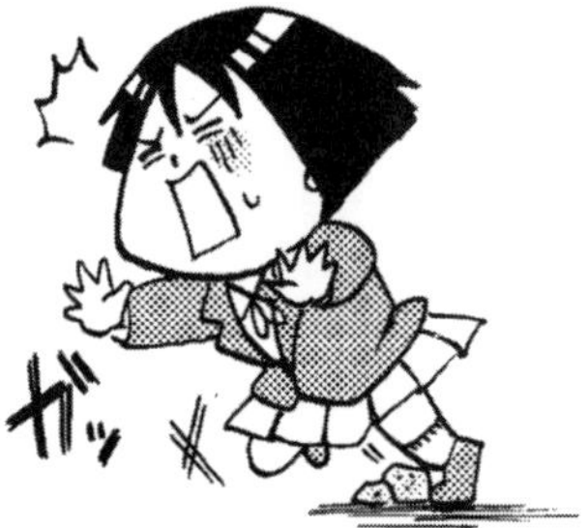
ガッ

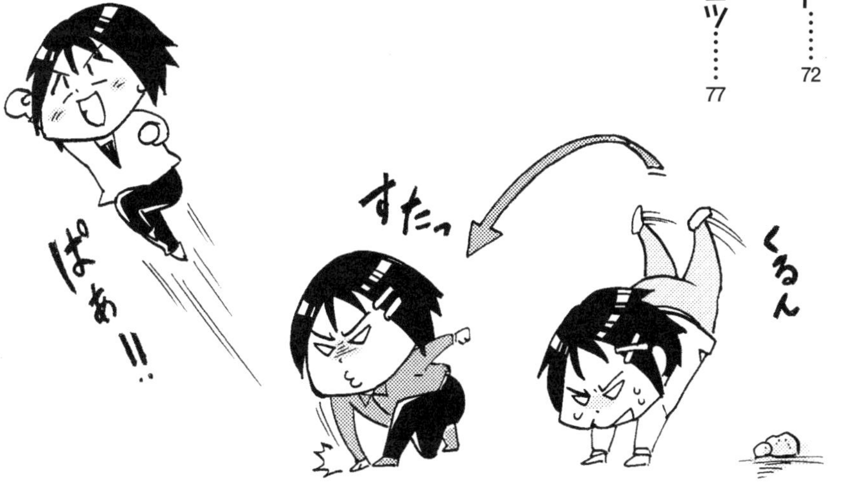
くるん
すたっ
ぱぁ!!

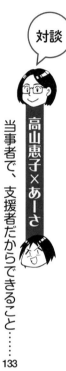

幼少期〜中学生時代

命の限り好き勝手

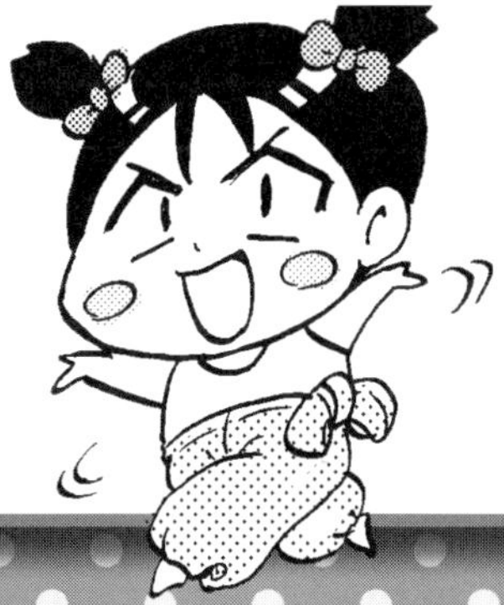

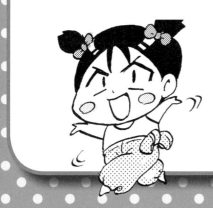

好奇心の申し子

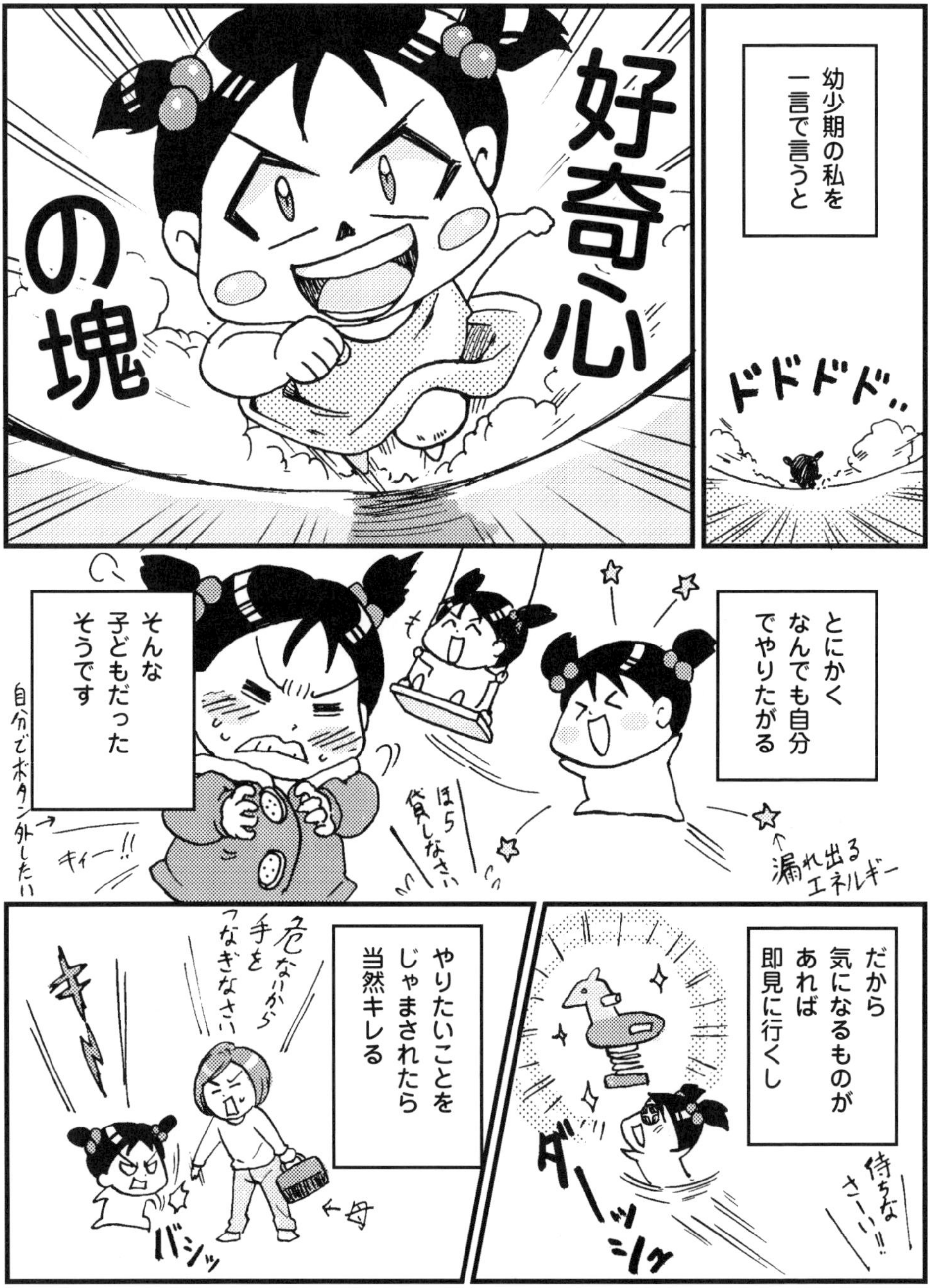

幼少期の私を
一言で言うと
ドドドド‥
好奇心
の塊
とにかく
なんでも自分
でやりたがる
↑漏れ出るエネルギー
ほら
貸しなさい
キィー!!
そんな
子どもだった
そうです
自分でボタン外したい→
だから
気になるものが
あれば
即見に行くし
ダーッ
待ちな
さーい!!
やりたいことを
じゃまされたら
当然キレる
危ないから
手を
つなぎなさい
←母
バシッ

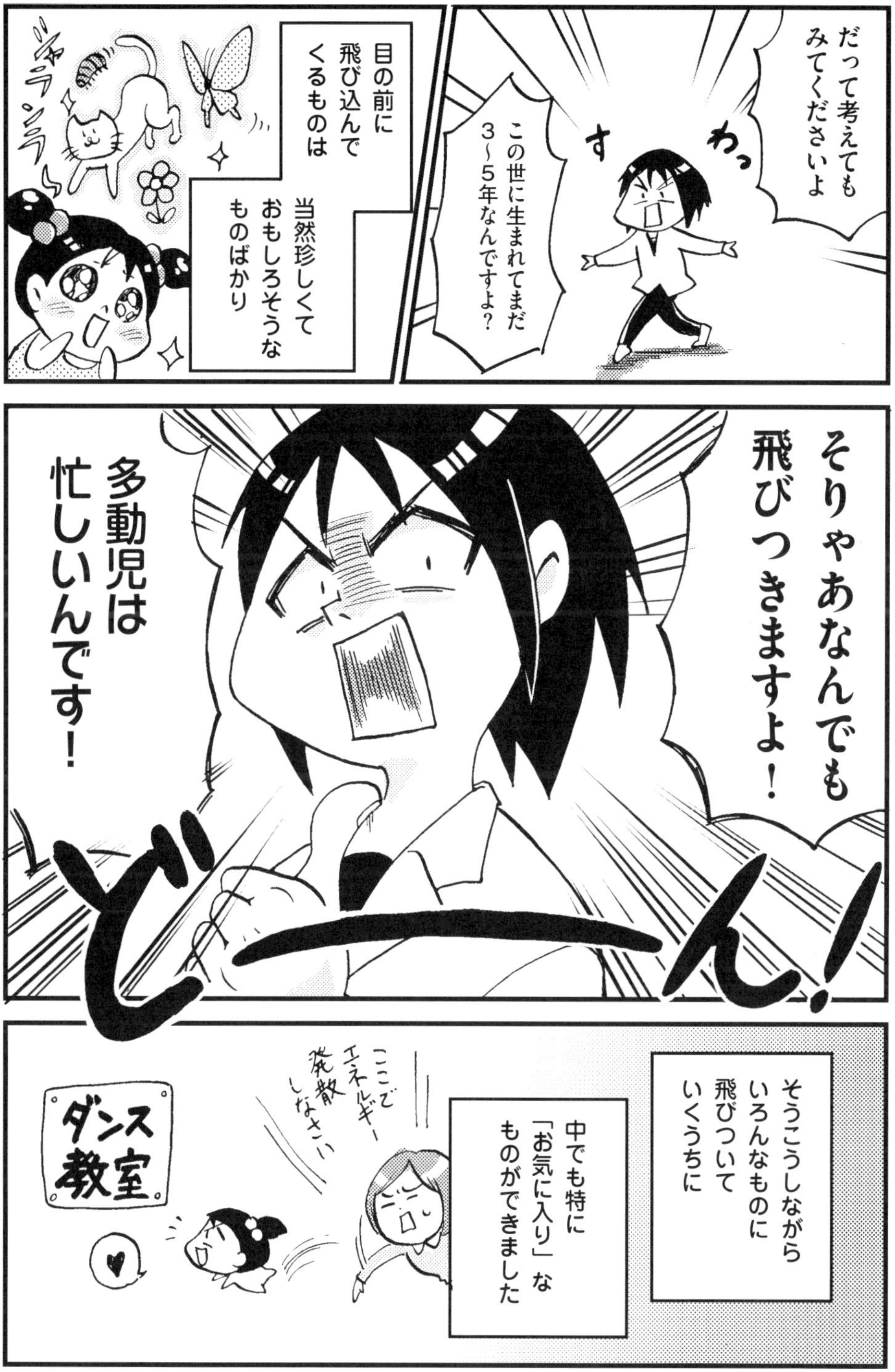
だって考えてもみてくださいよ
わっ
す
この世に生まれてまだ3~5年なんですよ?
目の前に飛び込んでくるものは
当然珍しくておもしろそうなものばかり
そりゃあなんでも飛びつきますよ!
多動児は忙しいんです!
どーーーん!
そうこうしながらいろんなものに飛びついていくうちに
中でも特に「お気に入り」なものができました
ここでエネルギー発散しなさい
ダンス教室

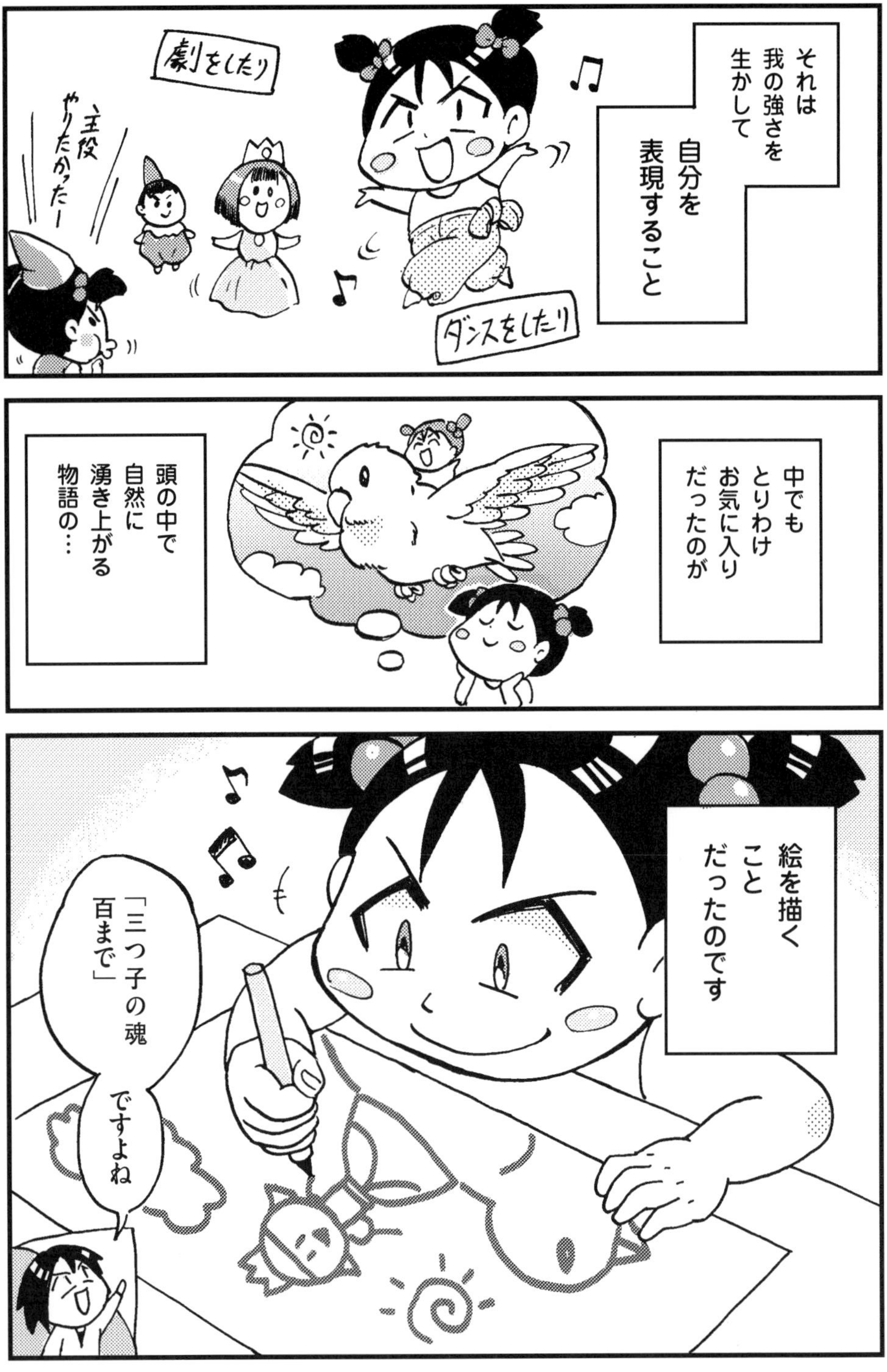

それは
我の強さを
生かして
自分を
表現すること
ダンスをしたり
劇をしたり
主役やりたかったー
中でも
とりわけ
お気に入り
だったのが
頭の中で
自然に
湧き上がる
物語の…
絵を描く
こと
だったのです
「三つ子の魂
百まで」
ですよね

母の受難①

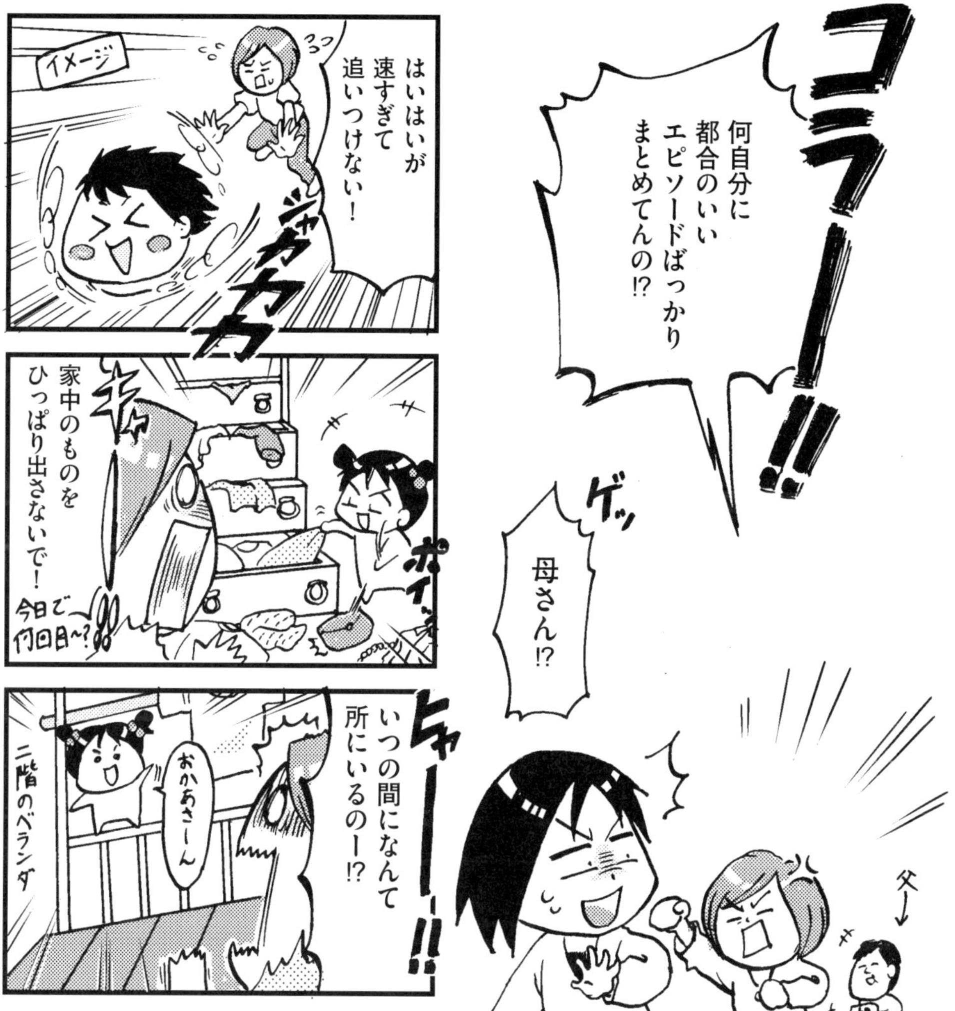
イメージ
はいはいが速すぎて追いつけない!
ジャカカカ
キャ
家中のものをひっぱり出さないで!
今日で何回目~?
ポイッ
ヒャーー!!
いつの間になんて所にいるのー!?
おかあさーん
二階のベランダ
おかげで一時も気が抜けなかったわよ!!
えー
そうだったかなー?
コラー!!
何自分に都合のいいエピソードばっかりまとめてんの!?
ゲッ
母さん!?
父

母の受難②

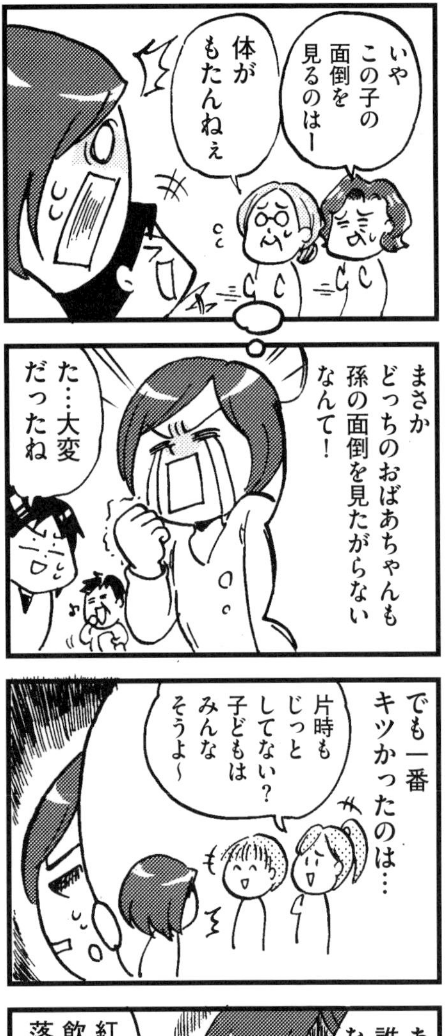
いや この子の面倒を見るのはー
体がもたんねぇ
まさか どっちのおばあちゃんも孫の面倒を見たがらないなんて！
た…大変だったね
でも一番キツかったのは…
片時もじっとしてない？子どもはみんなそうよ〜
あのすさまじさを誰にもわかってもらえなかったことね
紅茶でも飲んで落ち着きなよ

みんな！お母ちゃんは大事にしような！

母の受難③と時々オトン

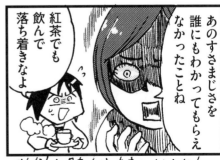

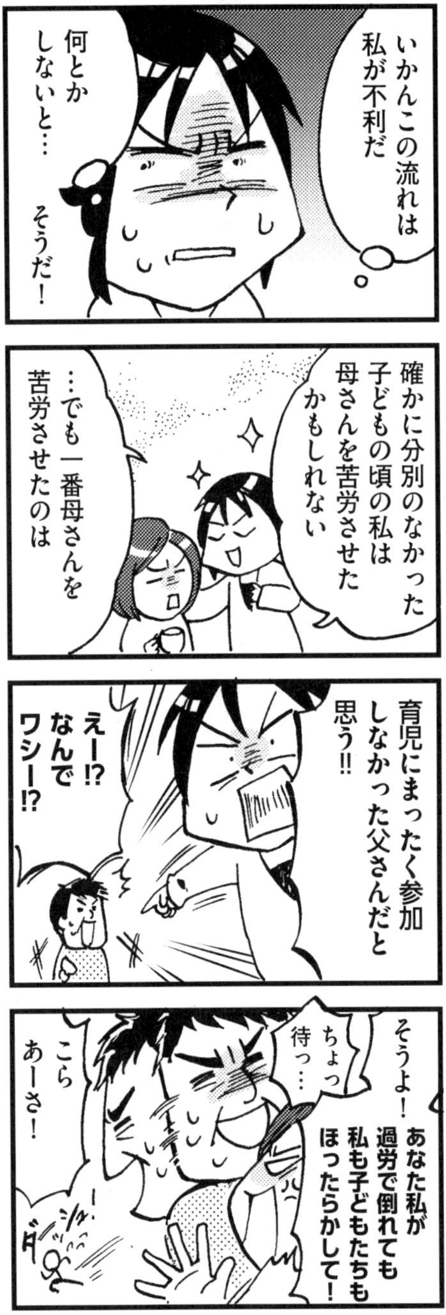
いかんこの流れは私が不利だ
何とかしないと…
そうだ！
確かに分別のなかった子どもの頃の私は母さんを苦労させたかもしれない
…でも一番母さんを苦労させたのは
育児にまったく参加しなかった父さんだと思う!!
えー!? なんでワシー!?
そうよ！
あなた私が過労で倒れても私も子どもたちもほったらかして！
ちょっ待っ…
こら あーさ！

学校は楽しい！

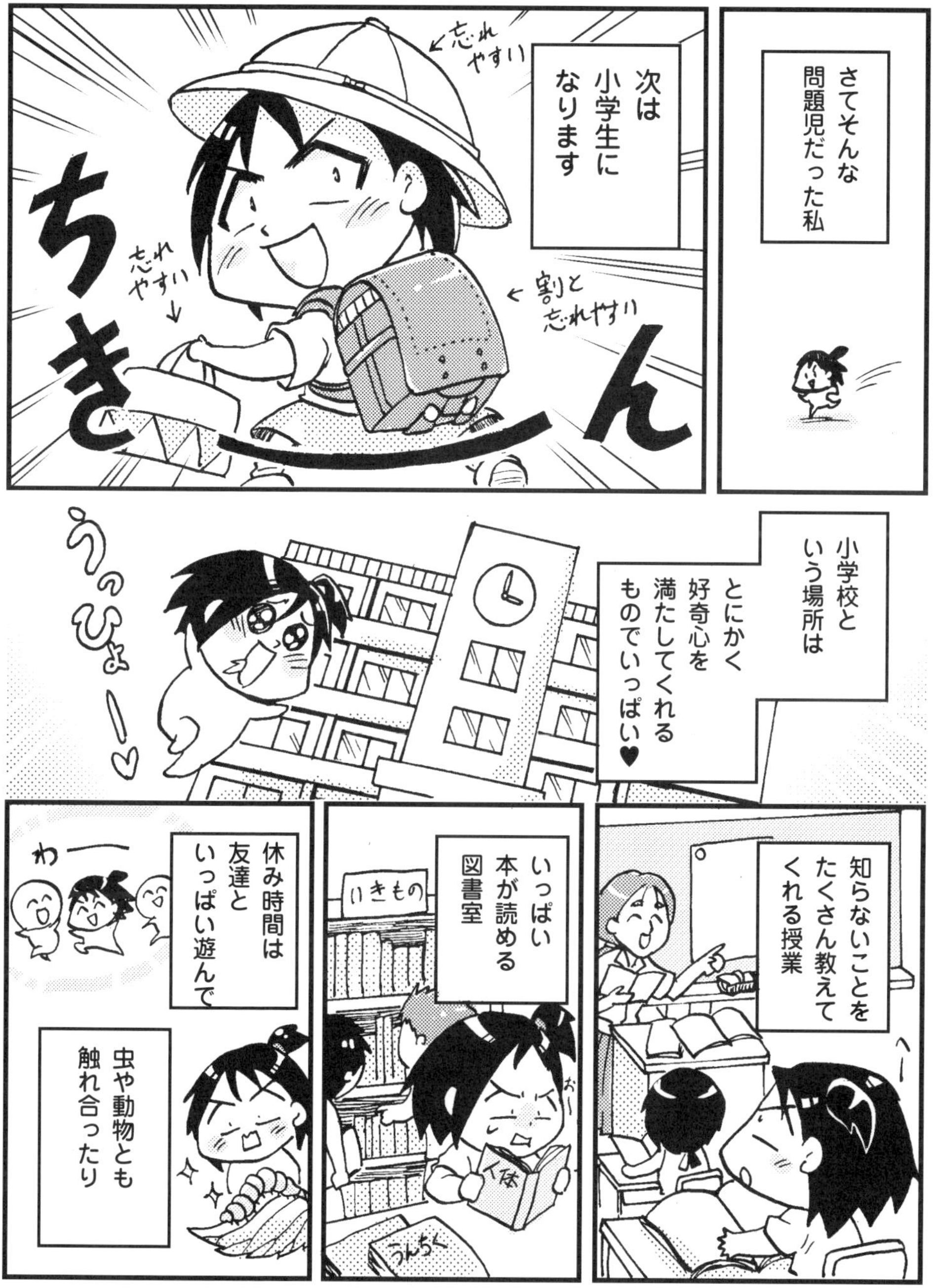
さてそんな問題児だった私
次は小学生になります
←忘れやすい
忘れやすい↓
←割と忘れやすい
ちきーん
小学校という場所は
とにかく好奇心を満たしてくれるものでいっぱい♥
うっひょー!♥
知らないことをたくさん教えてくれる授業
へー
いっぱい本が読める図書室
いきもの
おー
人体
うんちく
休み時間は友達といっぱい遊んで
わー
虫や動物とも触れ合ったり

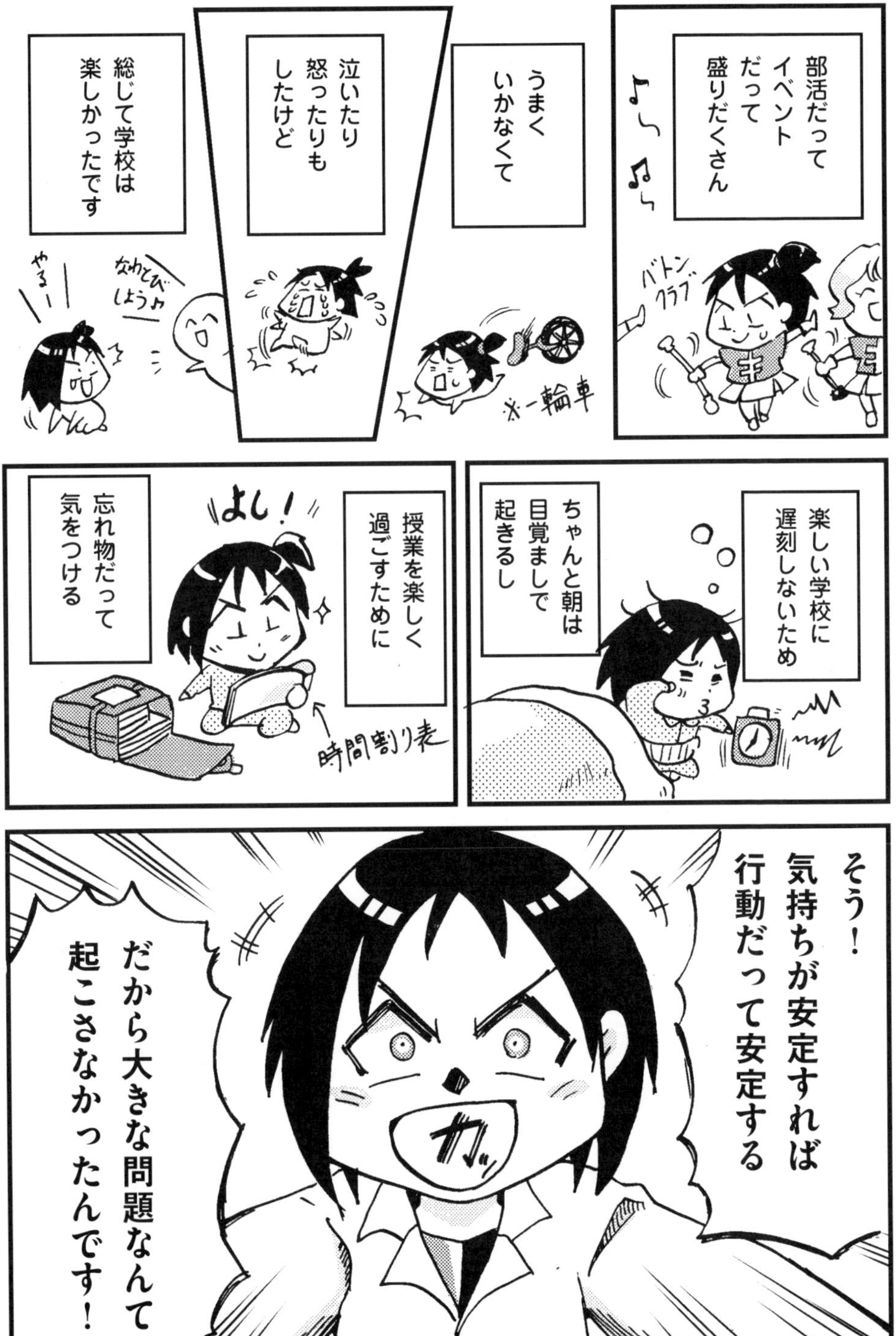
部活だって
イベントだって
盛りだくさん
バトンクラブ
うまく
いかなくて
※一輪車
泣いたり
怒ったりも
したけど
総じて学校は
楽しかったです
なわとびしよう♪
やる～
楽しい学校に
遅刻しないため
ちゃんと朝は
目覚ましで
起きるし
授業を楽しく
過ごすために
よし！
時間割り表
忘れ物だって
気をつける
そう！
気持ちが安定すれば
行動だって安定する
だから大きな問題なんて
起こさなかったんです！
ガッ

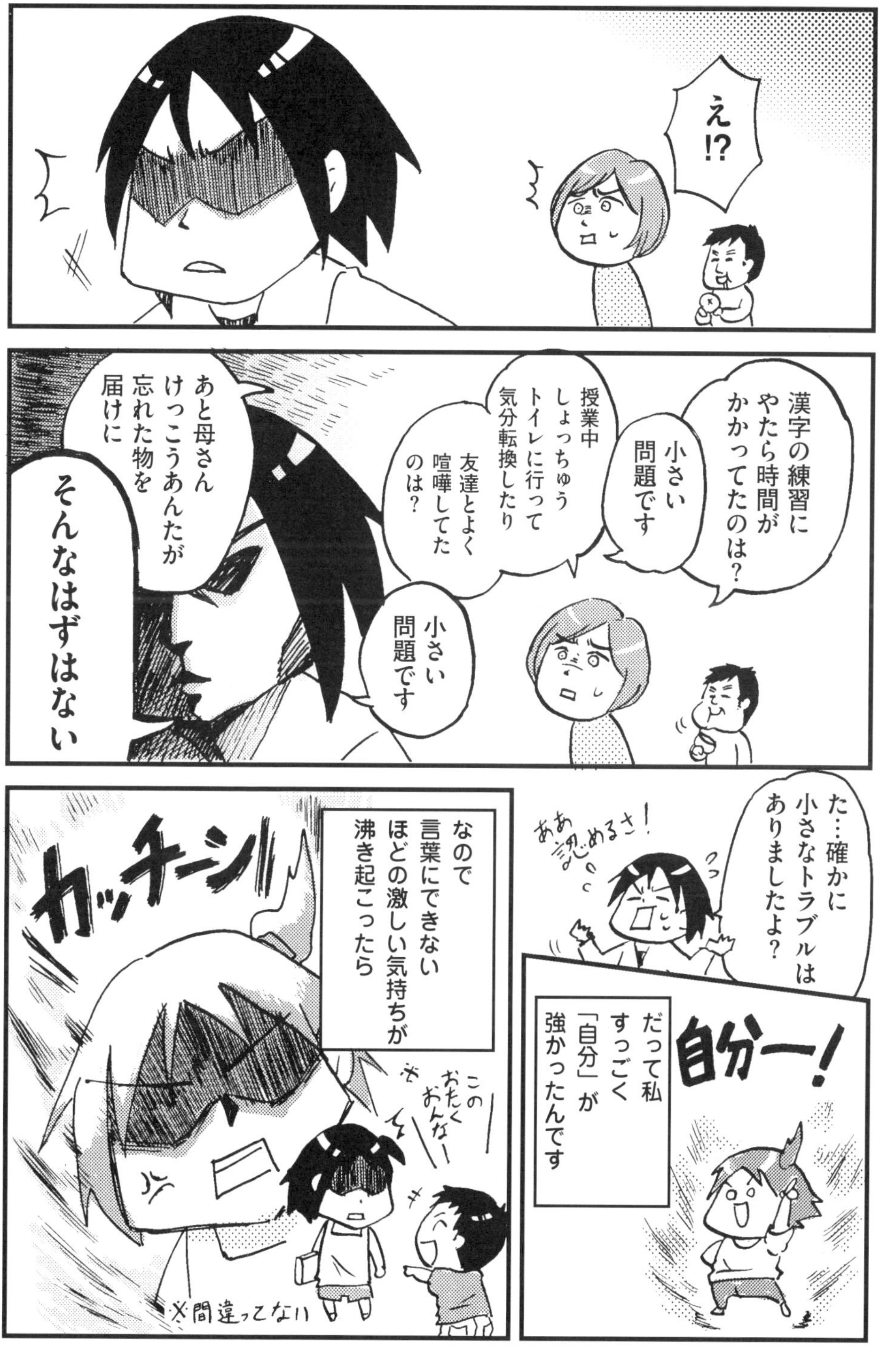
え!?
漢字の練習にやたら時間がかかってたのは?
小さい問題です
授業中しょっちゅうトイレに行って気分転換したり
友達とよく喧嘩してたのは?
小さい問題です
あと母さんけっこうあんたが忘れた物を届けに
そんなはずはない
た…確かに小さなトラブルはありましたよ?
ああ認めるさ!
なので言葉にできないほどの激しい気持ちが沸き起こったら
カッチーン
このおたくおんなー
※間違ってない
だって私すっごく「自分」が強かったんです
自分ー!

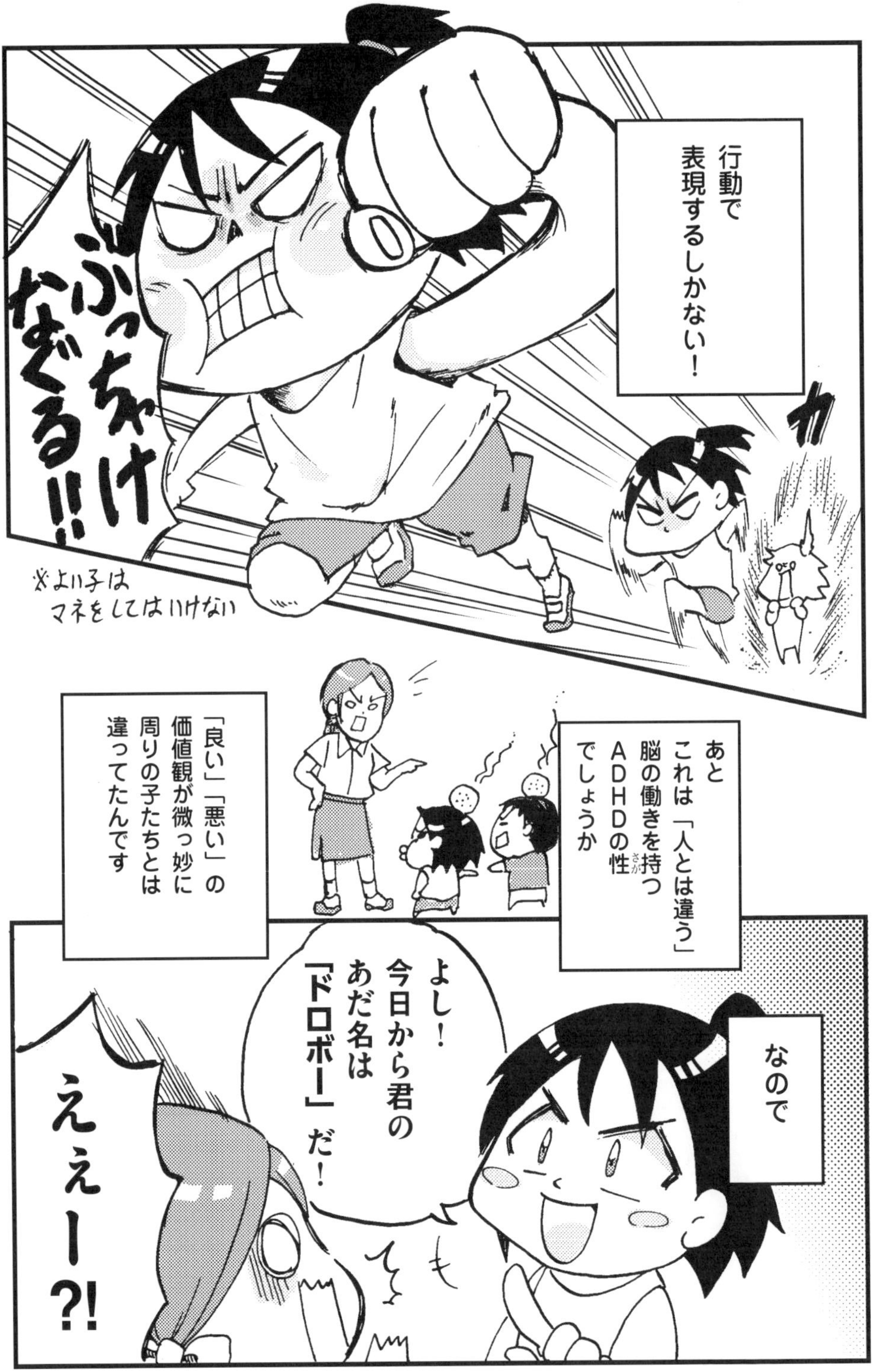
行動で
表現するしかない！
ぶっちゃけなぐる!!
ガ
※よい子はマネをしてはいけない
あと
これは「人とは違う」
脳の働きを持つ
ADHDの性《さが》
でしょうか
「良い」「悪い」の
価値観が微っ妙に
周りの子たちとは
違ってたんです
なので
よし！
今日から君の
あだ名は
「ドロボー」だ！
ええー?!

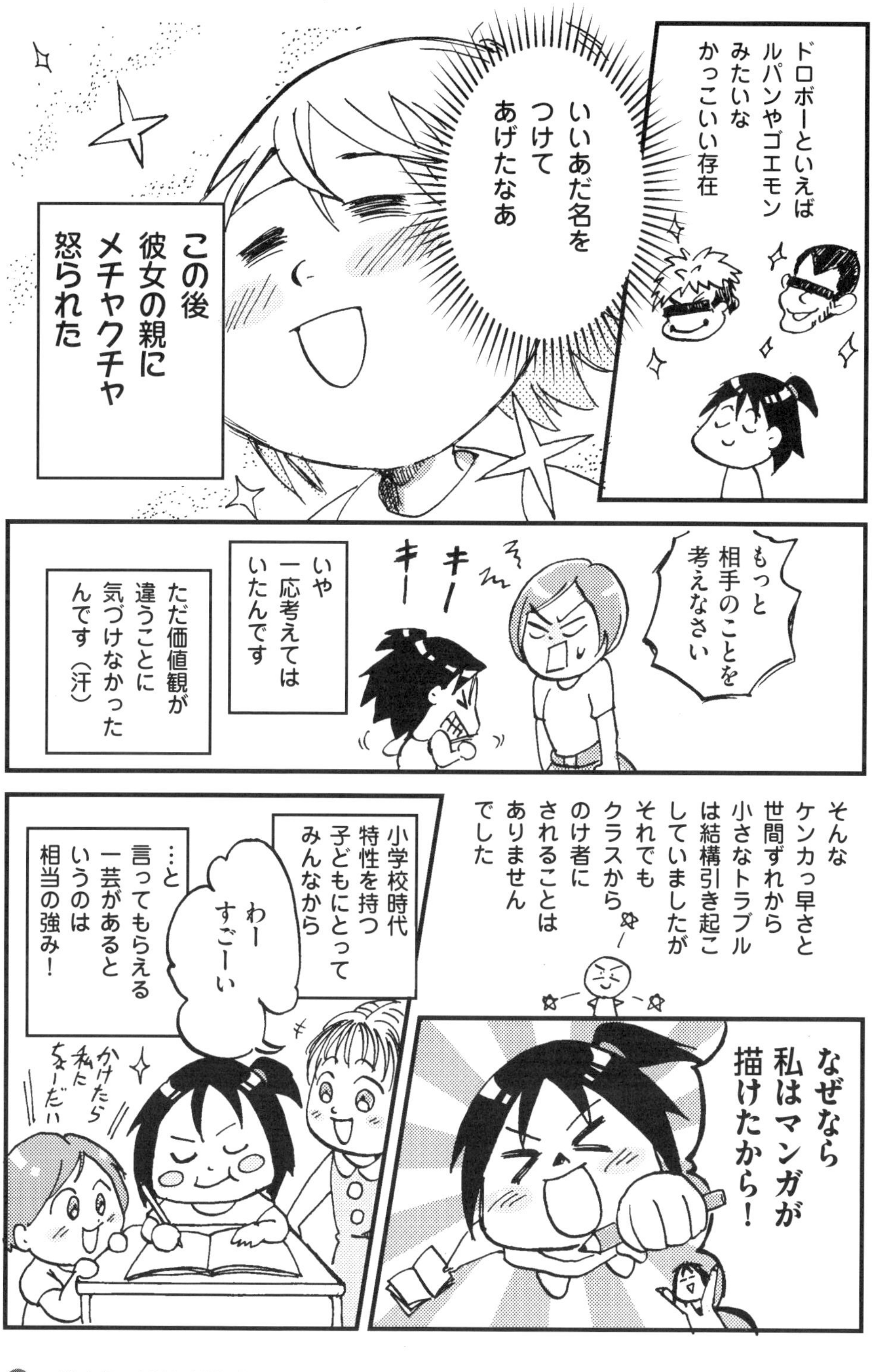
ドロボーといえば
ルパンやゴエモン
みたいな
かっこいい存在
いいあだ名を
つけて
あげたなあ
この後
彼女の親に
メチャクチャ
怒られた
もっと
相手のことを
考えなさい
キー
キー
いや
一応考えては
いたんです
ただ価値観が
違うことに
気づけなかった
んです（汗）
そんな
ケンカっ早さと
世間ずれから
小さなトラブル
は結構引き起こ
していましたが
それでも
クラスから
のけ者に
されることは
ありません
でした
なぜなら
私はマンガが
描けたから！
小学校時代
特性を持つ
子どもにとって
みんなから
わー
すごーい
…と
言ってもらえる
一芸があると
いうのは
相当の強み！
かけたら
私た
ちょーだい

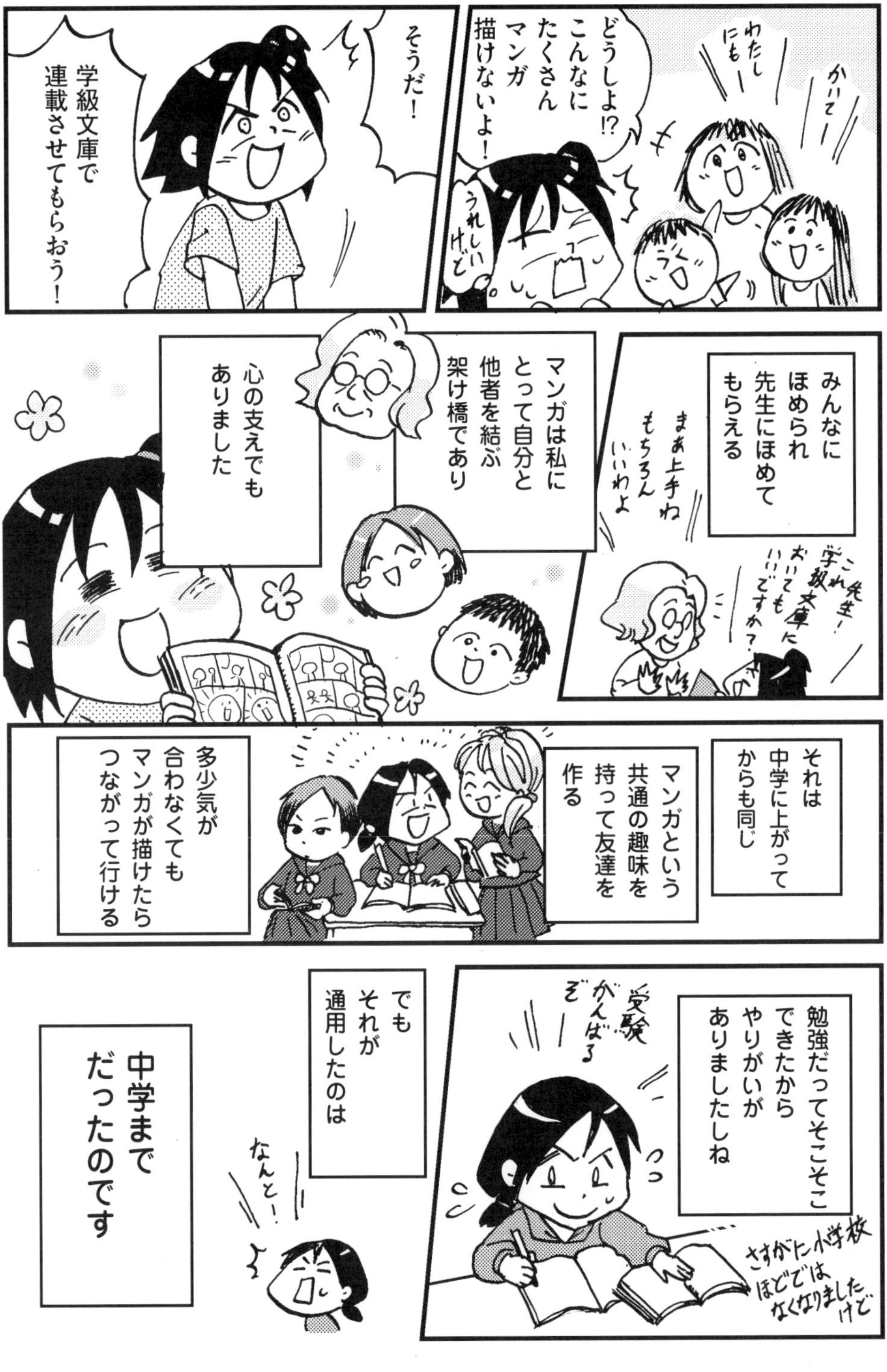
わたしにも
かいて
どうしよ!? こんなにたくさんマンガ描けないよ!
うれしいけど
そうだ!
学級文庫で連載させてもらおう!
みんなにほめられ先生にほめてもらえる
先生! これ学級文庫においてもいいですか?
まあ上手ね もちろんいいわよ
マンガは私にとって自分と他者を結ぶ架け橋であり
心の支えでもありました
それは中学に上がってからも同じ
マンガという共通の趣味を持って友達を作る
多少気が合わなくてもマンガが描けたらつながって行ける
勉強だってそこそこできたからやりがいがありましたしね
受験がんばるぞ
さすがに小学校ほどではなくなりましたけど
でもそれが通用したのは
なんと!
中学までだったのです

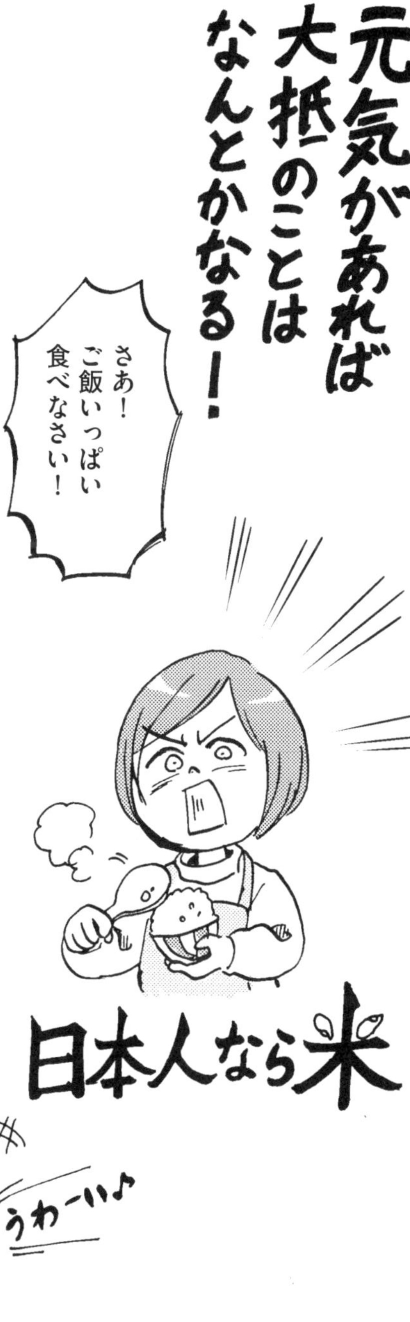
元気があれば
大抵のことは
なんとかなる！
さあ！ご飯いっぱい食べなさい！
日本人なら米
うわーい♪

嗚呼、多動児よ…

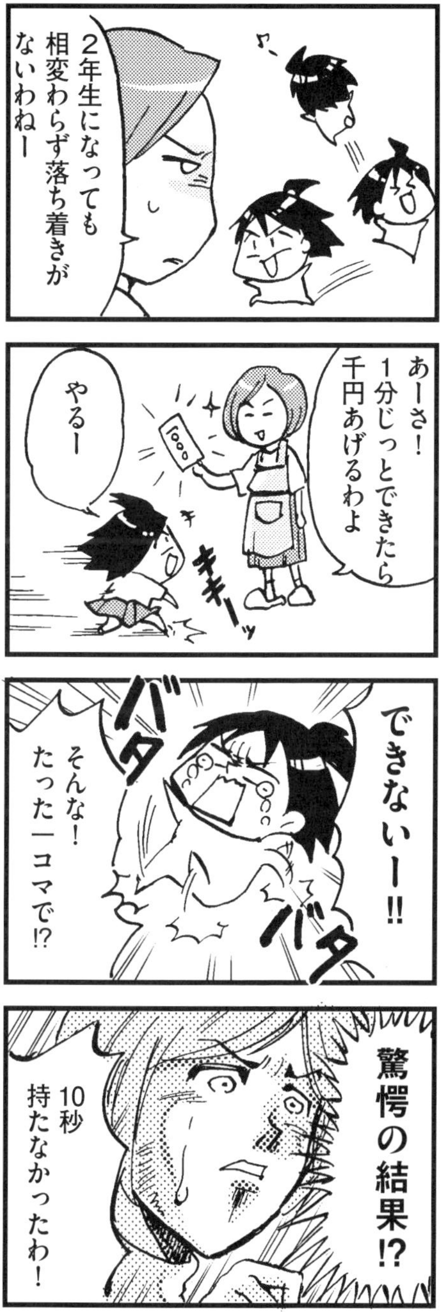
2年生になっても相変わらず落ち着きがないわねー
あーさ！1分じっとできたら千円あげるわよ
やるー
キキーッ
できないー!!
バタ
バタ
そんな！たった一コマで!?
驚愕の結果!?
10秒持たなかったわ！

お祭り会場にて

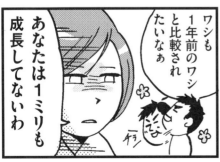

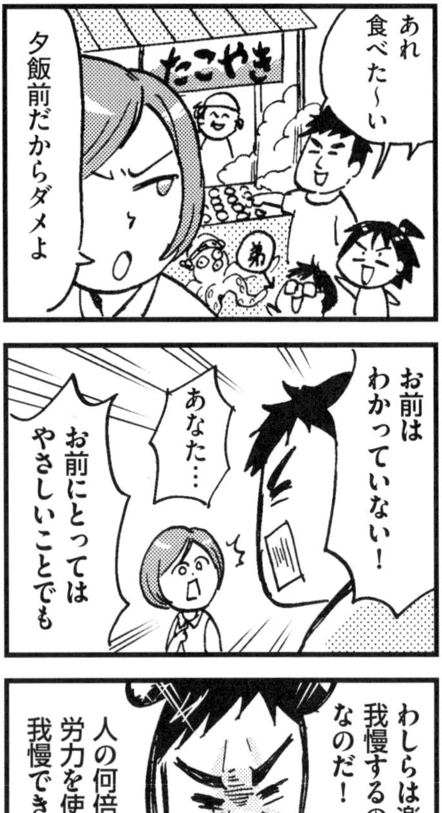
たこやき
あれ食べた～い
夕飯前だからダメよ
弟
お前はわかっていない！
あなた…
お前にとってはやさしいことでも
わしらは楽しいことを我慢するのが大変なのだ！
人の何倍も何10倍も労力を使わないと我慢できんのだ
それでもダメなものはダメ！
父
はい
すいません

でも その分析は「なるほどなー」と思ったそうな

3人目の子ども

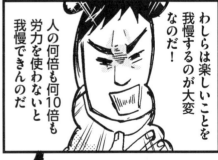

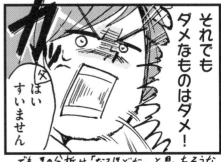

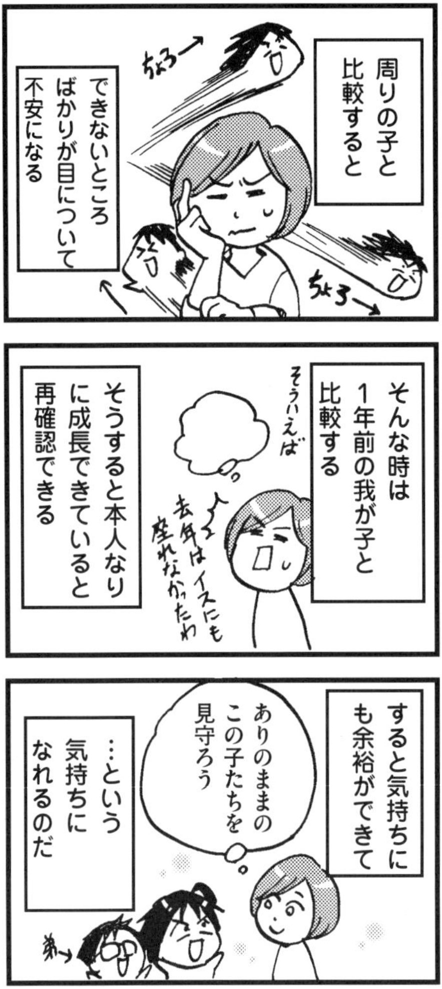
周りの子と比較すると
できないところばかりが目について不安になる
ちょろ
ちょろ
そんな時は1年前の我が子と比較する
そうすると本人なりに成長できていると再確認できる
そういえば
去年はイスにも座れなかったわ
すると気持ちにも余裕ができて
ありのままのこの子たちを見守ろう
…という気持ちになれるのだ
弟
ワシも1年前のワシと比較されたいなぁ
あなたは1ミリも成長してないわ
チラ

高校生時代

大ピンチ！ 頭が働かない！

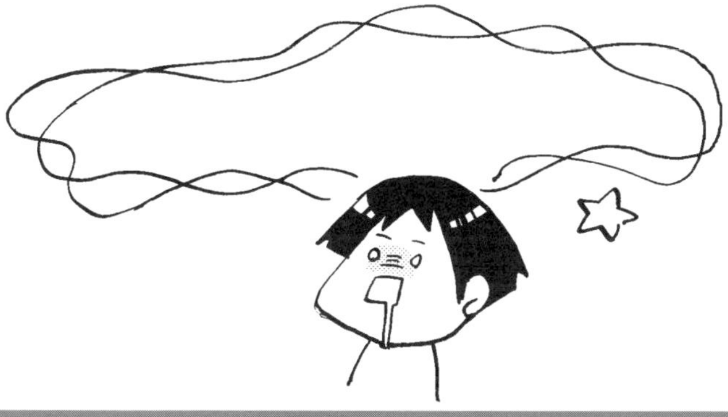

初めての停滞期

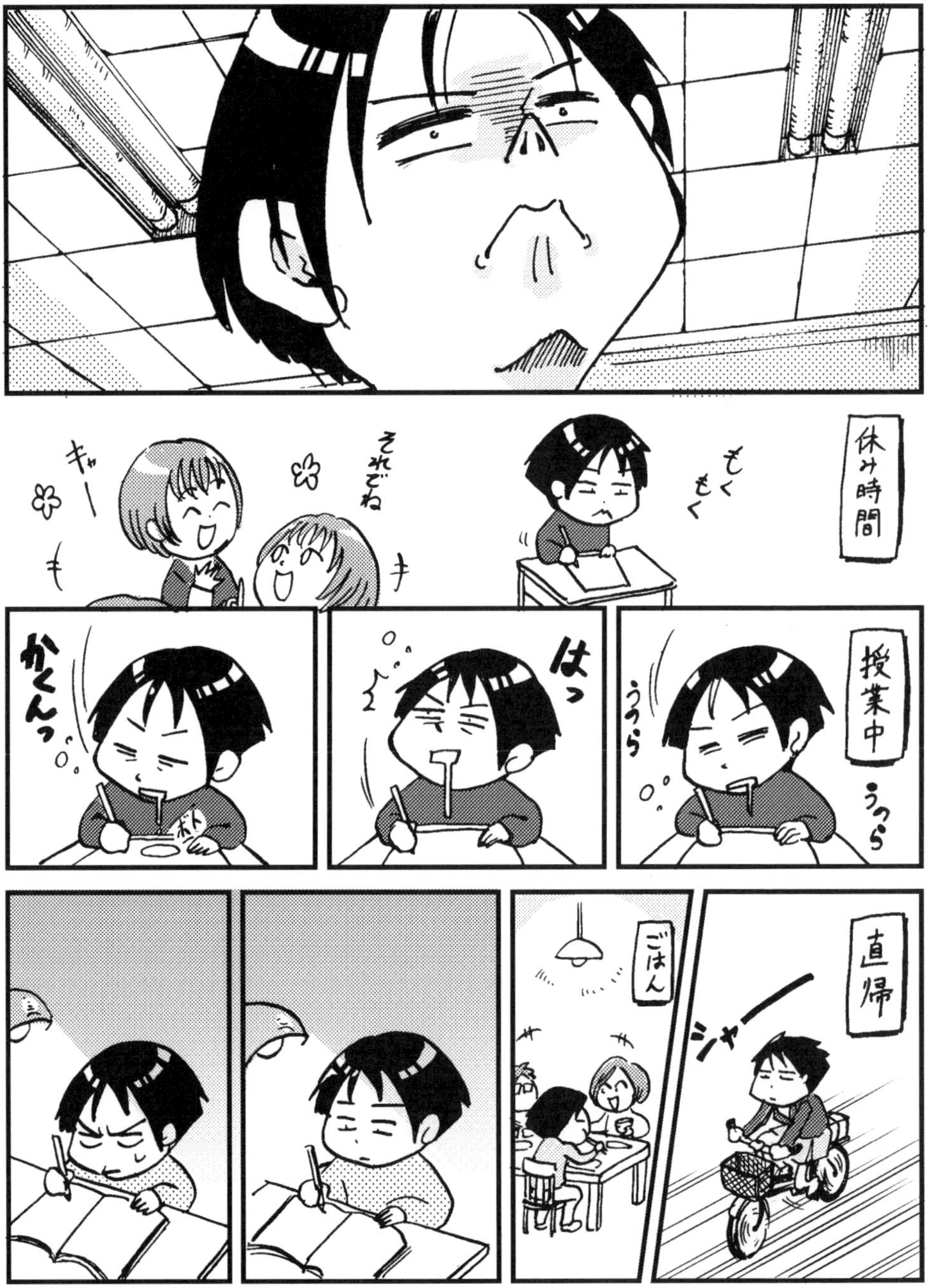

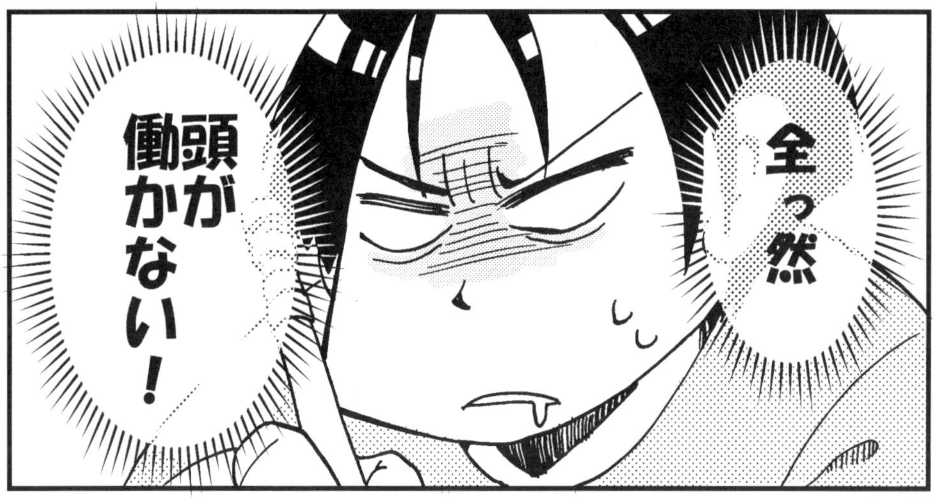
全っ然
頭が働かない!

状況を説明しましょう!!

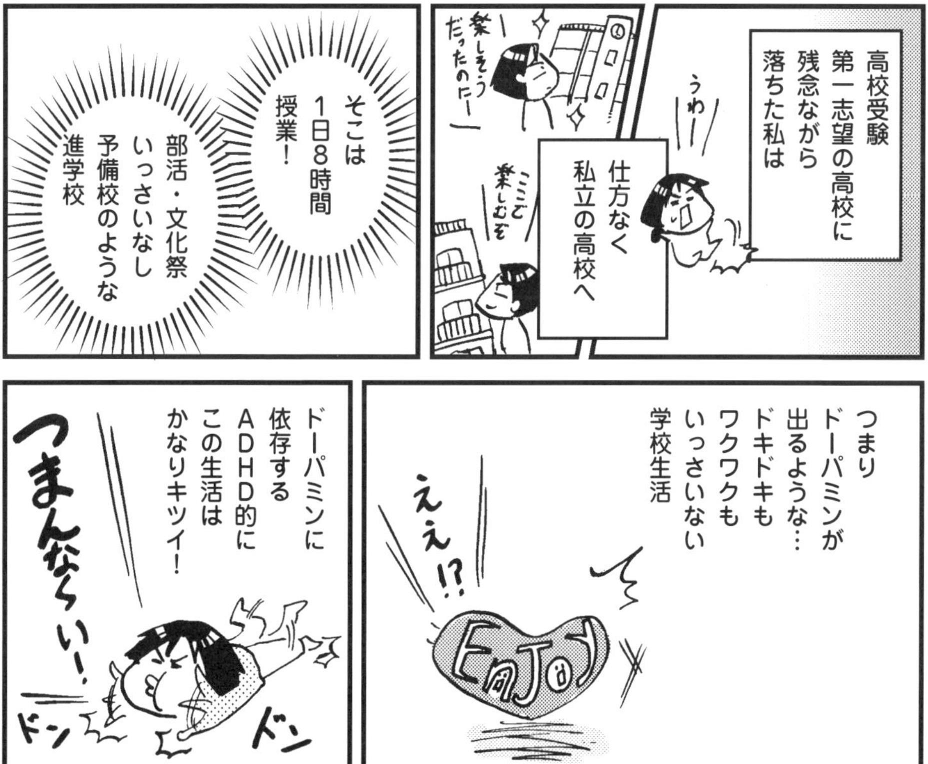
高校受験
第一志望の高校に
残念ながら
落ちた私は
うわー
楽しそうだったのにー
仕方なく
私立の高校へ
ここで楽しむぞ
そこは
1日8時間
授業!
部活・文化祭
いっさいなし
予備校のような
進学校
つまり
ドーパミンが
出るような…
ドキドキも
ワクワクも
いっさいない
学校生活
ええ!?
Enjoy
ドーパミンに
依存する
ADHD的に
この生活は
かなりキツイ!
つまんなーい!
ドン
ドン

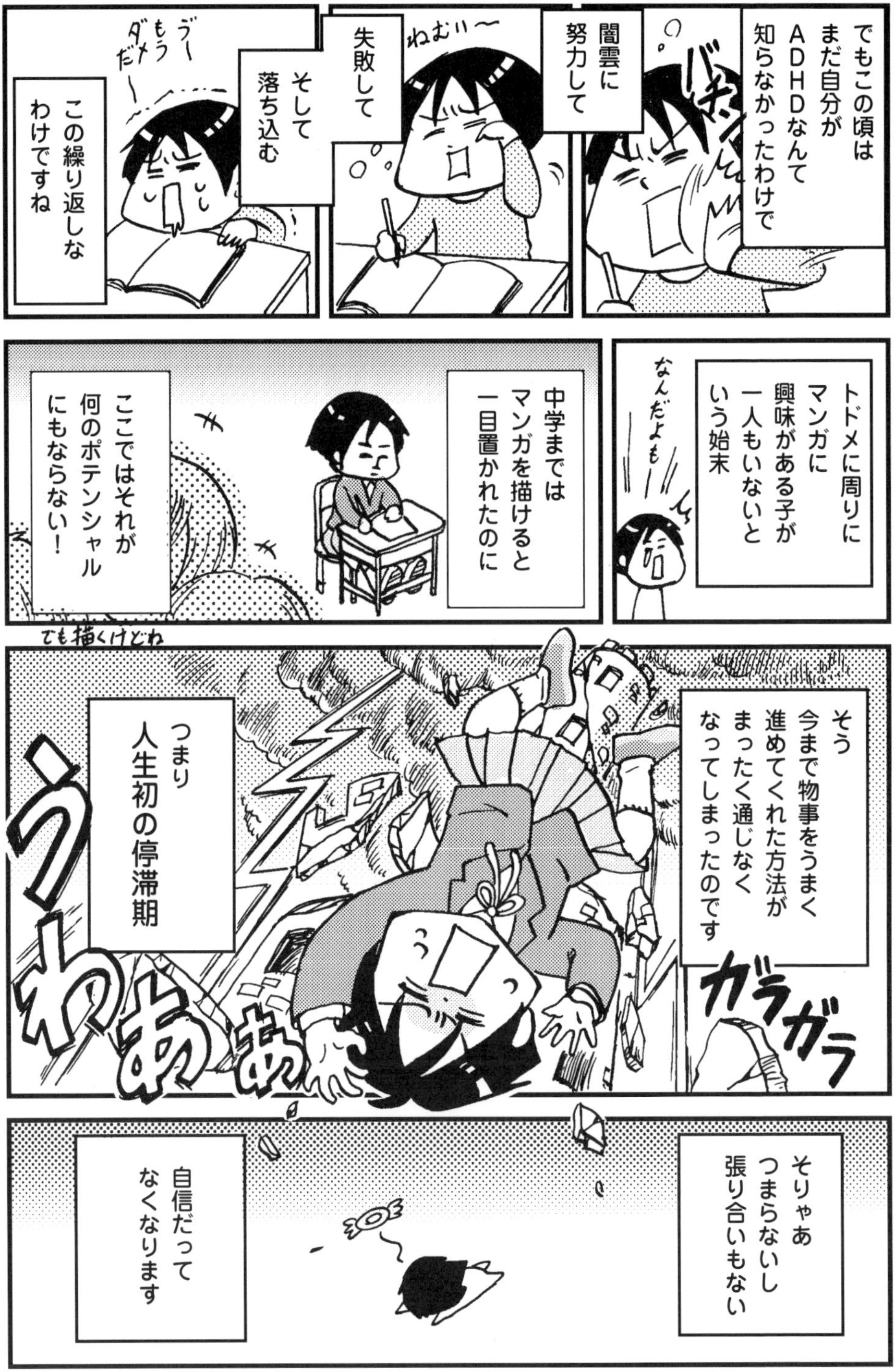

でもこの頃はまだ自分がADHDなんて知らなかったわけで
闇雲に努力して
ねむい〜
失敗して
そして落ち込む
ゔ〜もうダメだ〜
この繰り返しなわけですね
トドメに周りにマンガに興味がある子が一人もいないという始末
なんだよも
中学まではマンガを描けると一目置かれたのに
ここではそれが何のポテンシャルにもならない!
でも描くけどね
そう今まで物事をうまく進めてくれた方法がまったく通じなくなってしまったのです
ガラガラ
つまり人生初の停滞期
うわああ
そりゃあつまらないし張り合いもない
自信だってなくなります

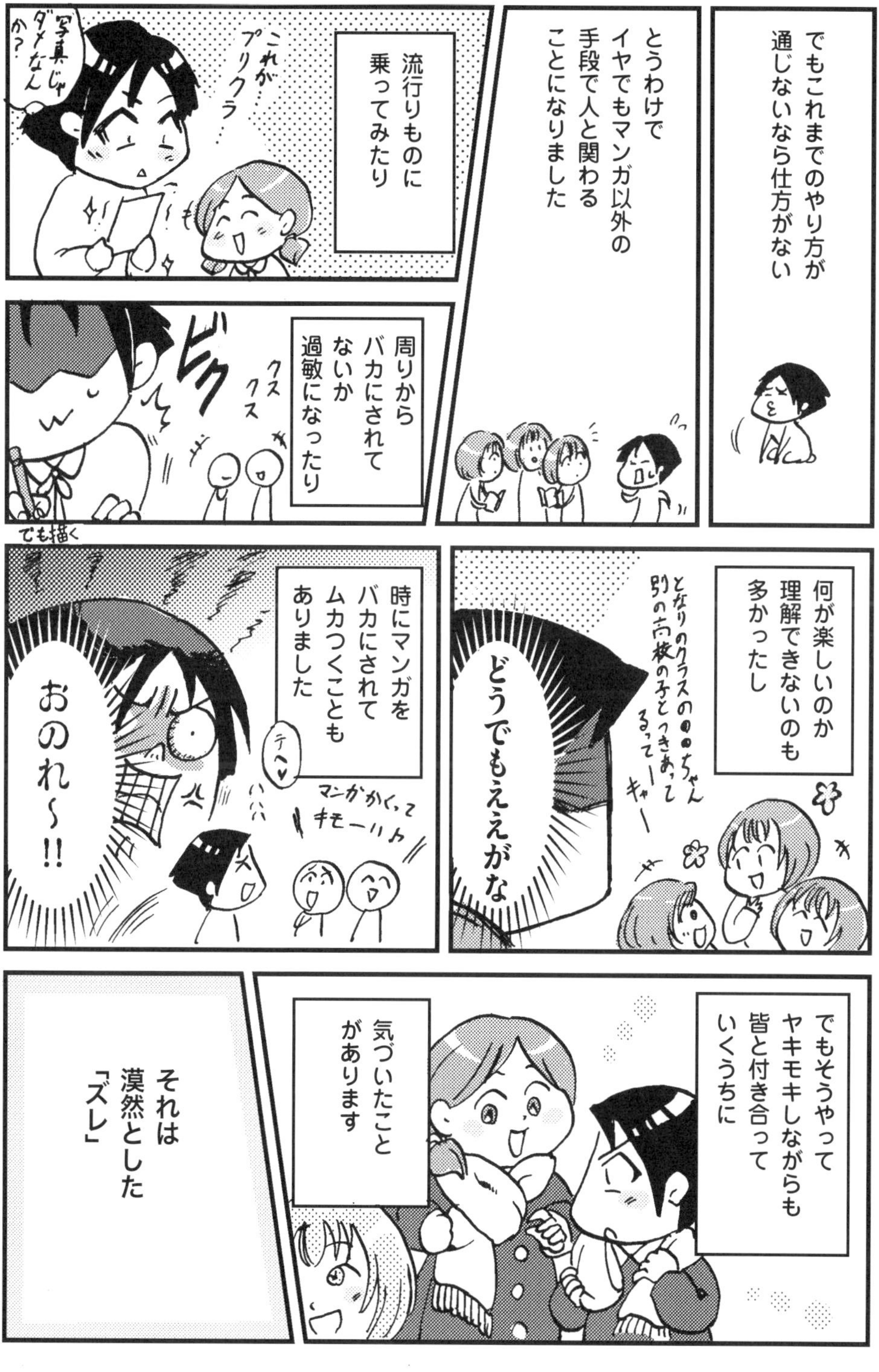

でもこれまでのやり方が通じないなら仕方がない
とうわけで イヤでもマンガ以外の手段で人と関わることになりました
流行りものに乗ってみたり
これがプリクラ…
写真じゃダメなんか？
周りからバカにされてないか過敏になったり
ビク
クスクス
でも描く
何が楽しいのか理解できないのも多かったし
となりのクラスの○○ちゃん別の高校の子とつきあってるって－
キャー
どうでもええがな
時にマンガをバカにされてムカつくこともありました
テヘ
マンガかくってキモーい
おのれ～!!
でもそうやってヤキモキしながらも皆と付き合っていくうちに
気づいたことがあります
それは漠然とした「ズレ」

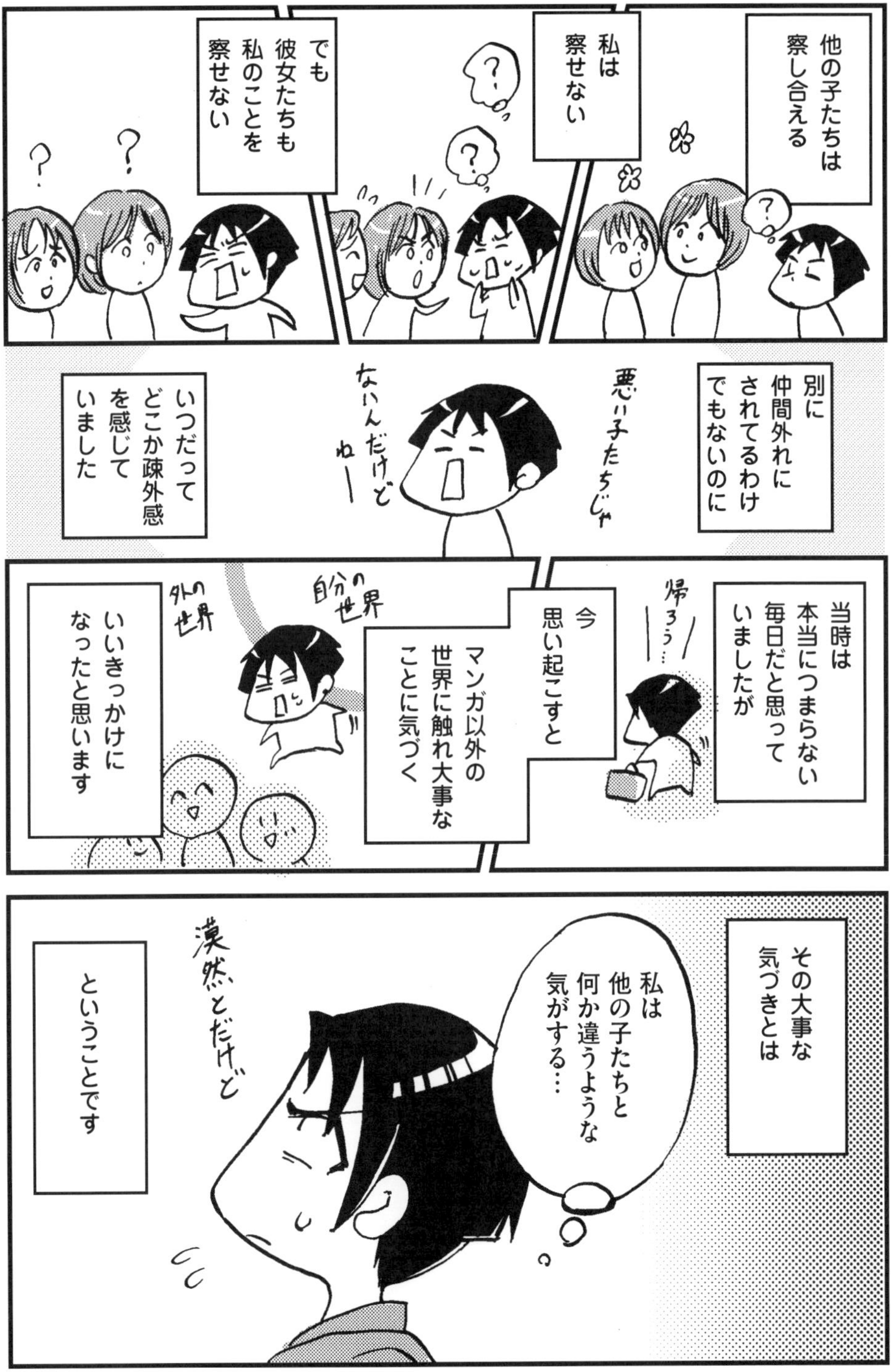
他の子たちは
察し合える
私は
察せない
でも
彼女たちも
私のことを
察せない
別に
仲間外れに
されてるわけ
でもないのに
悪い子たちじゃ
ないんだけどねー
いつだって
どこか疎外感
を感じて
いました
当時は
本当につまらない
毎日だと思って
いましたが
帰ろう…
今
思い起こすと
マンガ以外の
世界に触れ大事な
ことに気づく
自分の世界
外の世界
いいきっかけに
なったと思います
その大事な
気づきとは
私は
他の子たちと
何か違うような
気がする…
漠然とだけど
ということです

グルーヴ感

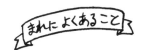

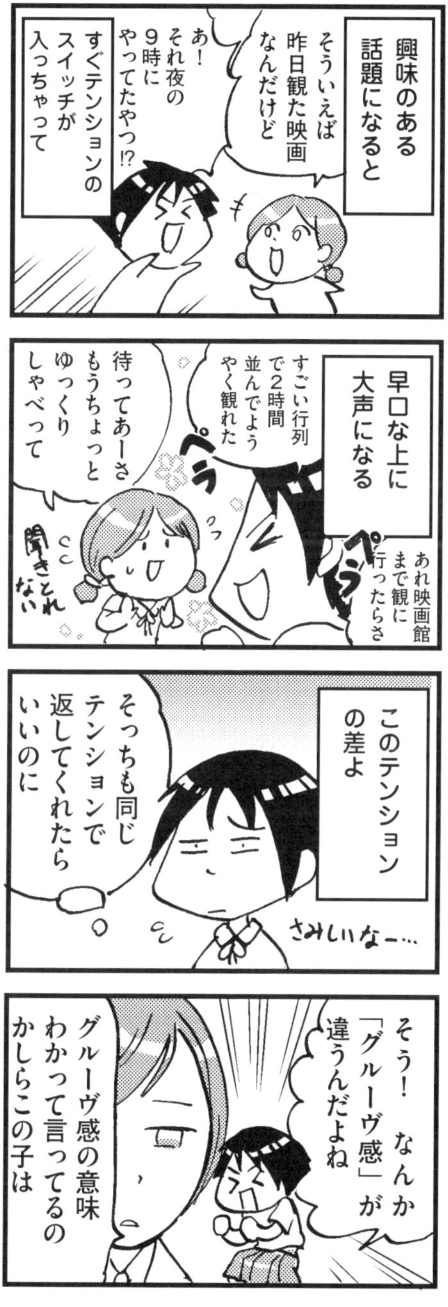
興味のある話題になると
そういえば昨日観た映画なんだけど
あ！それ夜の9時にやってたやつ!?
すぐテンションのスイッチが入っちゃって
早口な上に大声になる
あれ映画館まで観に行ったらさ
すごい行列で2時間並んでようやく観れた
ペラ
ペラ
待ってあーさもうちょっとゆっくりしゃべって
聞きとれない
このテンションの差よ
そっちも同じテンションで返してくれたらいいのに
さみしいなー…
そう！なんか「グルーヴ感」が違うんだよね
グルーヴ感の意味わかって言ってるのかしらこの子は

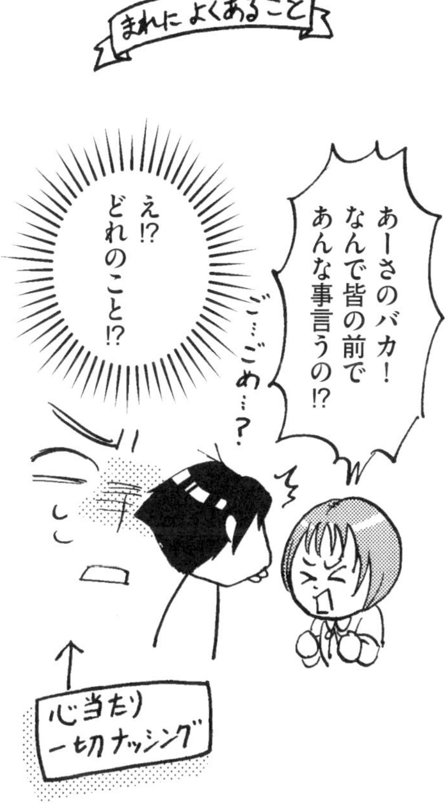
まれによくあること
あーさのバカ！なんで皆の前であんな事言うの!?
ご…ごめ…？
え!? どれのこと!?
心当たり一切ナッシング

死語

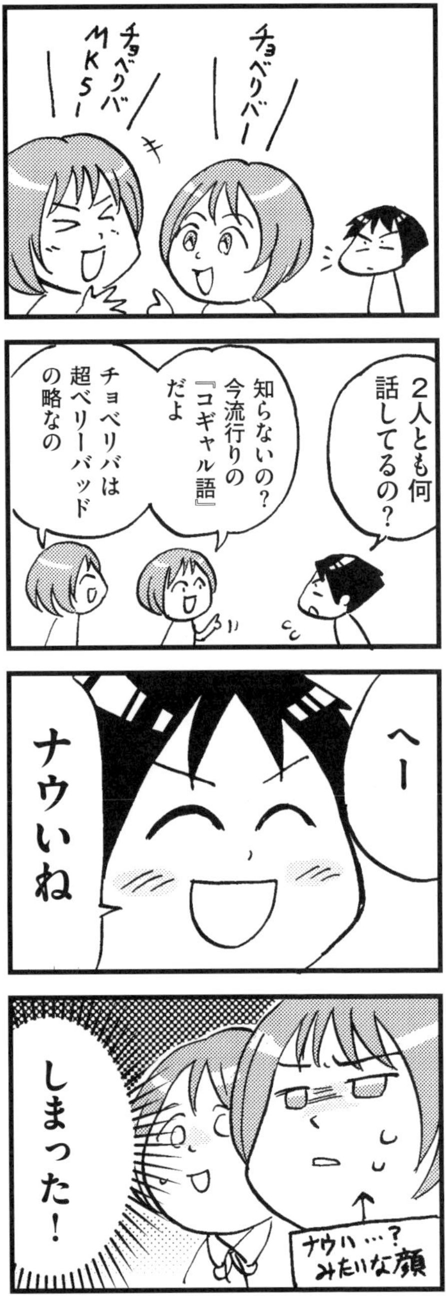
チョベリバー
チョベリバ
ＭＫ５ー
キ
２人とも何話してるの？
知らないの？今流行りの『コギャル語』だよ
チョベリバは超ベリーバッドの略なの
へー
ナウいね
しまった！
ナウい…？みたいな顔

トレンディ（笑）

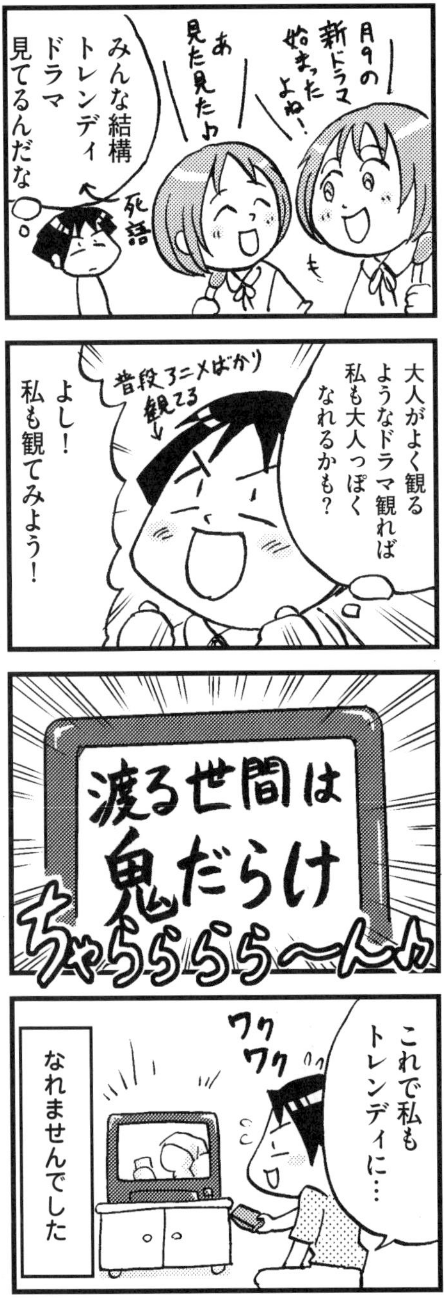
月９の新ドラマ始まったよね！
あ 見た見た♪
みんな結構トレンディドラマ見てるんだな
死語
大人がよく観るようなドラマ観れば私も大人っぽくなれるかも？
普段アニメばかり観てる
よし！私も観てみよう！
渡る世間は鬼だらけ
ちゃらららら～ん♪
これで私もトレンディに…
ワクワク
なれませんでした

闇雲に勉強してもダメ？

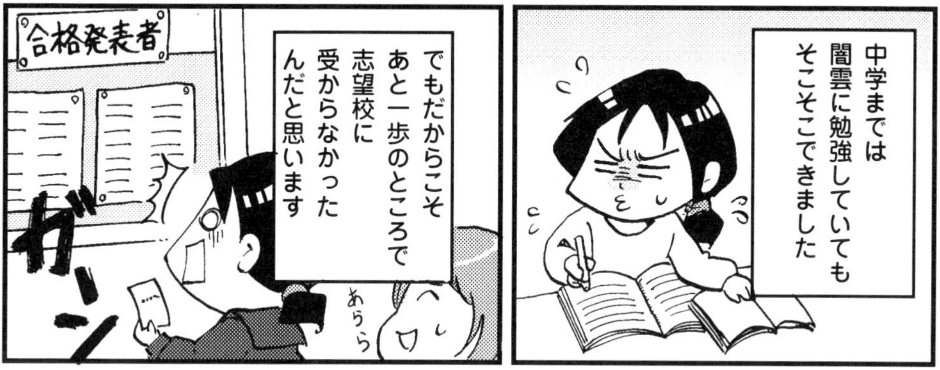
中学までは
闇雲に勉強していても
そこそこできました
合格発表者
ガーン
でもだからこそ
あと一歩のところで
志望校に
受からなかった
んだと思います
あらら

ちなみにやらなきゃいけないのに
頭が働かない状態とはこんな感じです

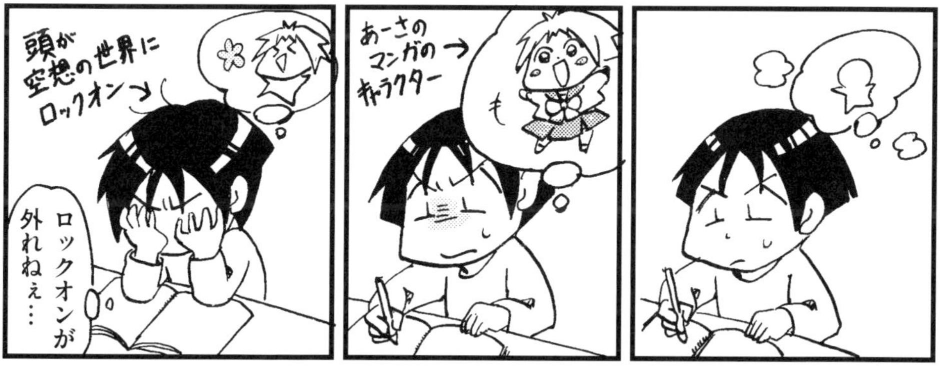
あーさの
マンガの →
キャラクター
も
頭が
空想の世界に
ロックオン →
ロックオンが
外れねぇ…

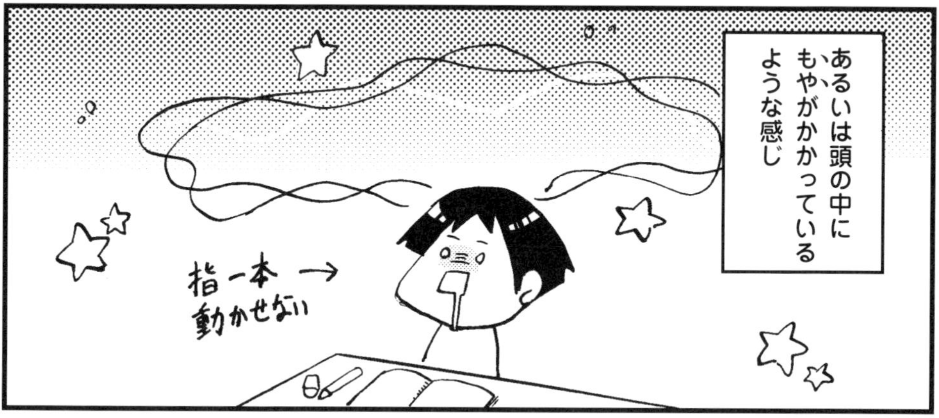
あるいは頭の中に
もやがかかっている
ような感じ
指一本 →
動かせない

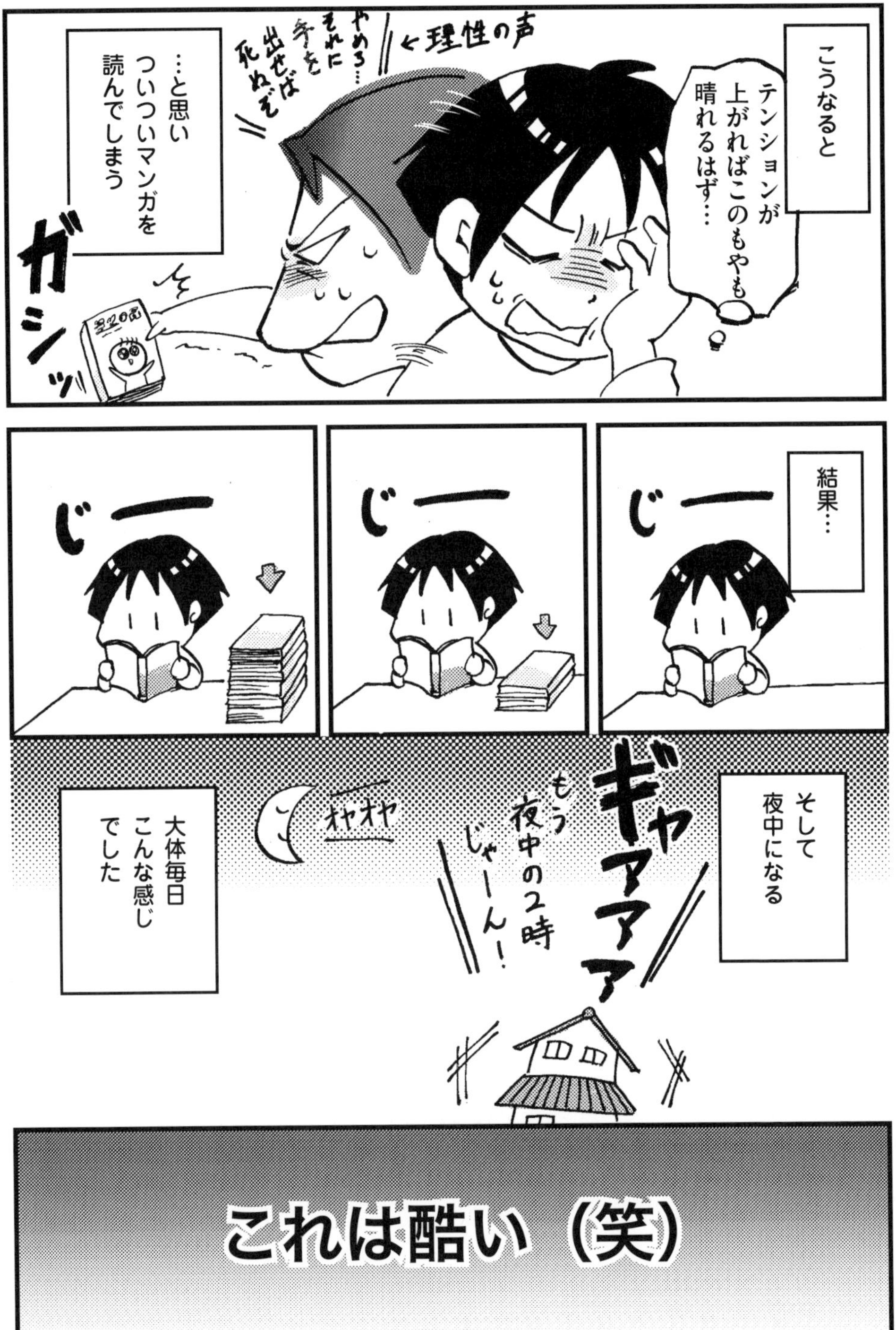
こうなると
テンションが上がればこのもやも晴れるはず…
←理性の声
やめろ…それに手を出せば死ぬぞ
…と思いついついマンガを読んでしまう
ガシッ
結果…
じー
じー
じー
そして夜中になる
ギャアアア
もう夜中の2時じゃーん！
オヤオヤ
大体毎日こんな感じでした
これは酷い（笑）

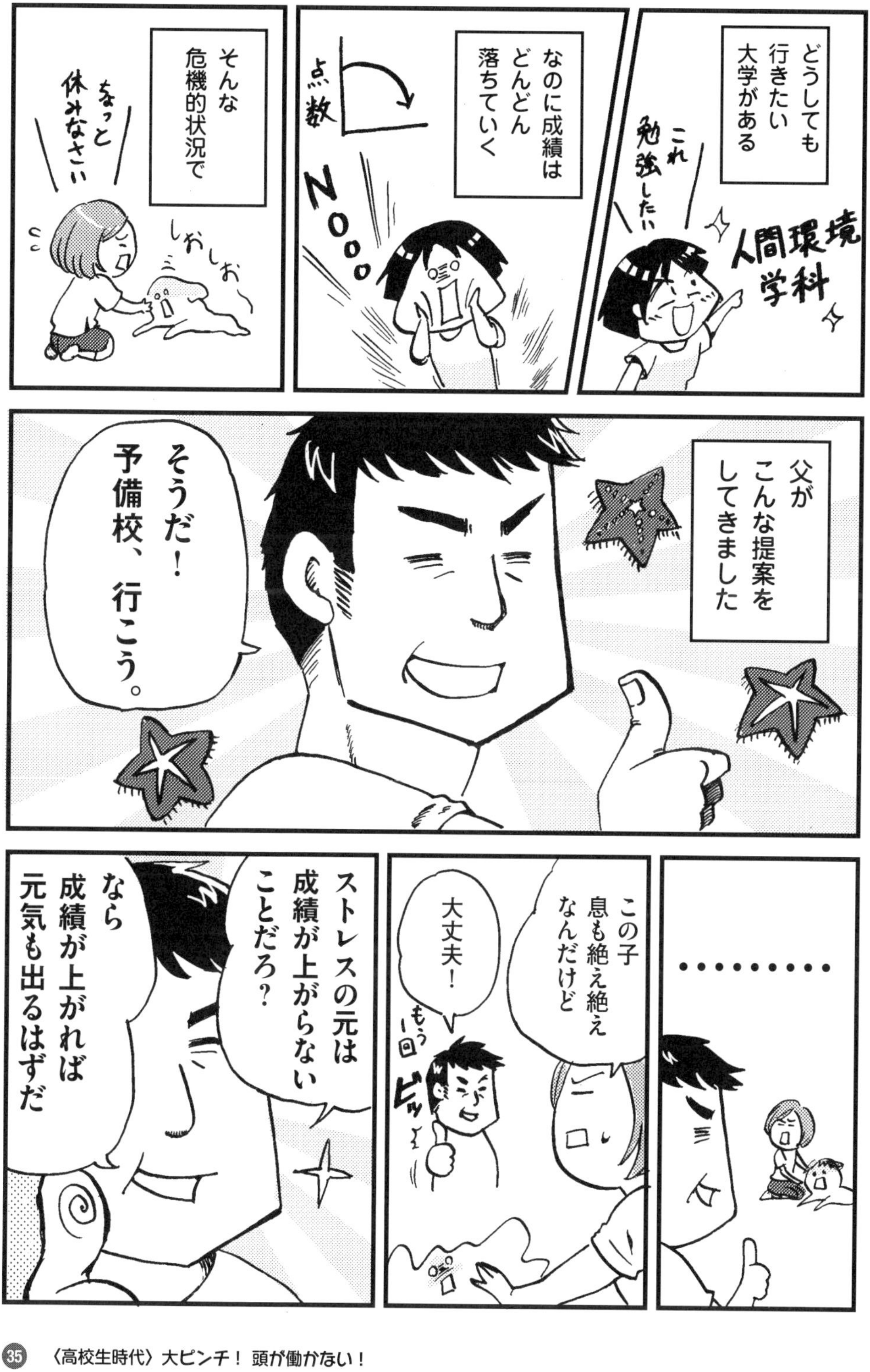
どうしても行きたい大学がある
これ勉強したい
人間環境学科
なのに成績はどんどん落ちていく
点数
NOooo
そんな危機的状況で
ちょっと休みなさい
しおしお～
父がこんな提案をしてきました
そうだ！予備校、行こう。
…………
この子息も絶え絶えなんだけど
大丈夫！
もう1回
ビッ
ストレスの元は成績が上がらないことだろ？
なら成績が上がれば元気も出るはずだ

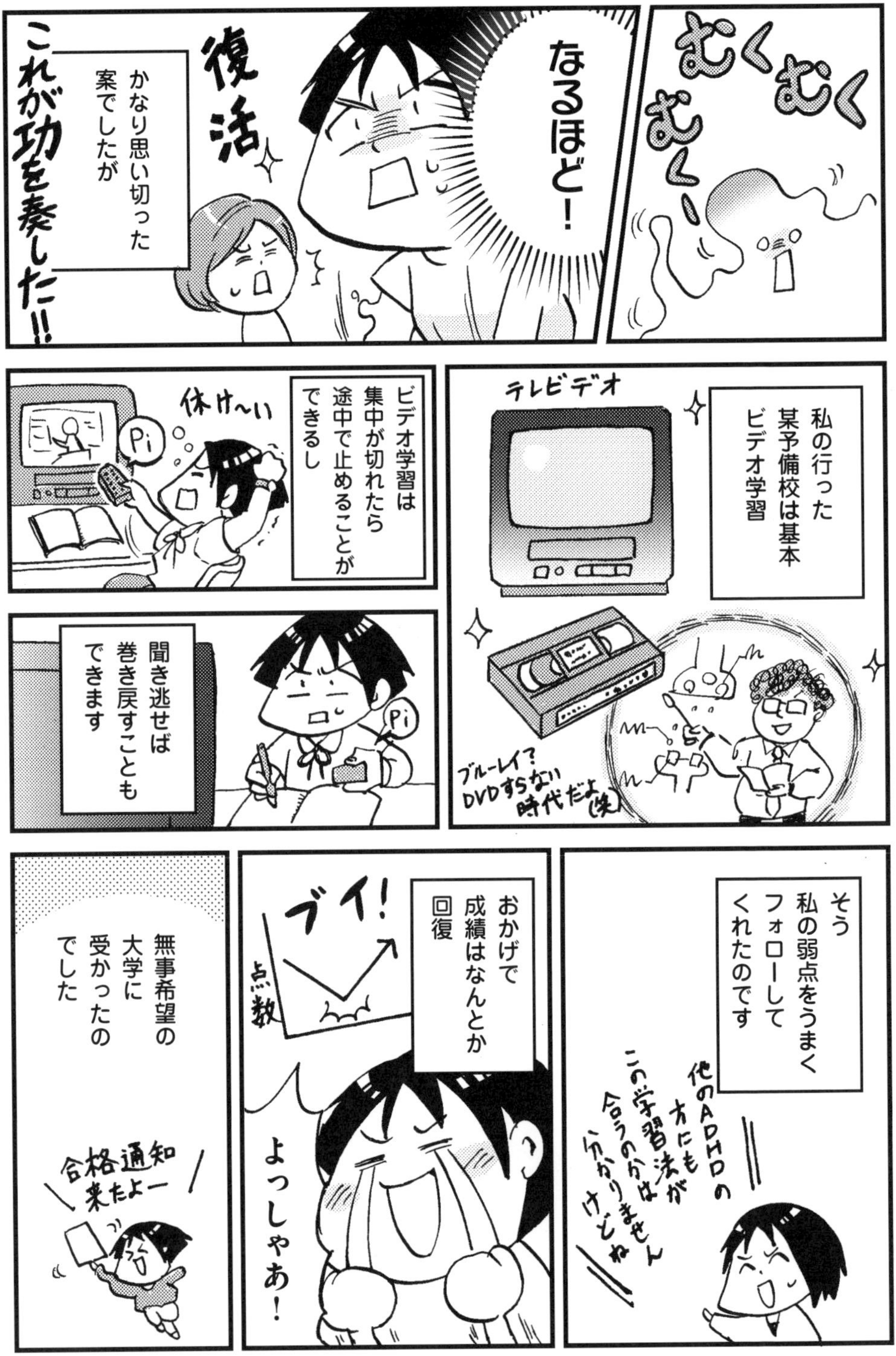
むくむくむく
なるほど!
復活
かなり思い切った案でしたが
これが功を奏した!!
私の行った某予備校は基本ビデオ学習
テレビデオ
ブルーレイ? DVDすらない時代だよ(笑)
ビデオ学習は集中が切れたら途中で止めることができるし
休け〜い
Pi
聞き逃せば巻き戻すこともできます
Pi
そう私の弱点をうまくフォローしてくれたのです
他のADHDの方にもこの学習法が合うのかは分かりませんけどね
おかげで成績はなんとか回復
ブイ!
点数
よっしゃあ!
無事希望の大学に受かったのでした
合格通知来たよー

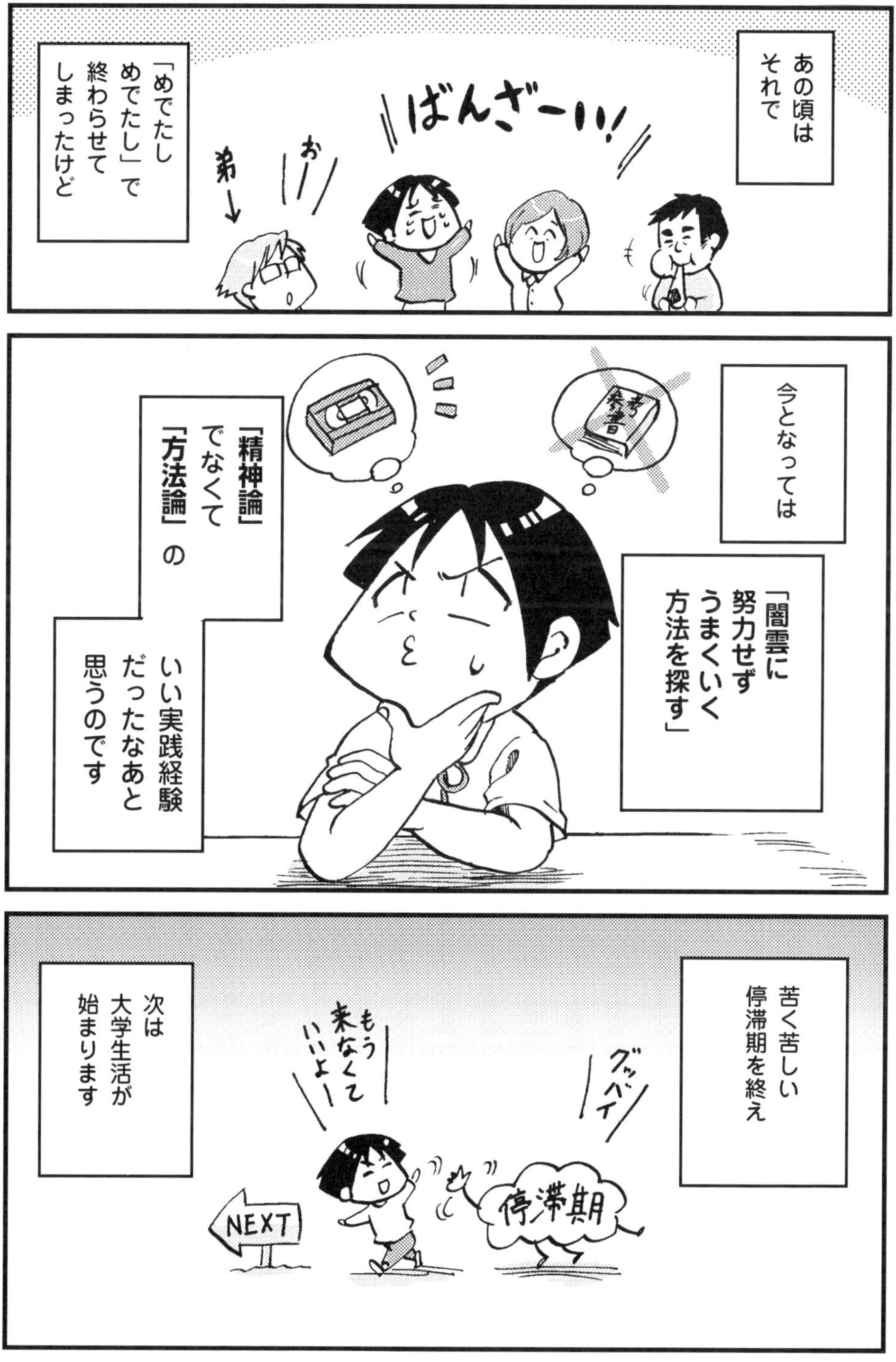
あの頃は それで
ばんざーい!!
おー
弟→
「めでたし めでたし」で 終わらせて しまったけど
今となっては
「闇雲に 努力せず うまくいく 方法を探す」
参考書
「精神論」でなくて 「方法論」の
いい実践経験 だったなあと 思うのです
苦く苦しい 停滞期を終え
グッバイ
停滞期
もう 来なくて いいよー
NEXT
次は 大学生活が 始まります

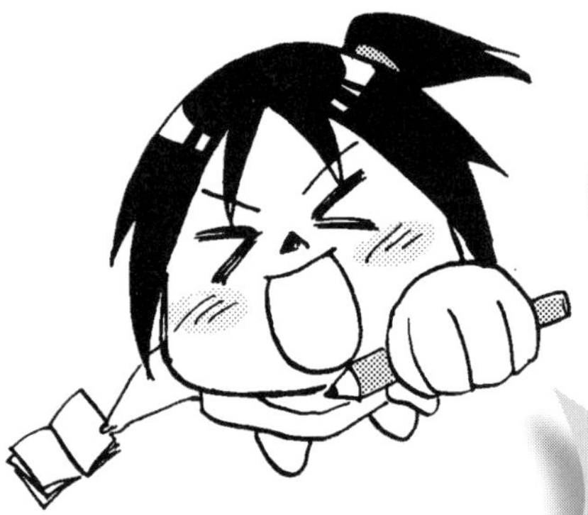

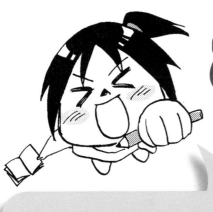

あーさの工夫①

努力家タイプは気をつけて

努力ができること…それはとても素晴らしいことですが、それだけではうまくいかないのが発達障害。

自分の特性に合った方法でないと、思うような結果は出せません。

でも、「努力家タイプのADHD」の子は、自分に合ってない方法で、いつまでもいつまでも頑張ろうとしがちです。

苦手なことを努力することももちろん大事ですが、それ以上に「他にもっと良い方法はないのだろうか？」と考えてみることも大事です。

以前、私がお世話になっている先生に教えて頂きました。

「3回やってみてうまくいかなかったら、それはあなたに合っていないやり方。だったら別の方法に変えてみよう」

ただ闇雲に努力するのではなく、うまくいかない時は一度立ち止まってみる。

そこで、他に手がないか考えてみる。自力で思いつかないなら、頼りになる人に相談してみる。

ネットで自分と同じ悩みを持っている人がいないか、解決策はないか調べてみる。

きっと良い手立てが見つかりますよ♪

大学生時代

衝撃！ ADHDに気づく

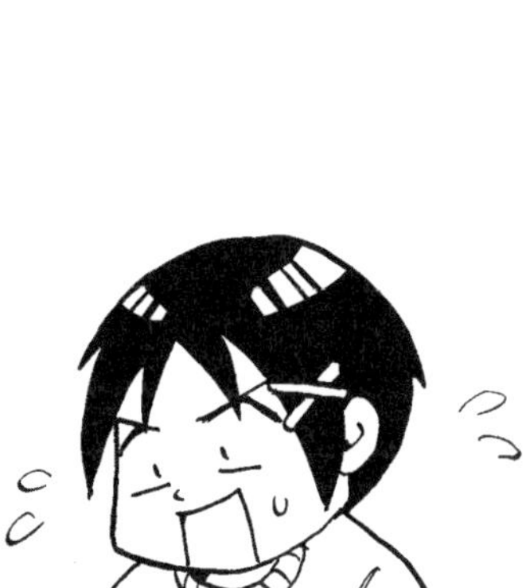

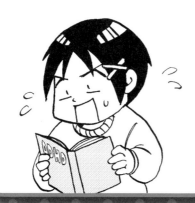

青春と汚部屋

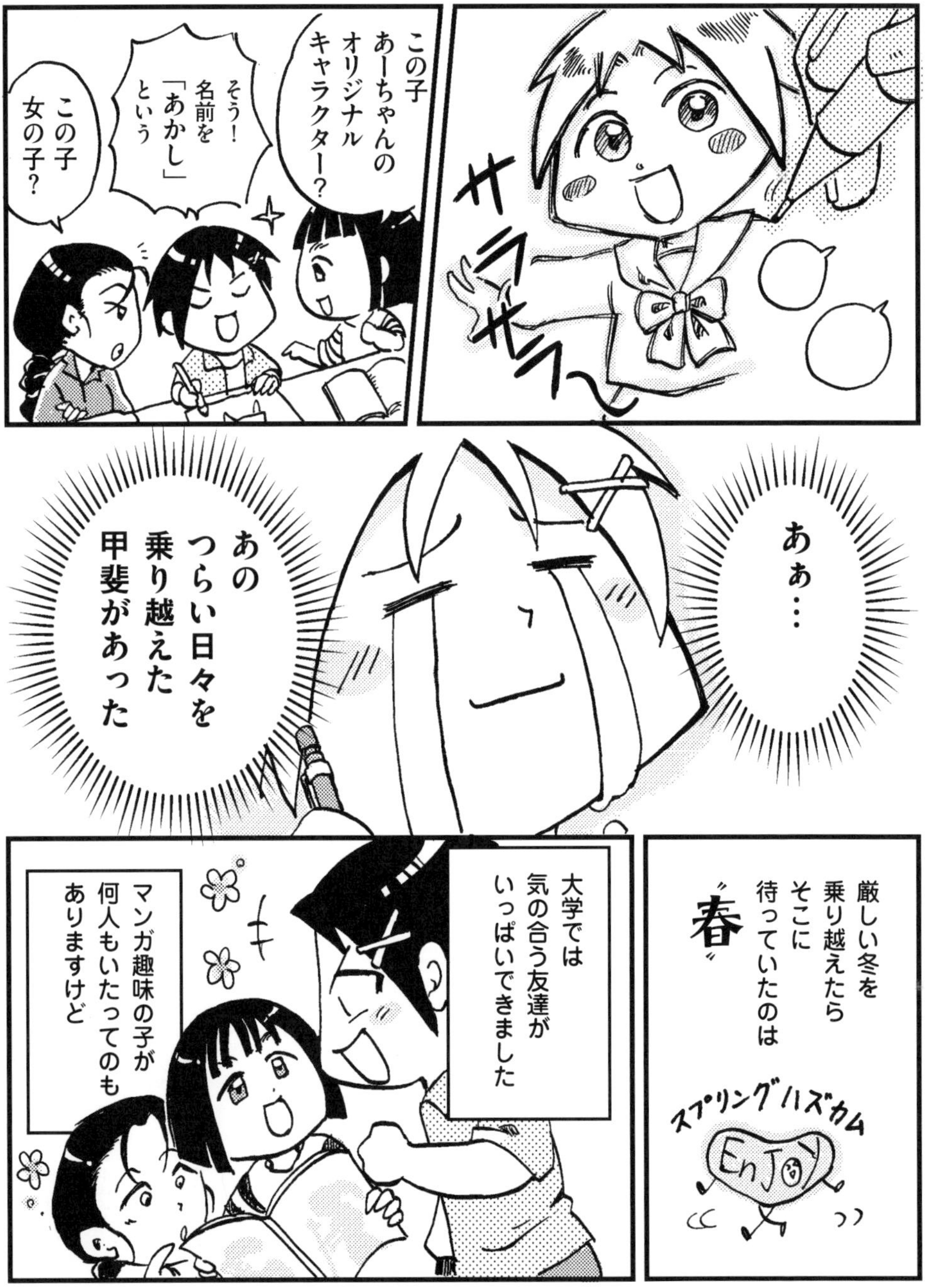
サラサラ〜
この子 あーちゃんのオリジナルキャラクター？
そう！ 名前を「あかし」という
この子 女の子？
あぁ…
あの つらい日々を乗り越えた甲斐があった
厳しい冬を乗り越えたら そこに待っていたのは
“春”
スプリングハズカム
Enjoy
大学では 気の合う友達がいっぱいできました
マンガ趣味の子が何人もいたってのもありますけど

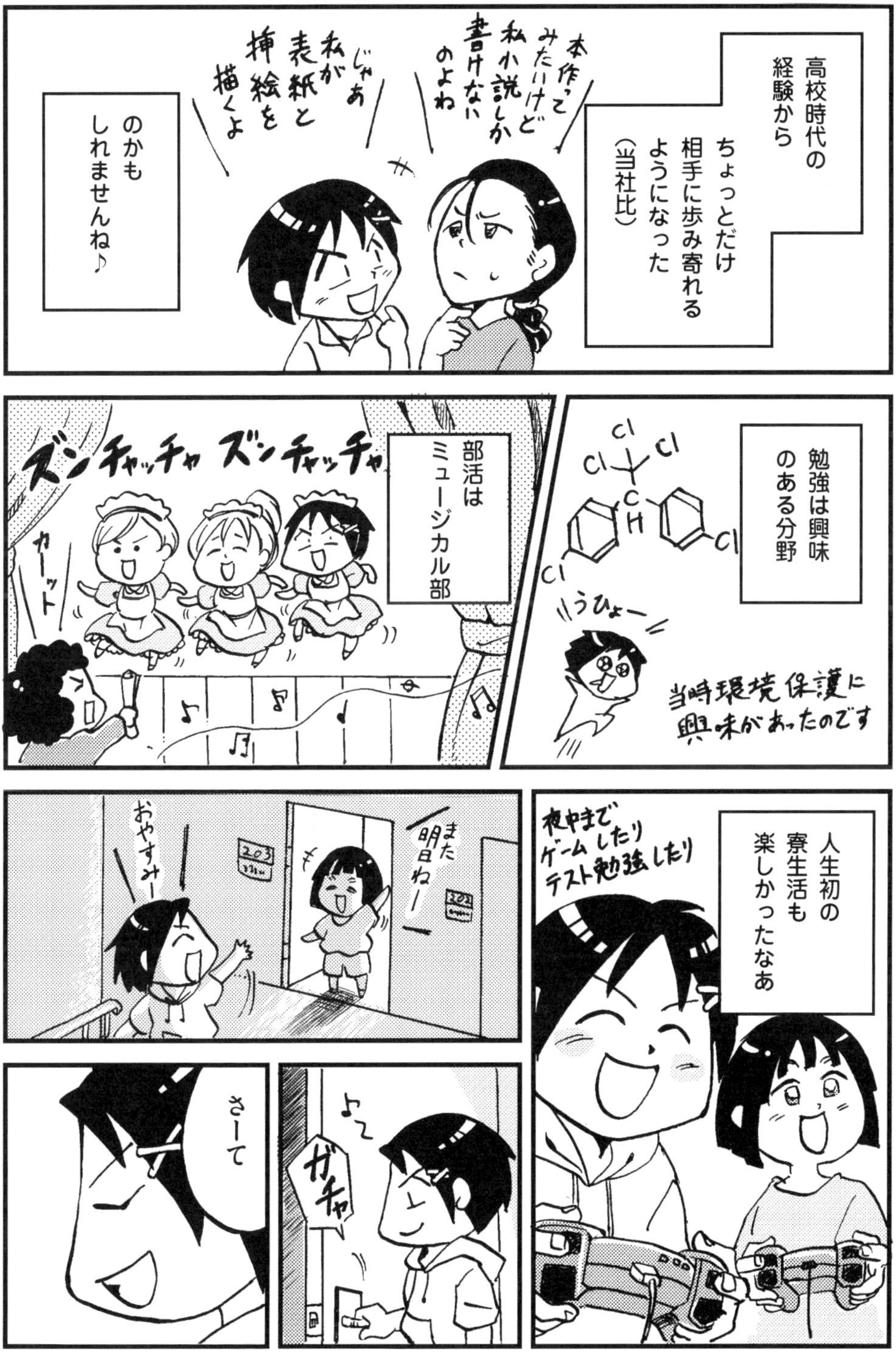

高校時代の経験から
ちょっとだけ相手に歩み寄れるようになった（当社比）
本作ってみたいけど私小説しか書けないのよね
じゃあ私が表紙と挿絵を描くよ
のかもしれませんね♪
勉強は興味のある分野
Cl
Cl
Cl
C
H
Cl
Cl
うひょー
当時環境保護に興味があったのです
部活はミュージカル部
ズンチャッチャ ズンチャッチャ
カーット
人生初の寮生活も楽しかったなあ
夜中までゲームしたりテスト勉強したり
また明日ねー
おやすみー
203
ガチャ
さーて

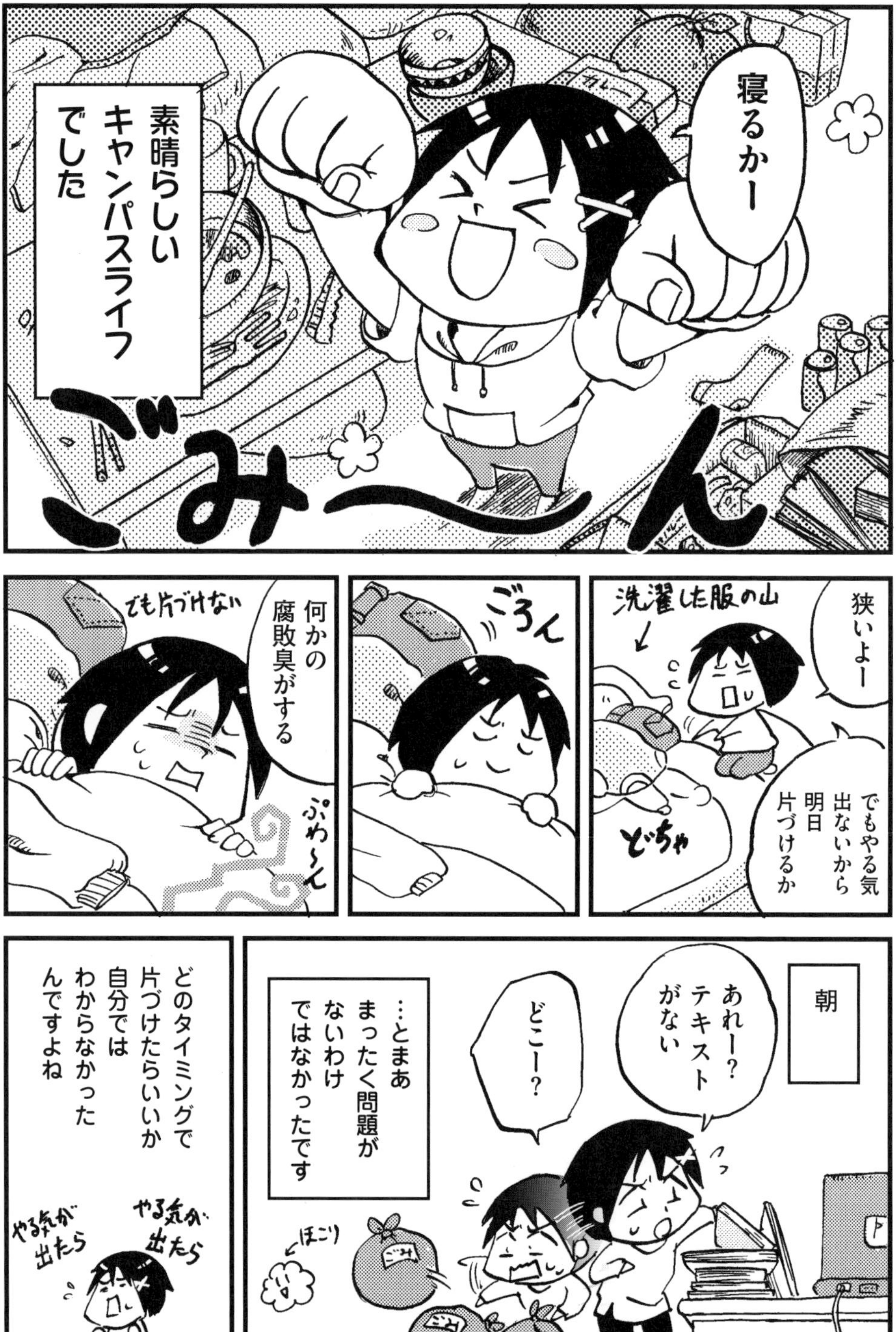
寝るかー
素晴らしいキャンパスライフでした
ごみーん
狭いよー
洗濯した服の山
でもやる気出ないから明日片づけるか
どちゃ
ごろん
何かの腐敗臭がする
でも片づけない
ぷわ~ん
朝
あれー？テキストがない
どこー？
…とまあまったく問題がないわけではなかったです
ほこり
ごみ
どのタイミングで片づけたらいいか自分ではわからなかったんですよね
やる気が出たら
やる気が出たら

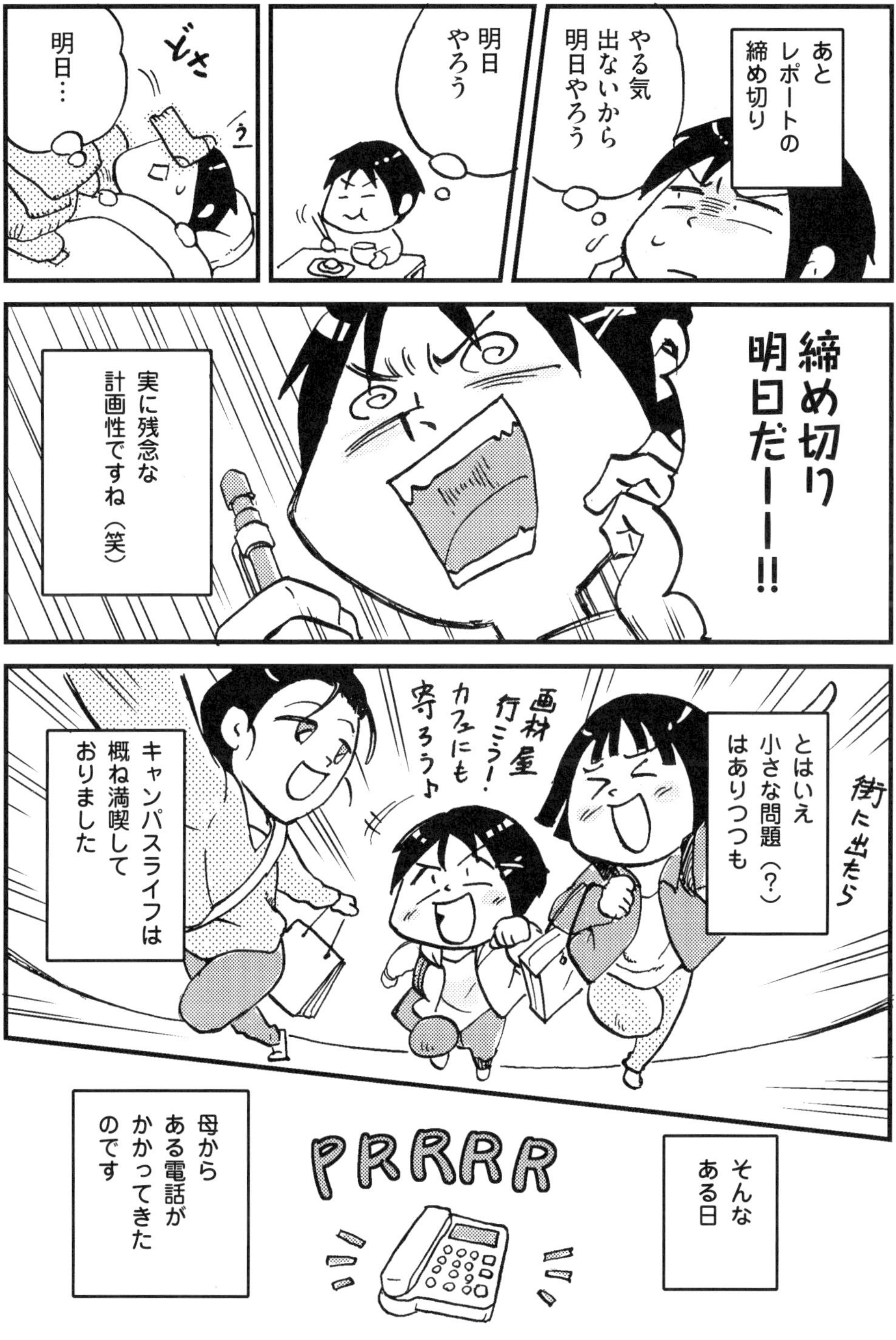
あと
レポートの
締め切り
やる気
出ないから
明日やろう
明日
やろう
どさ
う
明日…
締め切り
明日だーーー!!
実に残念な
計画性ですね（笑）
とはいえ
小さな問題（?）
はありつつも
街に出たら
画材屋
行こう！
カフェにも
寄ろう♪
キャンパスライフは
概ね満喫して
おりました
そんな
ある日
PRRRR
母から
ある電話が
かかってきた
のです

ＡＤＨＤとの出会い

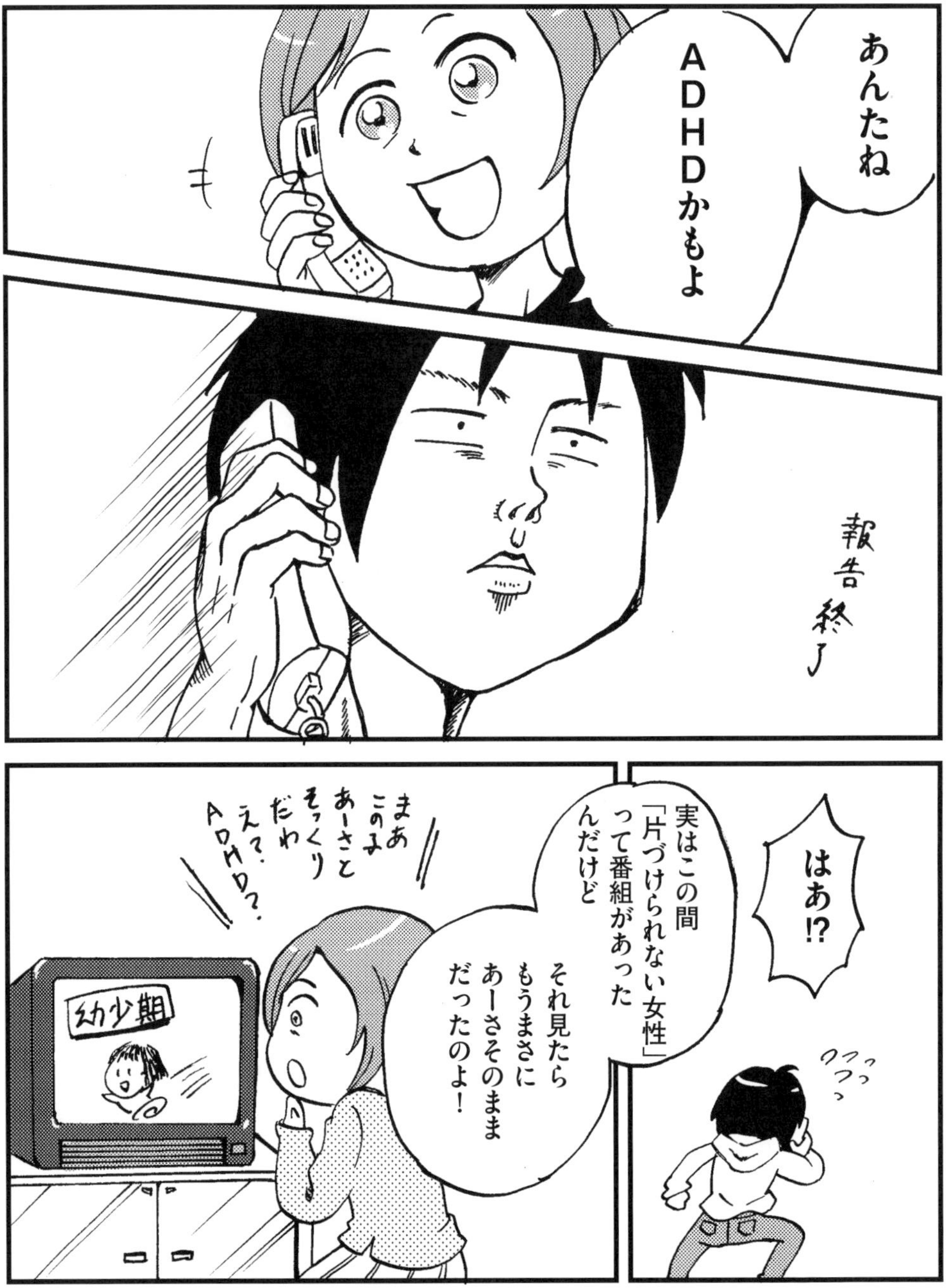
あんたね
ADHDかもよ
報告終了
はあ!?
実はこの間「片づけられない女性」って番組があったんだけど
それ見たらもうまさにあーさそのままだったのよ!
まあこの子あーさとそっくりだわ
えっ? ADHD?
幼少期

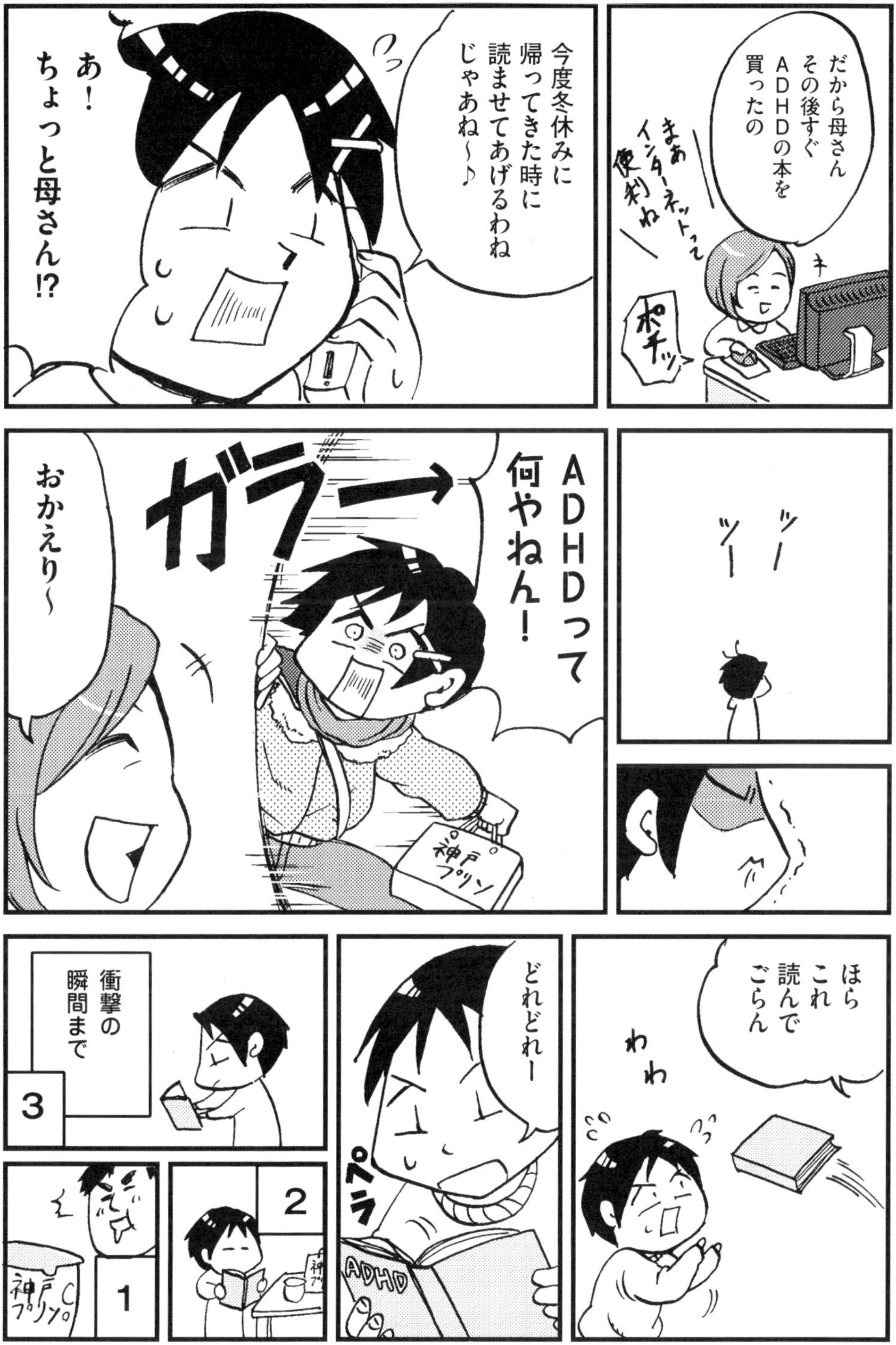
だから母さん
その後すぐ
ADHDの本を
買ったの
まぁインターネットって便利ね
ポチッ
今度冬休みに
帰ってきた時に
読ませてあげるわね
じゃあね〜♪
あ！
ちょっと母さん!?
ツー
ツー
ADHDって
何やねん！
ガラー
おかえり〜
神戸プリン
ほら
これ
読んで
ごらん
わわ
どれどれー
ペラ
ADHD
衝撃の
瞬間まで
3
2
1
神戸プリン

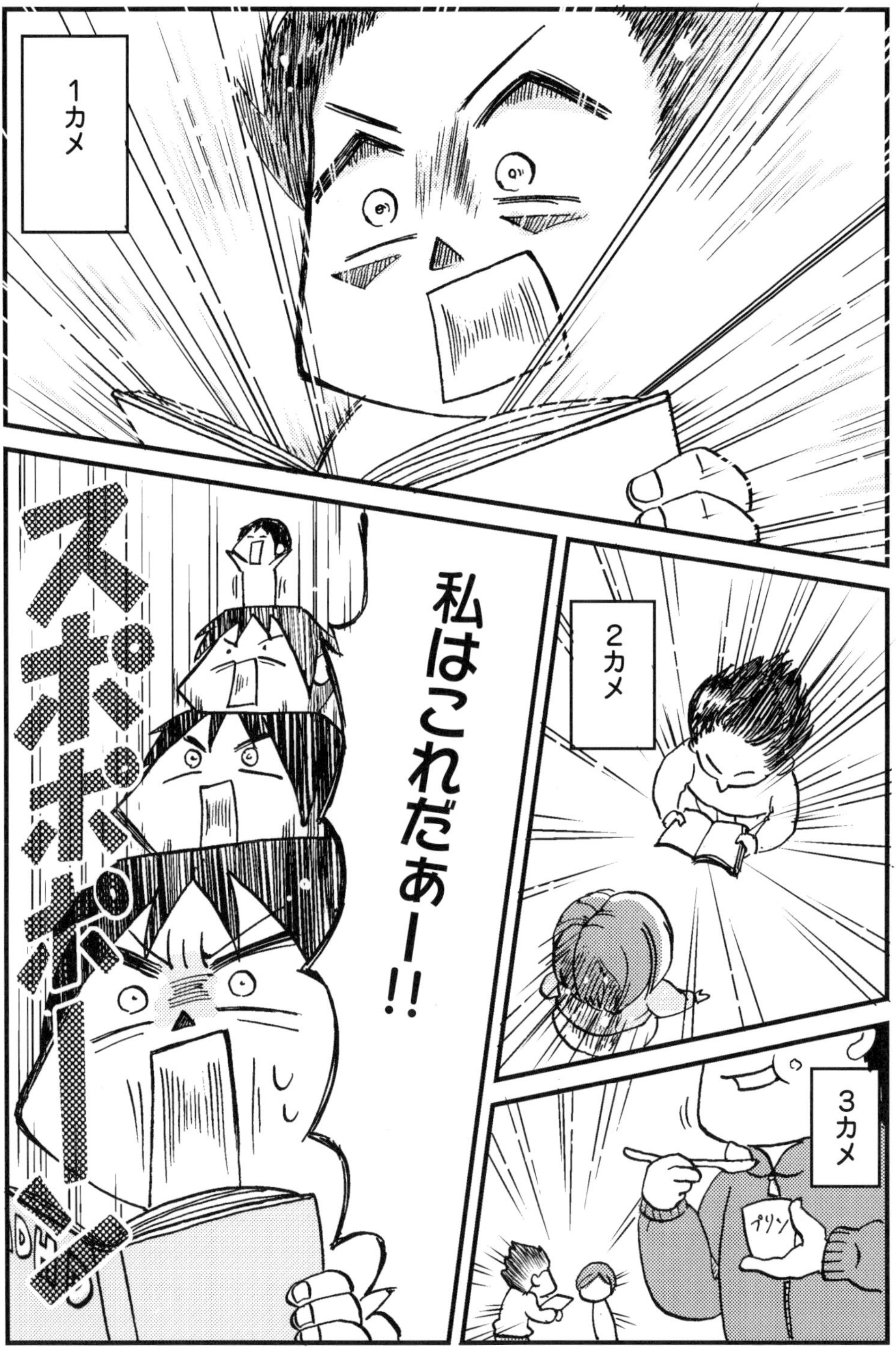
1カメ
2カメ
3カメ
プリン
私はこれだぁー!!
スポポポーン

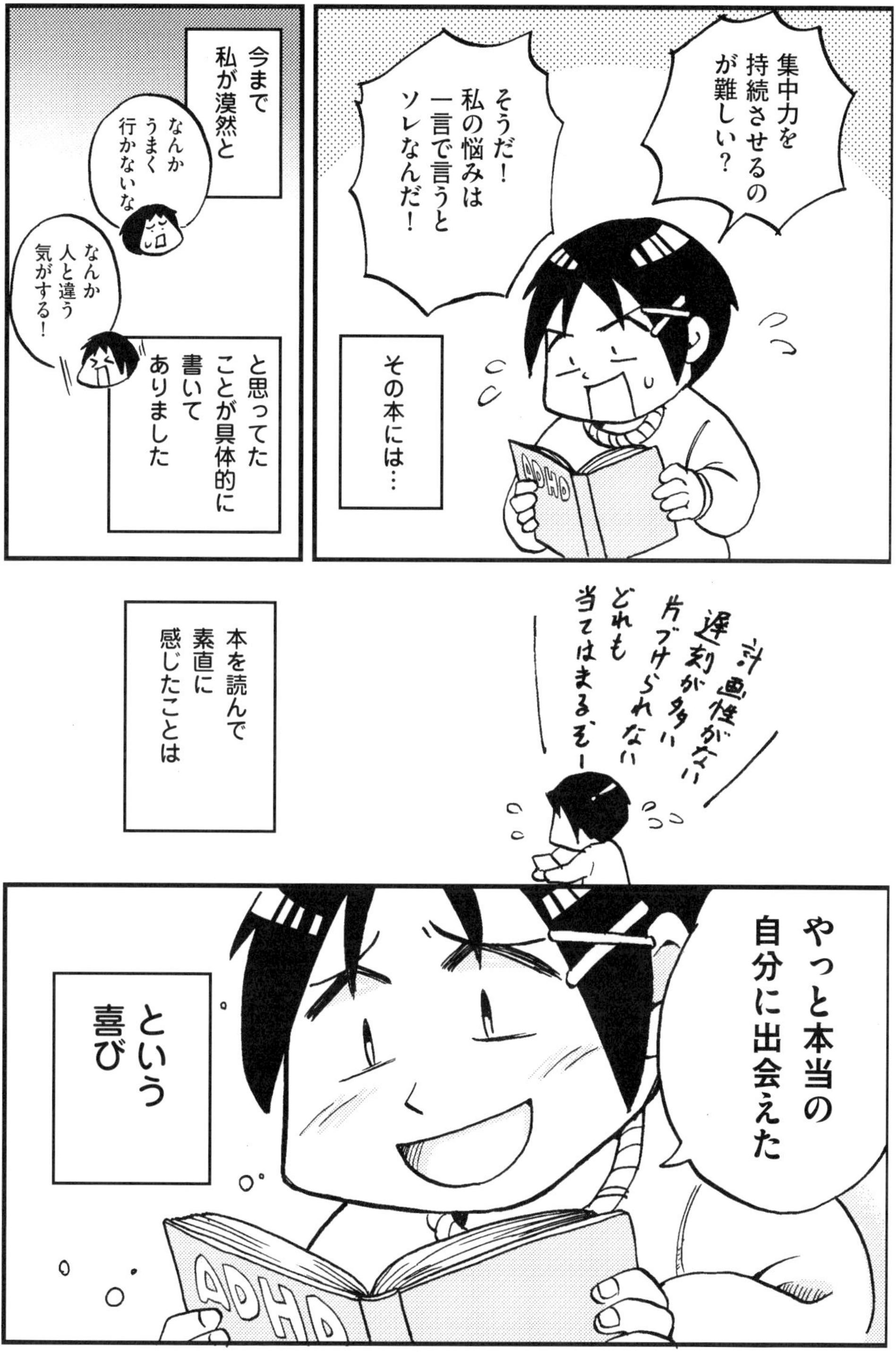

集中力を持続させるのが難しい？
そうだ！私の悩みは一言で言うとソレなんだ！
その本には…
今まで私が漠然と
なんかうまく行かないな
なんか人と違う気がする！
と思ってたことが具体的に書いてありました
計画性がない
遅刻が多い
片づけられない
どれも当てはまるぞー
本を読んで素直に感じたことは
ADHD
やっと本当の自分に出会えた
という喜び

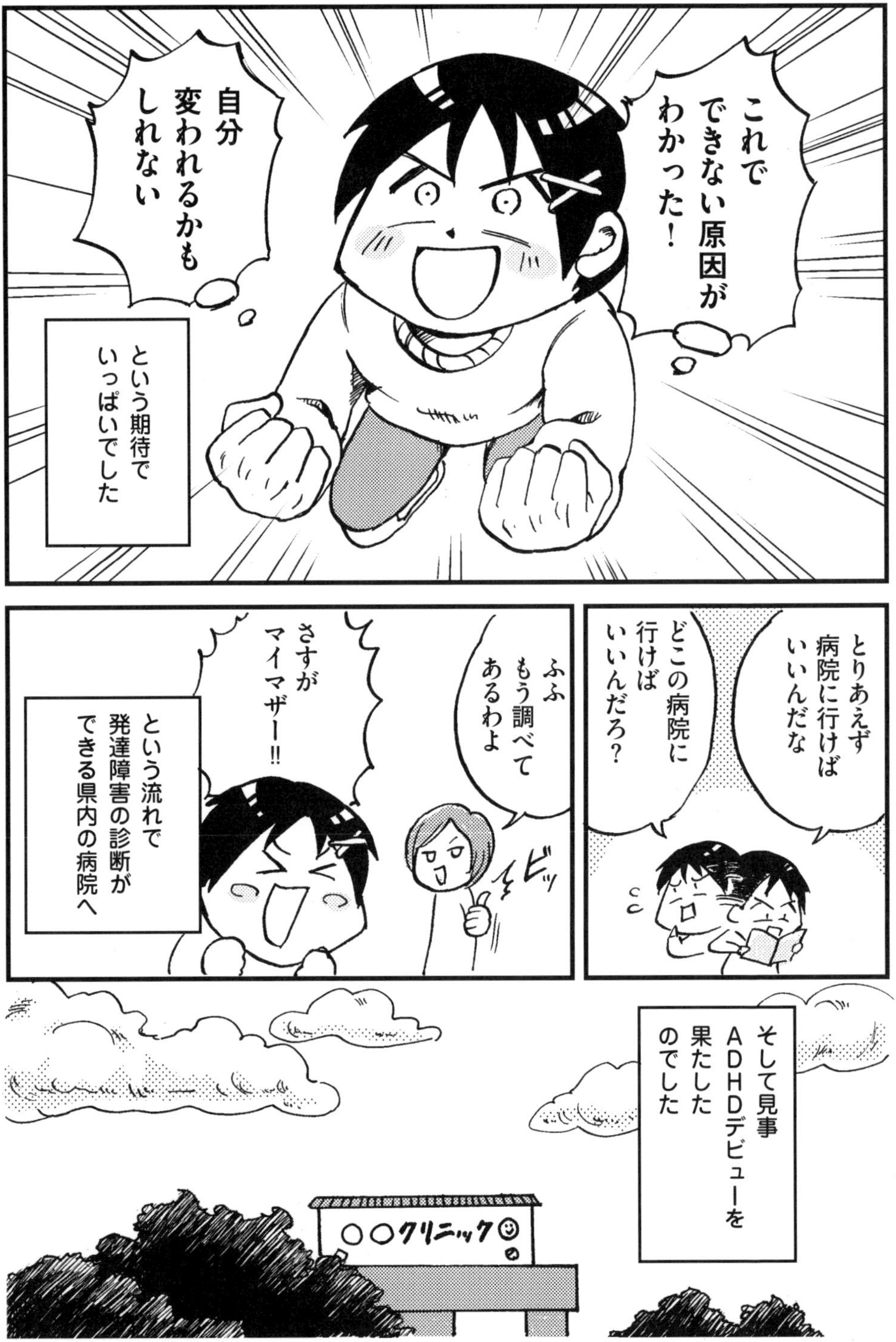

これでできない原因がわかった!
自分変われるかもしれない
という期待でいっぱいでした
とりあえず病院に行けばいいんだな
どこの病院に行けばいいんだろ?
ふふもう調べてあるわよ
ビッ
さすがマイマザー!!
という流れで発達障害の診断ができる県内の病院へ
そして見事ADHDデビューを果たしたのでした
○○クリニック

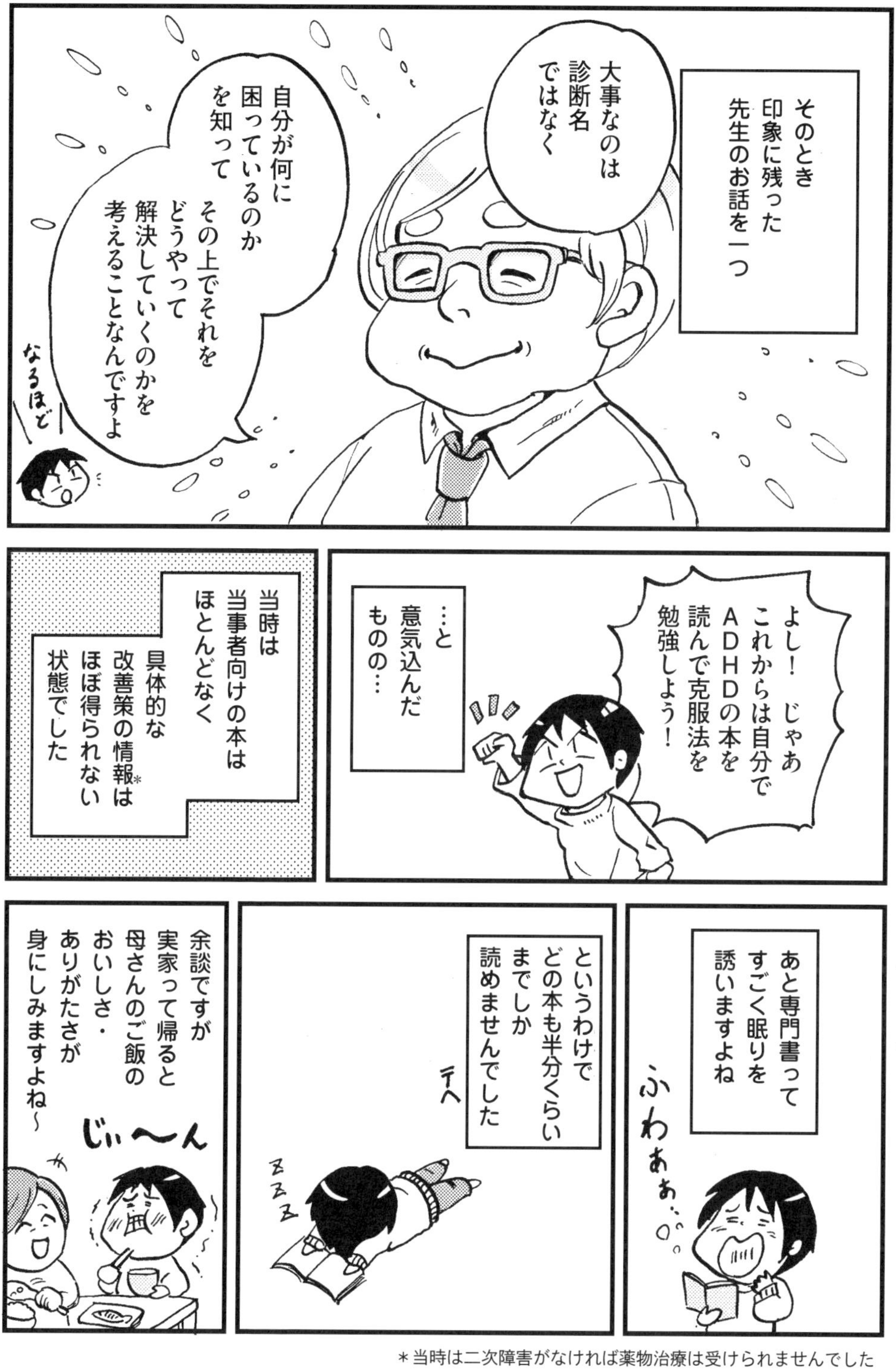

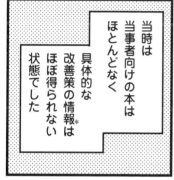

＊当時は二次障害がなければ薬物治療は受けられませんでした

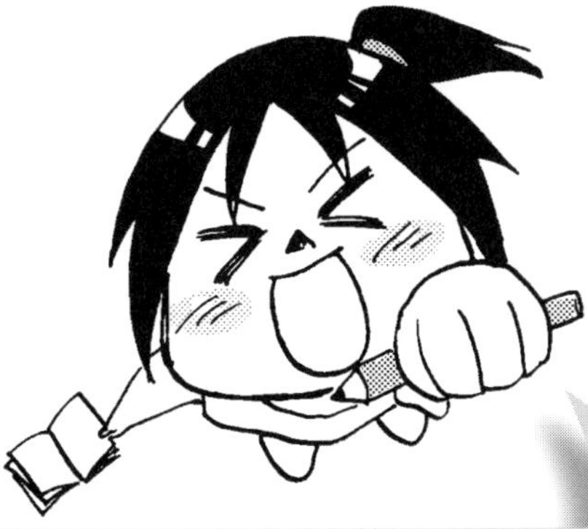

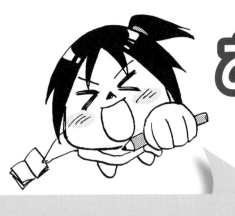

あーさの工夫②

気の合う友達の作り方

①素の自分を出す

「素の自分を出すのはカッコ悪いから」と取りつくろってばかりいると、本当は気の合わない人ばかりと付き合うハメになった…なんてことも。だから、素の自分を出すことは、人付き合いにおいて大事です。素のあなたを見て、バカにしたり、去って行ったりする人は、元々気が合わなかった人。逆に寄って来てくれた人は友人と呼ぶにふさわしい人です。

②趣味を持つ

自分と同じ趣味を持つ人は、自分と好みや価値観が近い可能性大です。「新しく友達作りたいなぁ」という時、一番手っとり早いのが、新しい趣味を作ることです。あと、趣味は『仲間』を作るのにも向いています。仲間は友達ほど、心の距離は近くないですが、共通の話題があるので、一緒に楽しい時間を過ごせます。「友達付き合いは面倒だけど、いつもひとりぼっちなのも嫌」という人は、仲間づくりをオススメしますよ。

③家・学校・職場以外の居場所を探す

学校や職場だけでは、気の合う人がなかなか見つからないもの。そこで必要になるのが「第3の居場所」です。イベントや同好会、カフェや居酒屋、セルフヘルプグループ。なんでもいいです。『ありのままの自分』でいられる場所を探すのです。そしてそういう場所には、自分と気が合いそうな人も、同じように集まって来るものなんですよ。

まとめると
心から楽しい事を続けていたら、そのうち気の合う人と巡り合えますよ。

※セルフヘルプグループとは?
同じ悩みを持つ者同士で集まり、話をしたり、逆に聴いてあげたりして、お互い助け合うグループのこと。ＡＤＨＤのセルフヘルプグループも、全国各地にありますので、気になる方はインターネットで検索するか、最寄りの発達支援センターに問い合わせてみてください。

未来を想定して動く

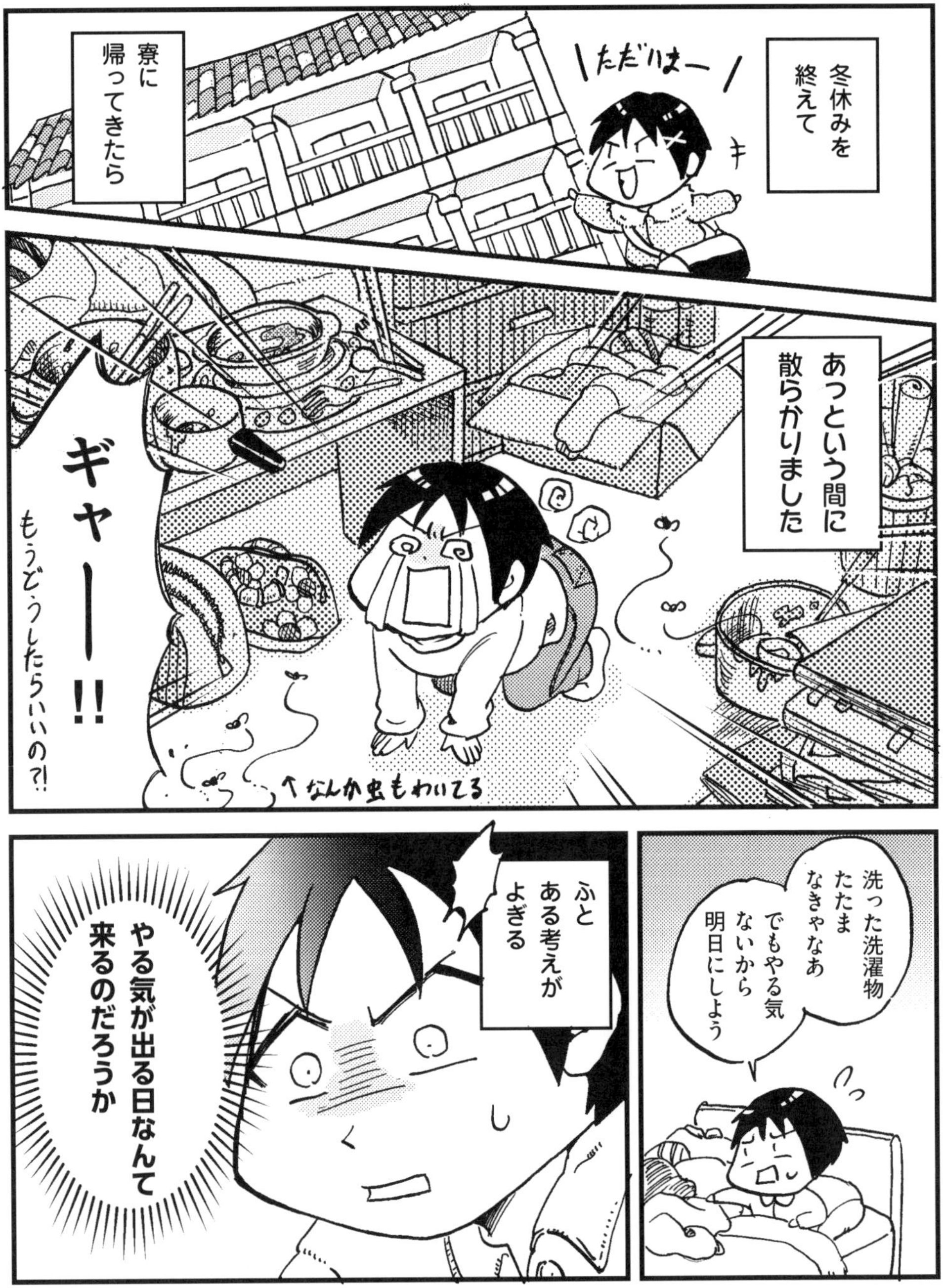

冬休みを終えて
ただいまー
寮に帰ってきたら
あっという間に散らかりました
ギャー!!
もうどうしたらいいの?!
↑なんか虫もわいてる
洗った洗濯物たたまなきゃなあ
でもやる気ないから明日にしよう
ふとある考えがよぎる
やる気が出る日なんて来るのだろうか

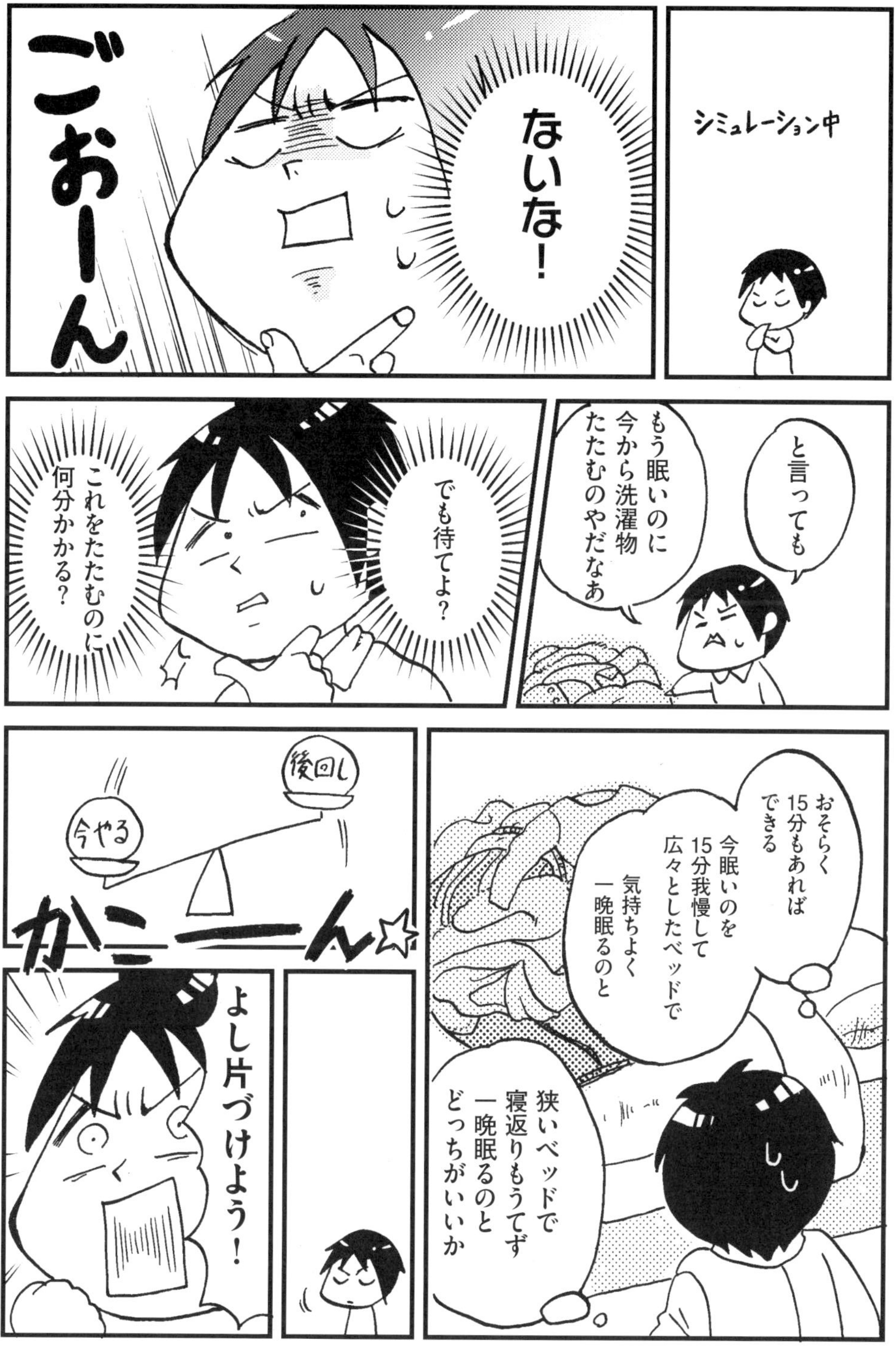
シミュレーション中
ないな！
ごおーん
と言っても
もう眠いのに
今から洗濯物
たたむのやだなぁ
でも待てよ？
これをたたむのに
何分かかる？
おそらく
15分もあれば
できる
今眠いのを
15分我慢して
広々としたベッドで
気持ちよく
一晩眠るのと
狭いベッドで
寝返りもうてず
一晩眠るのと
どっちがいいか
後回し
今やる
かこーーん☆
よし片づけよう！

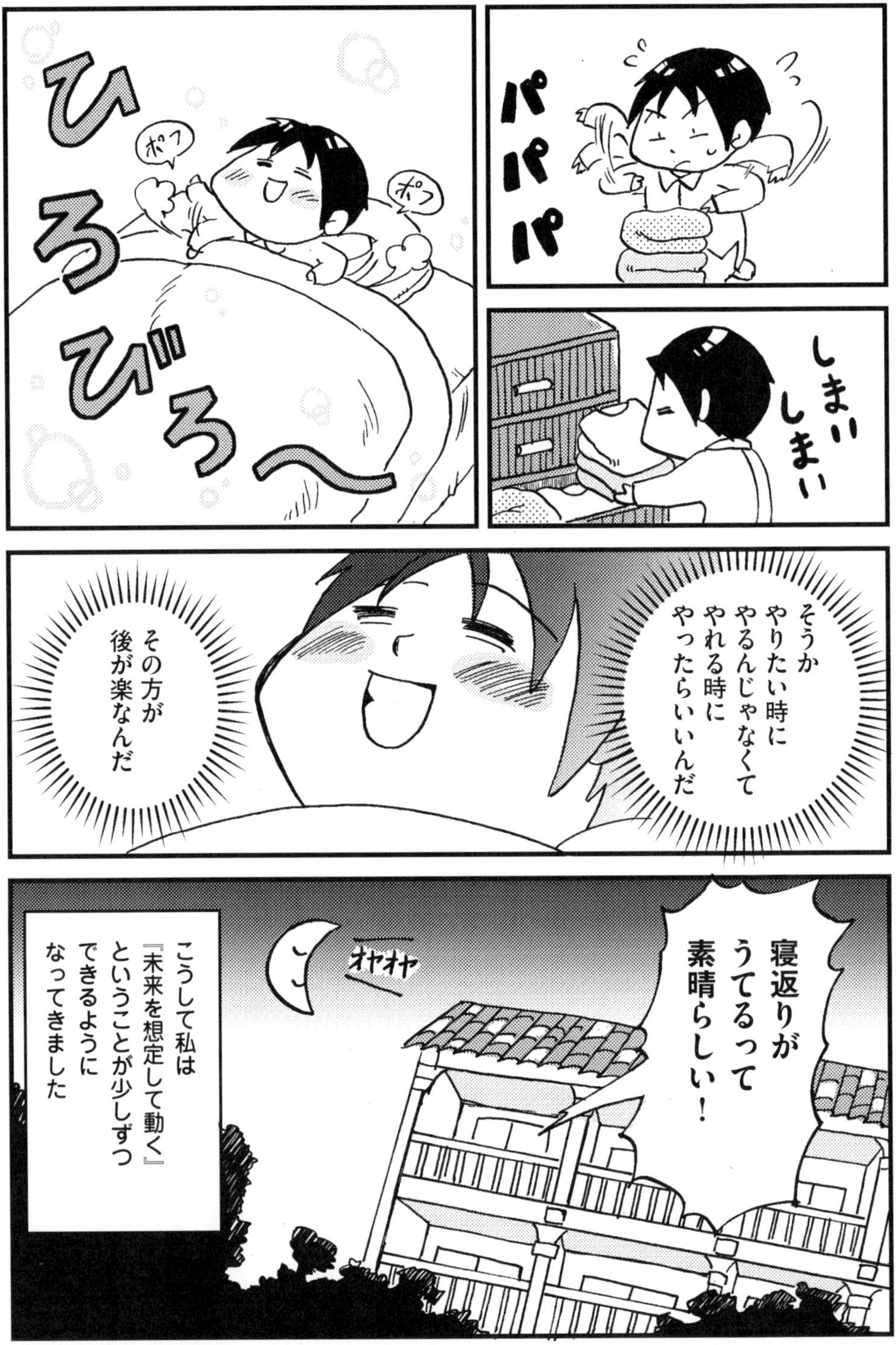
パパパ
しまいしまい
ひろびろ〜
ポフ
ポフ
そうか
やりたい時に
やるんじゃなくて
やれる時に
やったらいいんだ
その方が
後が楽なんだ
寝返りが
うてるって
素晴らしい！
オヤオヤ
こうして私は
『未来を想定して動く』
ということが少しずつ
できるように
なってきました

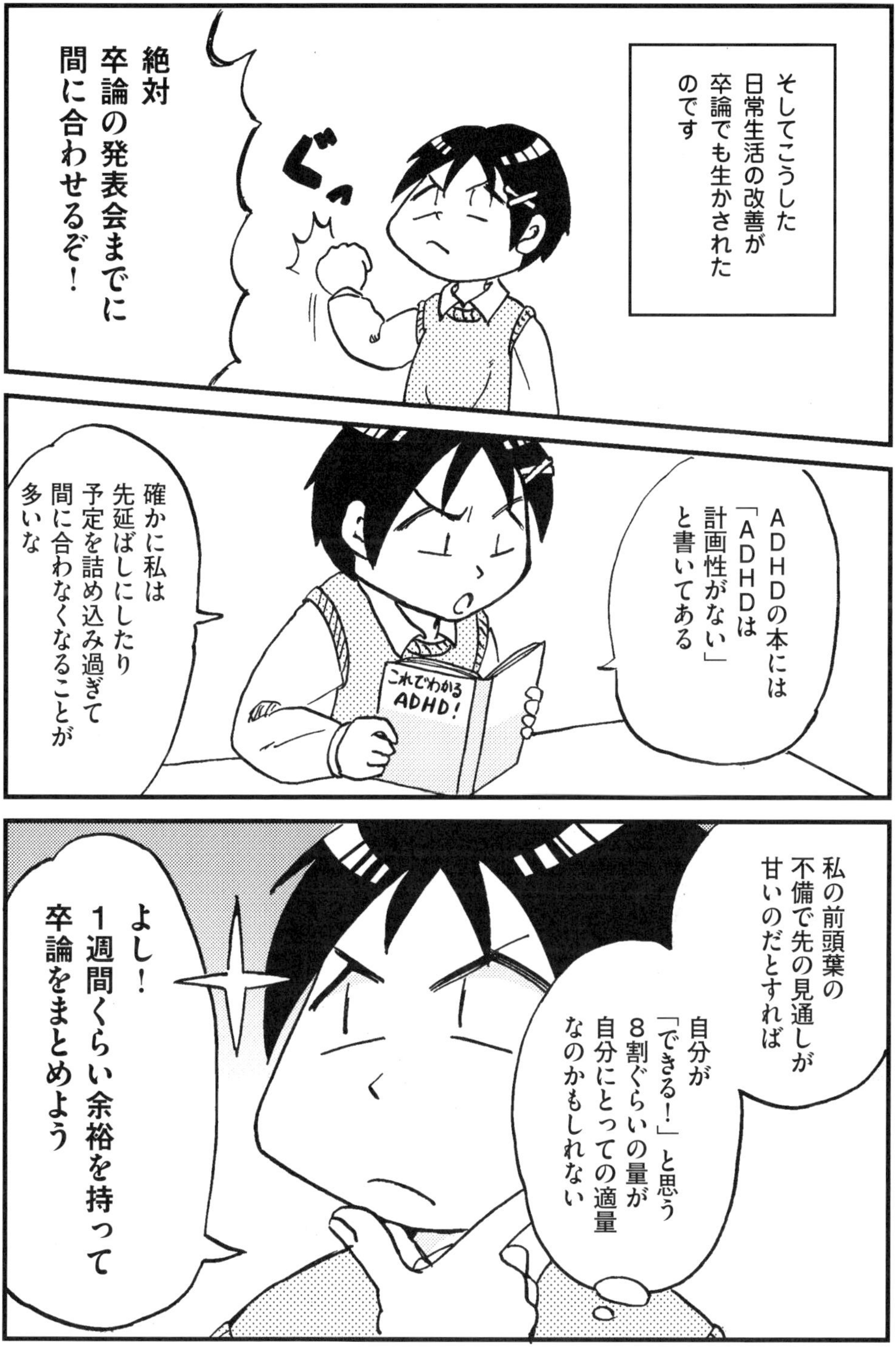

そしてこうした日常生活の改善が卒論でも生かされたのです
ぐっ
絶対卒論の発表会までに間に合わせるぞ！
ADHDの本には「ADHDは計画性がない」と書いてある
これでわかるADHD！
確かに私は先延ばしにしたり予定を詰め込み過ぎて間に合わなくなることが多いな
私の前頭葉の不備で先の見通しが甘いのだとすれば
自分が「できる！」と思う8割ぐらいの量が自分にとっての適量なのかもしれない
よし！1週間ぐらい余裕を持って卒論をまとめよう

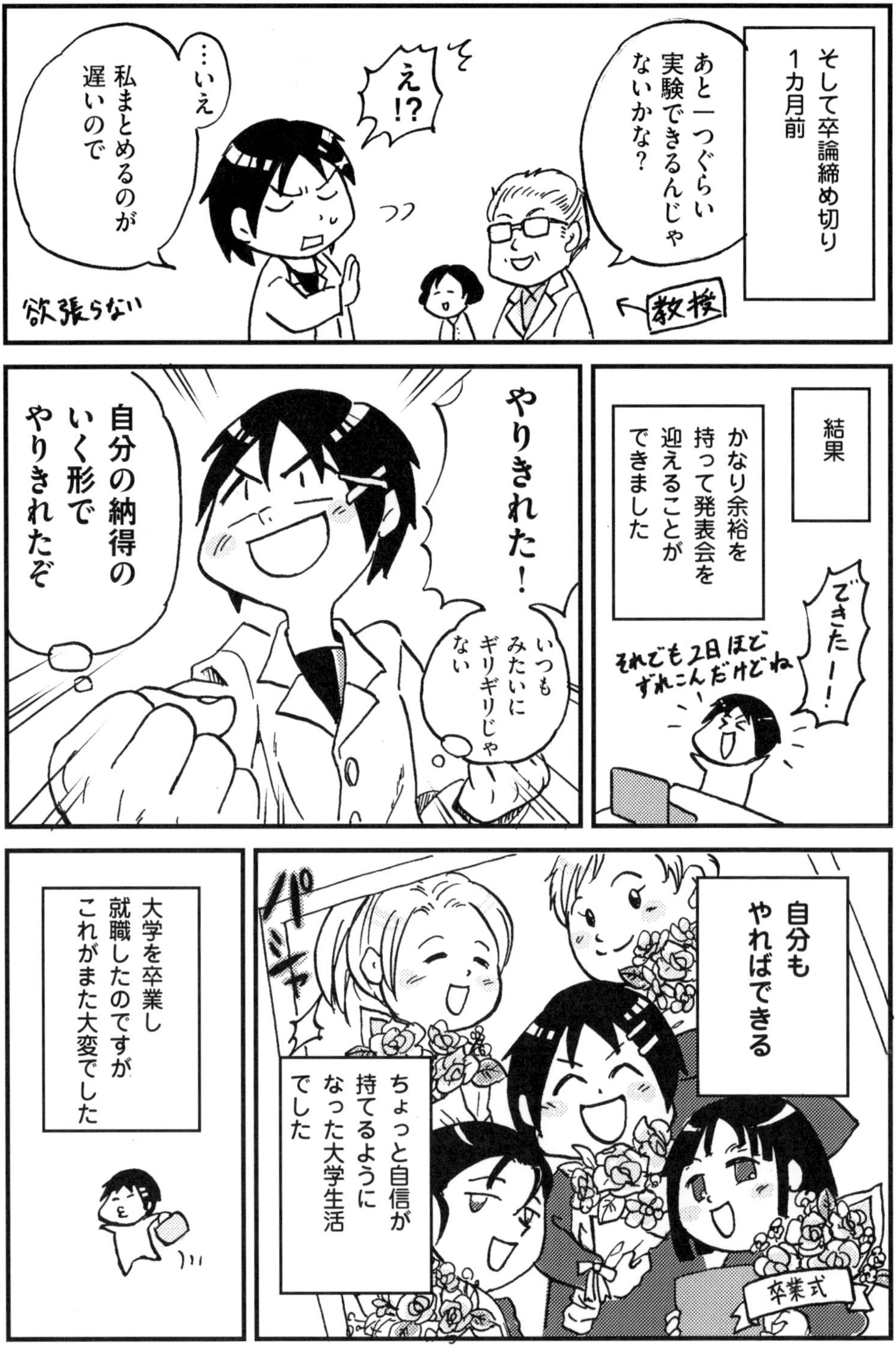

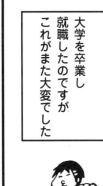

そして卒論締め切り1カ月前
あと一つぐらい実験できるんじゃないかな?
教授
え!?
そ
…いえ 私まとめるのが遅いので
欲張らない
結果
かなり余裕を持って発表会を迎えることができました
できたー!!
それでも2日ほどずれこんだけどね
やりきれた!
いつもみたいにギリギリじゃない
自分の納得のいく形でやりきれたぞ
自分もやればできる
パシャ
卒業式
ちょっと自信が持てるようになった大学生活でした
大学を卒業し就職したのですがこれがまた大変でした

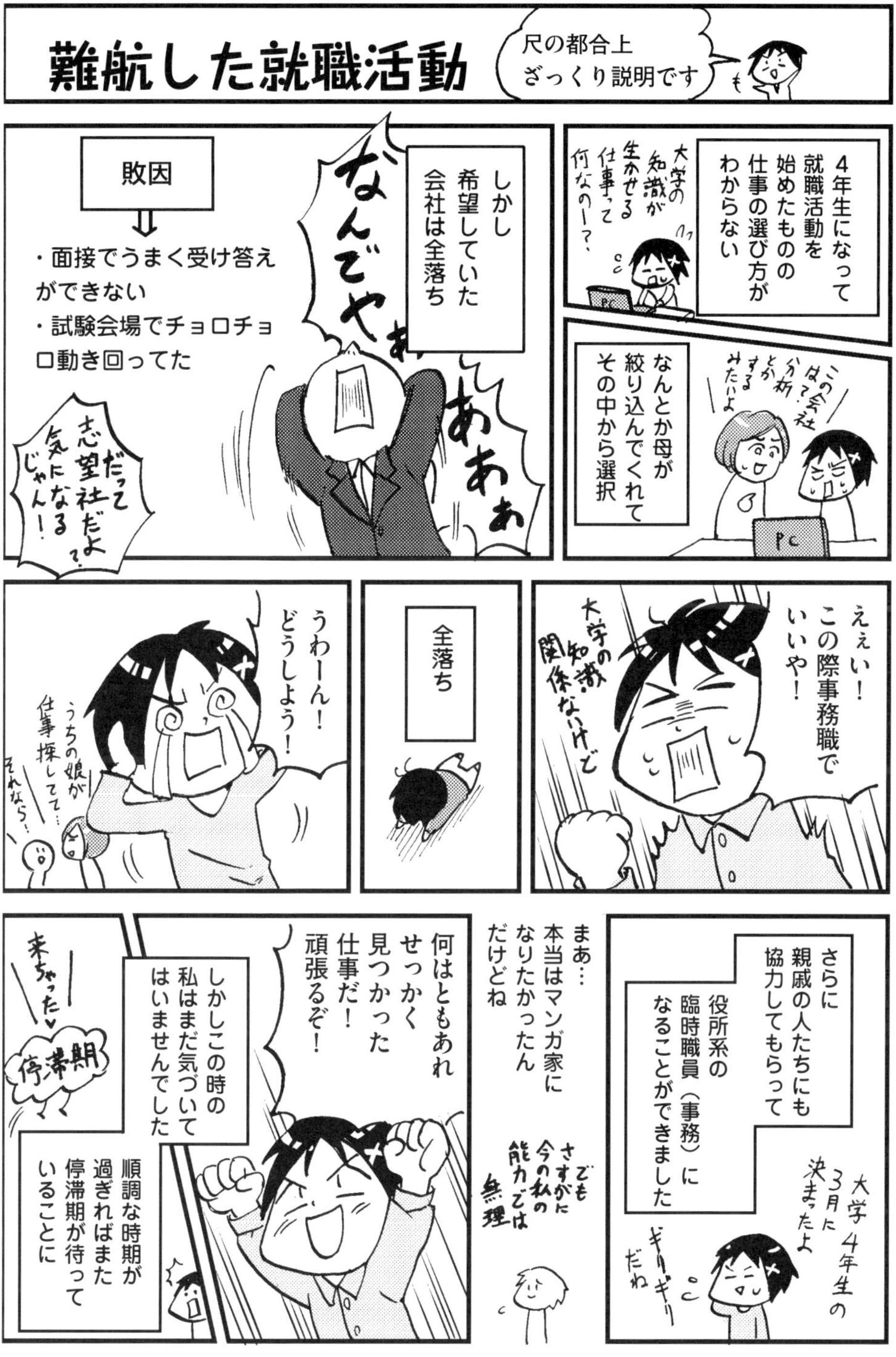
難航した就職活動
尺の都合上ざっくり説明です
4年生になって就職活動を始めたものの仕事の選び方がわからない
大学の知識が生かせる仕事って何なのー？
なんとか母が絞り込んでくれてその中から選択
この会社は？分析とかするみたいよ
しかし希望していた会社は全落ち
なんでやあああぁ
敗因
・面接でうまく受け答えができない
・試験会場でチョロチョロ動き回ってた
だって志望社だよ？気になるじゃん！
えぇい！この際事務職でいいや！
大学の知識関係ないけど
全落ち
うわーん！どうしよう！
うちの娘が仕事探してて…
それなら！
さらに親戚の人たちにも協力してもらって
役所系の臨時職員（事務）になることができました
大学4年生の3月に決まったよ
ギリギリだね
まあ…本当はマンガ家になりたかったんだけどね
でもさすがに今の私の能力では無理
何はともあれせっかく見つかった仕事だ！頑張るぞ！
しかしこの時の私はまだ気づいてはいませんでした
順調な時期が過ぎればまた停滞期が待っていることに
来ちゃった♥
停滞期

あーさ流 片づけのコツ

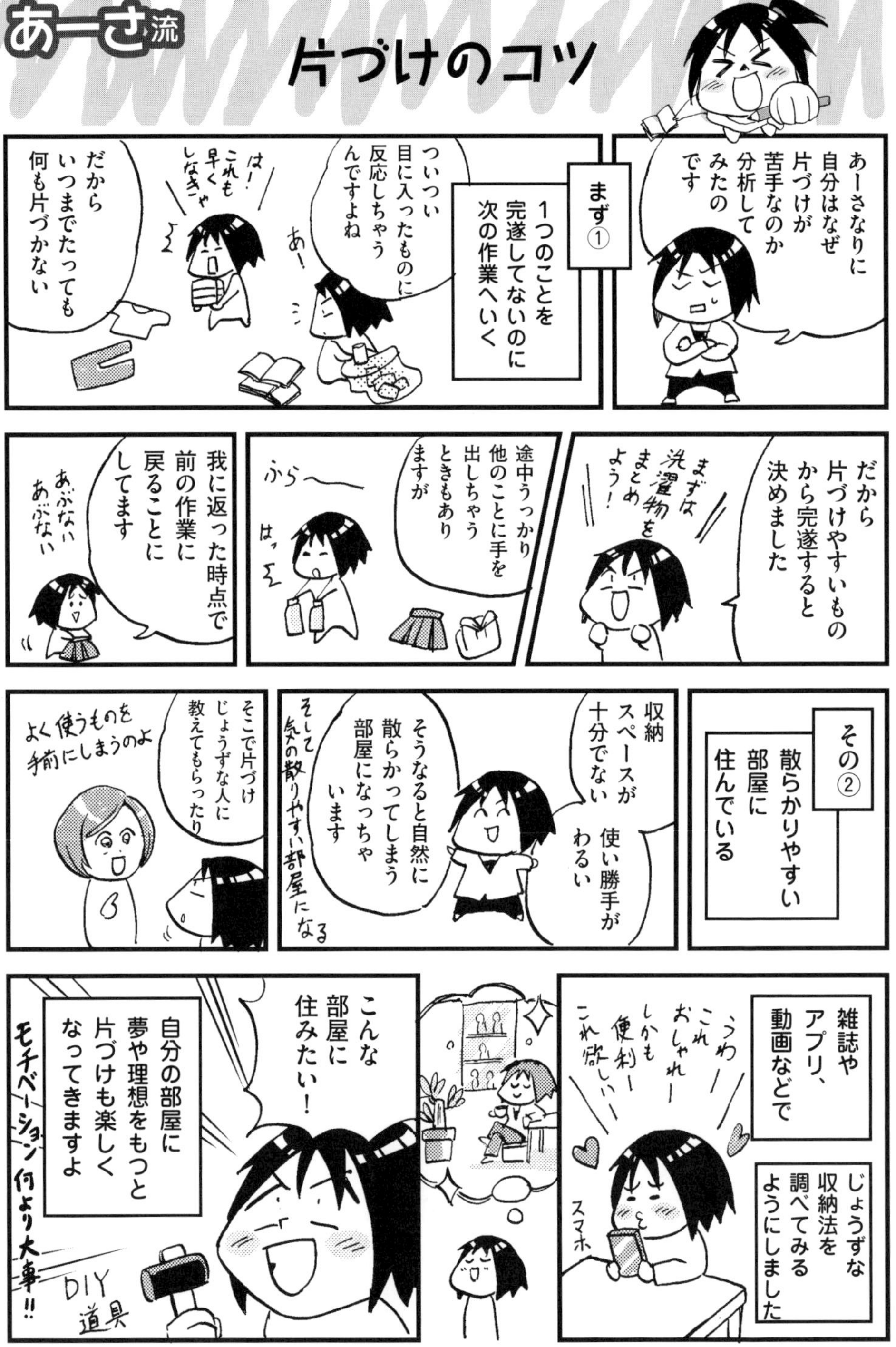

あーさなりに自分はなぜ片づけが苦手なのか分析してみたのです
まず①
1つのことを完遂してないのに次の作業へいく
ついつい目に入ったものに反応しちゃうんですよね
あ!
は!これも早くしなきゃ
だからいつまでたっても何も片づかない
だから片づけやすいものから完遂すると決めました
まずは洗濯物をまとめよう!
途中うっかり他のことに手を出しちゃうときもありますが
ふら〜
はっ
我に返った時点で前の作業に戻ることにしてます
あぶない あぶない
その②
散らかりやすい部屋に住んでいる
収納スペースが十分でない
使い勝手がわるい
そうなると自然に散らかってしまう部屋になっちゃいます
そして気の散りやすい部屋になる
そこで片づけじょうずな人に教えてもらったり
よく使うものを手前にしまうのよ
雑誌やアプリ、動画などで
じょうずな収納法を調べてみるようにしました
うわこれおしゃれー
しかも便利ー
これ欲しいー
スマホ
こんな部屋に住みたい!
自分の部屋に夢や理想をもつと片づけも楽しくなってきますよ
モチベーション何より大事!!
DIY道具

事務員時代

超ピンチ！ 仕事ができない！

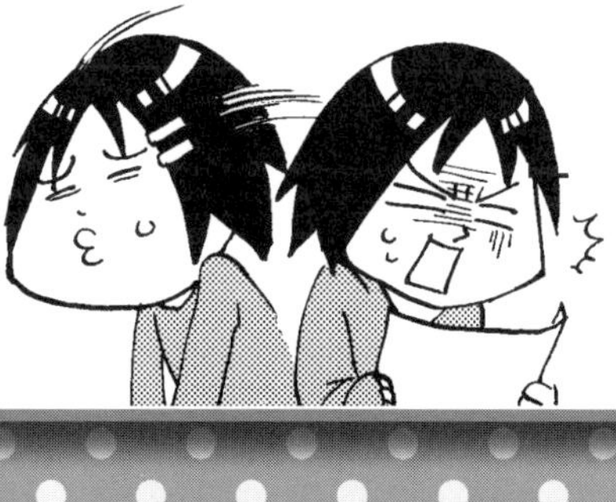

社会人デビュー

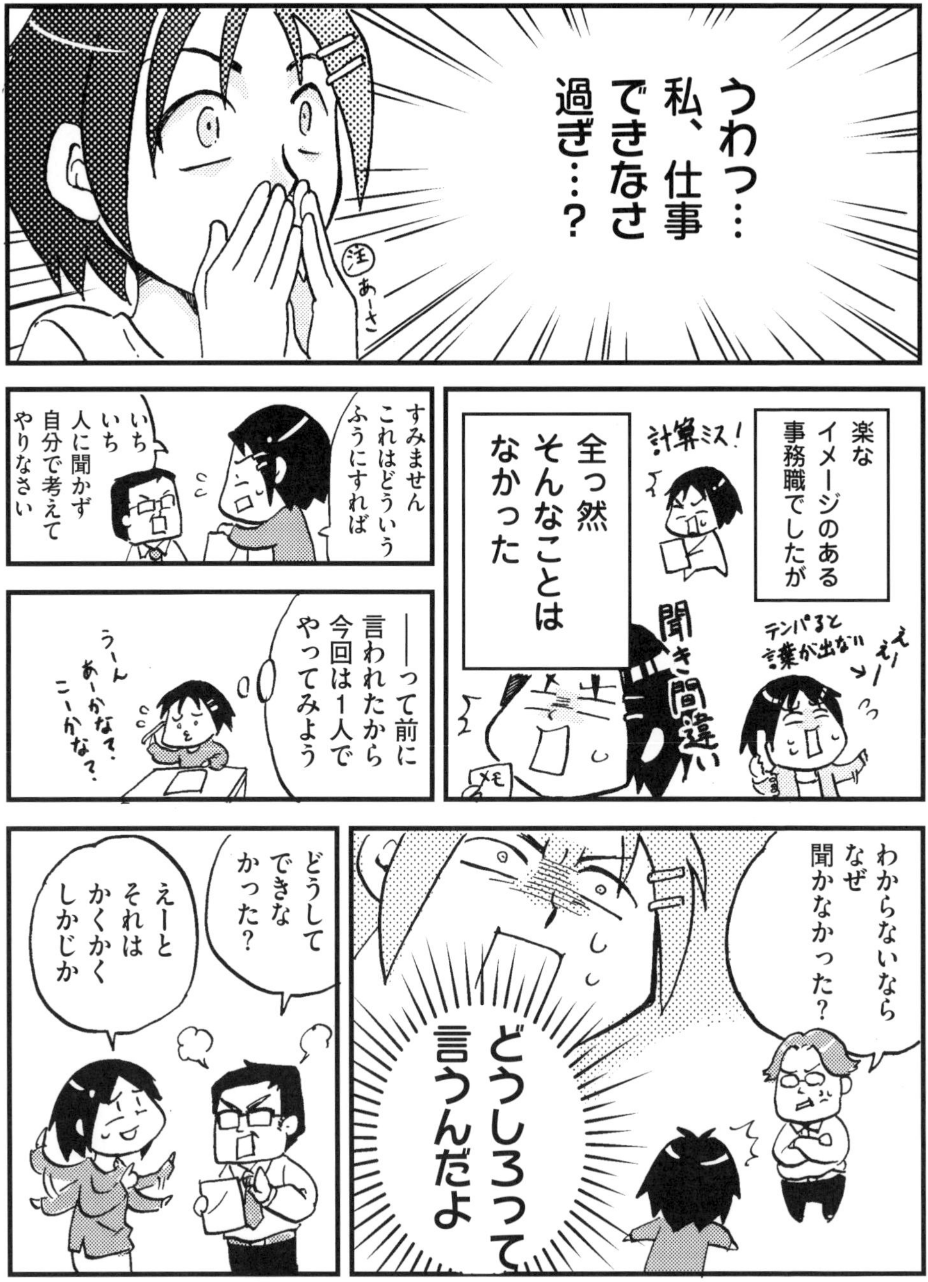
うわっ…私、仕事できなさ過ぎ…?
注 あーさ
楽なイメージのある事務職でしたが
計算ミス!
全っ然そんなことはなかった
聞き間違い
テンパると言葉が出ない
メモ
すみません これはどういうふうにすれば
いちいち人に聞かず自分で考えてやりなさい
――って前に言われたから今回は1人でやってみよう
うーん あーかなー こーかなー
わからないならなぜ聞かなかった?
どうしろって言うんだよ
どうしてできなかった?
えーと それはかくかくしかじか

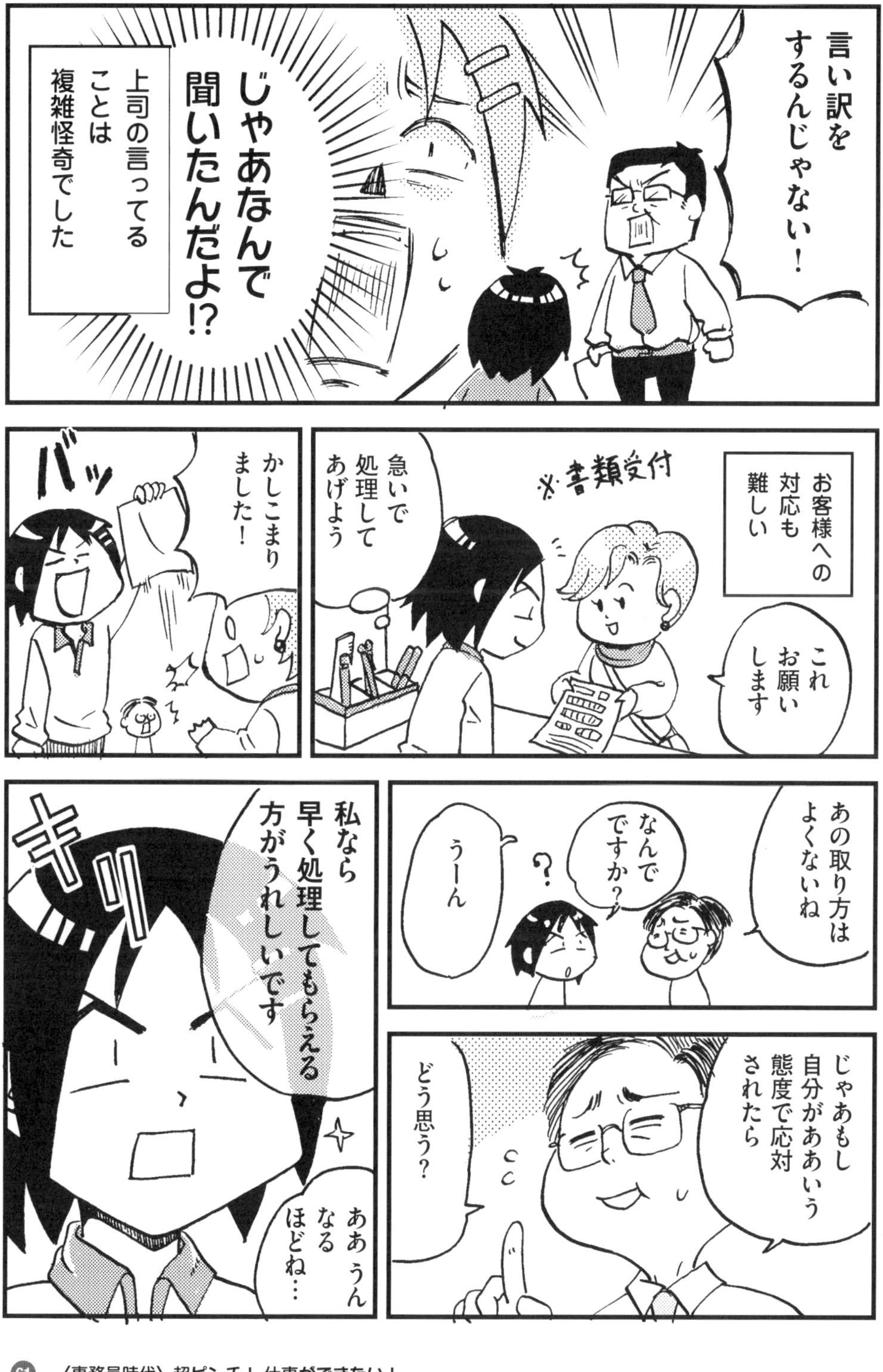
言い訳をするんじゃない！
じゃあなんで聞いたんだよ!?
上司の言ってることは複雑怪奇でした
お客様への対応も難しい
これお願いします
※書類受付
急いで処理してあげよう
かしこまりました！
バッ
あの取り方はよくないね
なんでですか？
うーん
じゃあもし自分があぁいう態度で応対されたら
どう思う？
キリッ
私なら早く処理してもらえる方がうれしいです
あぁうんなるほどね…

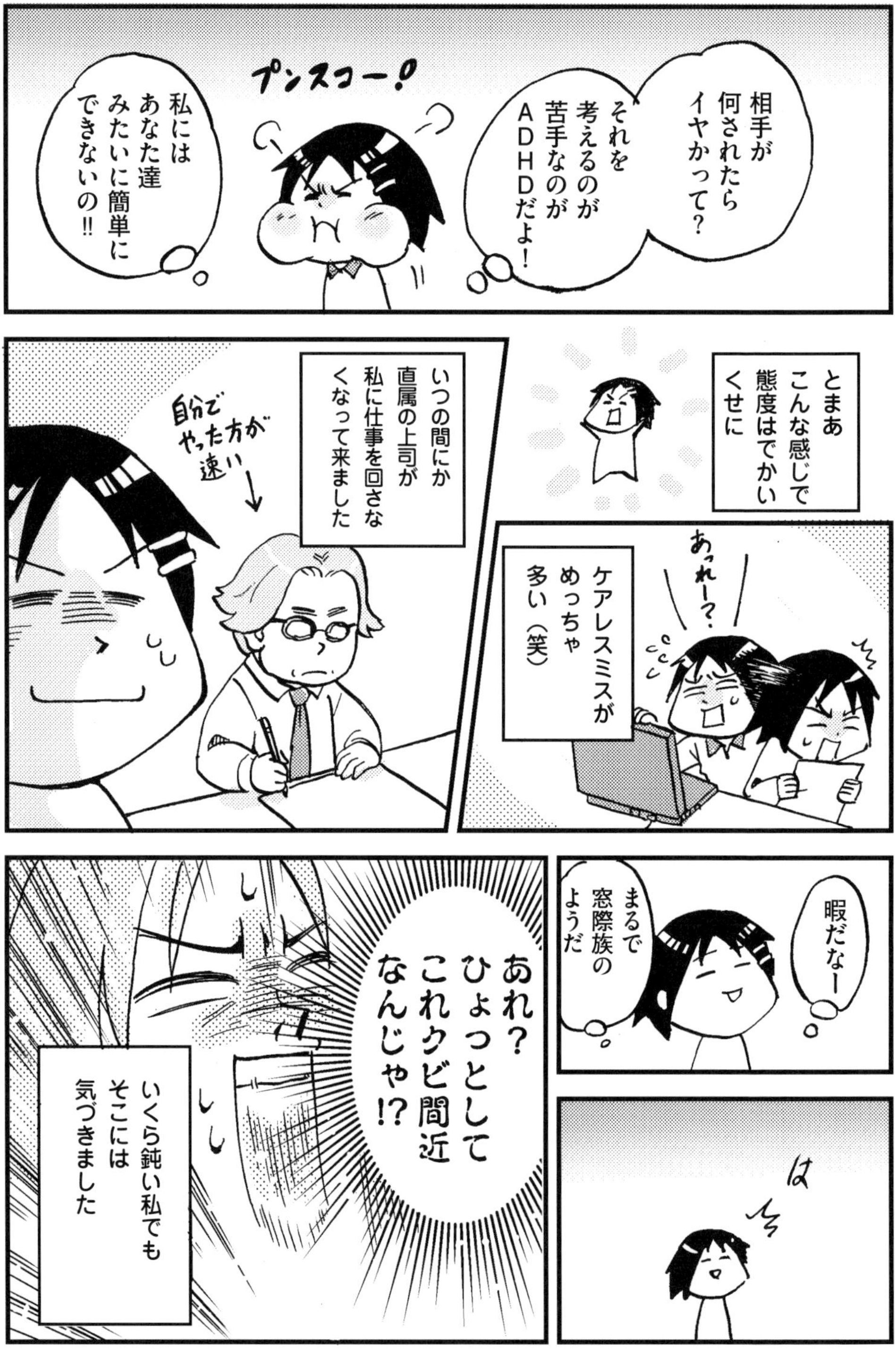
相手が何されたらイヤかって?
それを考えるのがADHDだよ!
プンスコー!
私にはあなた達みたいに簡単にできないの!!
とまあこんな感じで態度はでかいくせに
ケアレスミスがめっちゃ多い(笑)
あっれー?
いつの間にか直属の上司が私に仕事を回さなくなって来ました
自分でやった方が速い
暇だなー
まるで窓際族のようだ
は
あれ?ひょっとしてこれクビ間近なんじゃ!?
いくら鈍い私でもそこには気づきました

地味に効いてくる

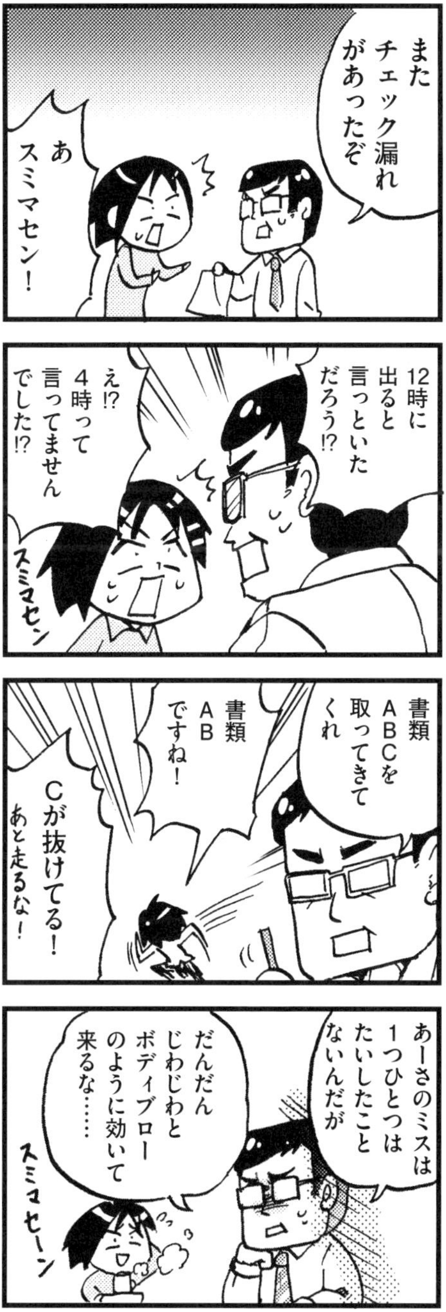

またチェック漏れがあったぞ
あ スミマセン！
12時に出ると言っといただろう!?
え!? 4時って言ってませんでした!?
スミマセン
書類ABCを取ってきてくれ
書類ABですね！
Cが抜けてる！
あと走るな！
あーさのミスは1つひとつはたいしたことないんだが
だんだんじわじわとボディブローのように効いて来るな……
スミマセーン

職場での失敗談あれこれ

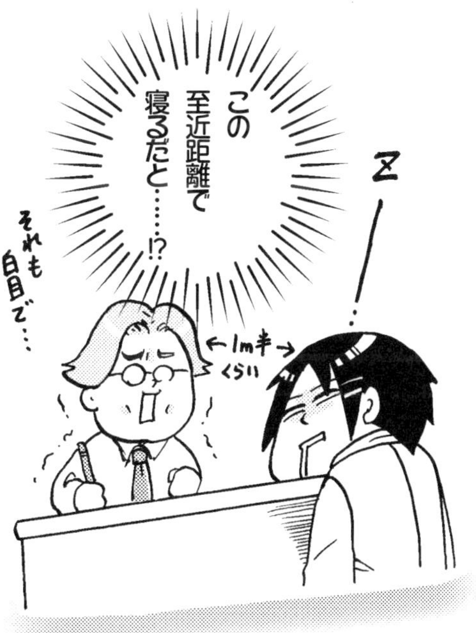

この至近距離で寝るだと……!?
Z
それも白目で…
←1m半→
くらい

抗えないような強烈な睡魔に襲われることってないですか？

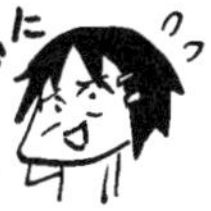

発想力不発

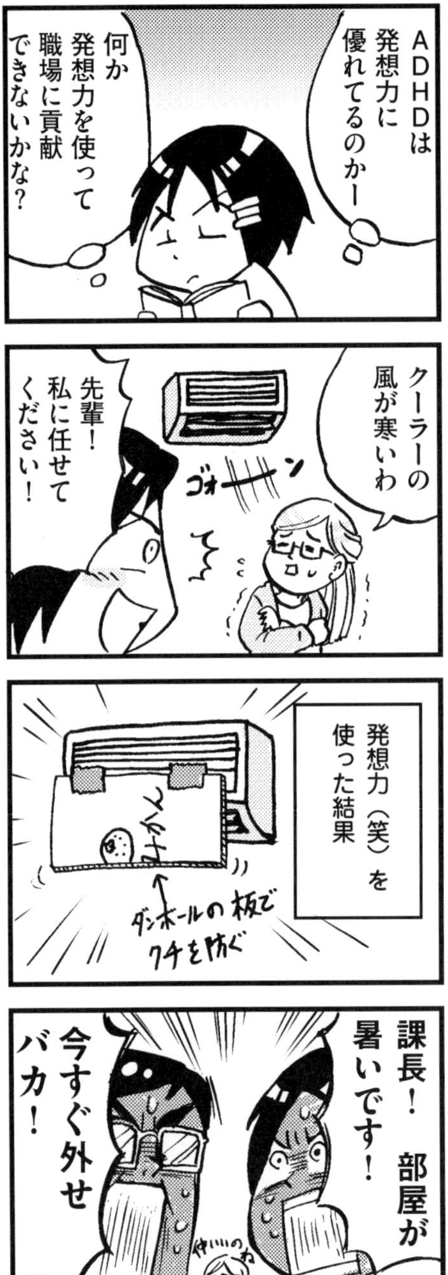
ADHDは発想力に優れてるのかー
何か発想力を使って職場に貢献できないかな?
クーラーの風が寒いわ
ゴォーーン
先輩！私に任せてください！
発想力（笑）を使った結果
ダンボールの板でクチを防ぐ
課長！部屋が暑いです！
今すぐ外せバカ！
仲いいのね

お酌の意味がわからない

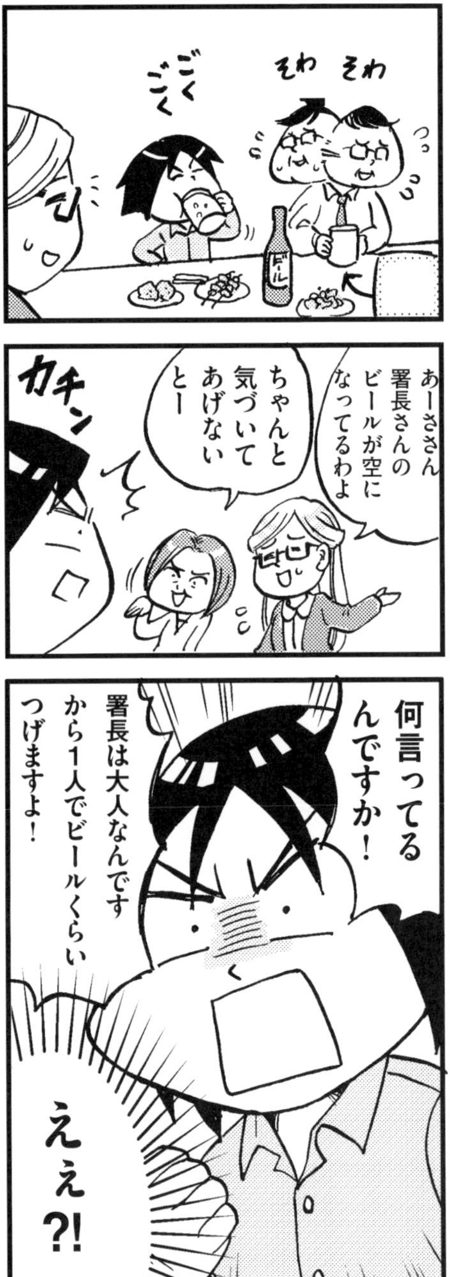
ごくごく
そわ そわ
ビール
カチン
あーささん署長さんのビールが空になってるわよ
ちゃんと気づいてあげないとー
何言ってるんですか！
署長は大人なんですから1人でビールくらいつげますよ！
ええ?!

第2の停滞期到来!!

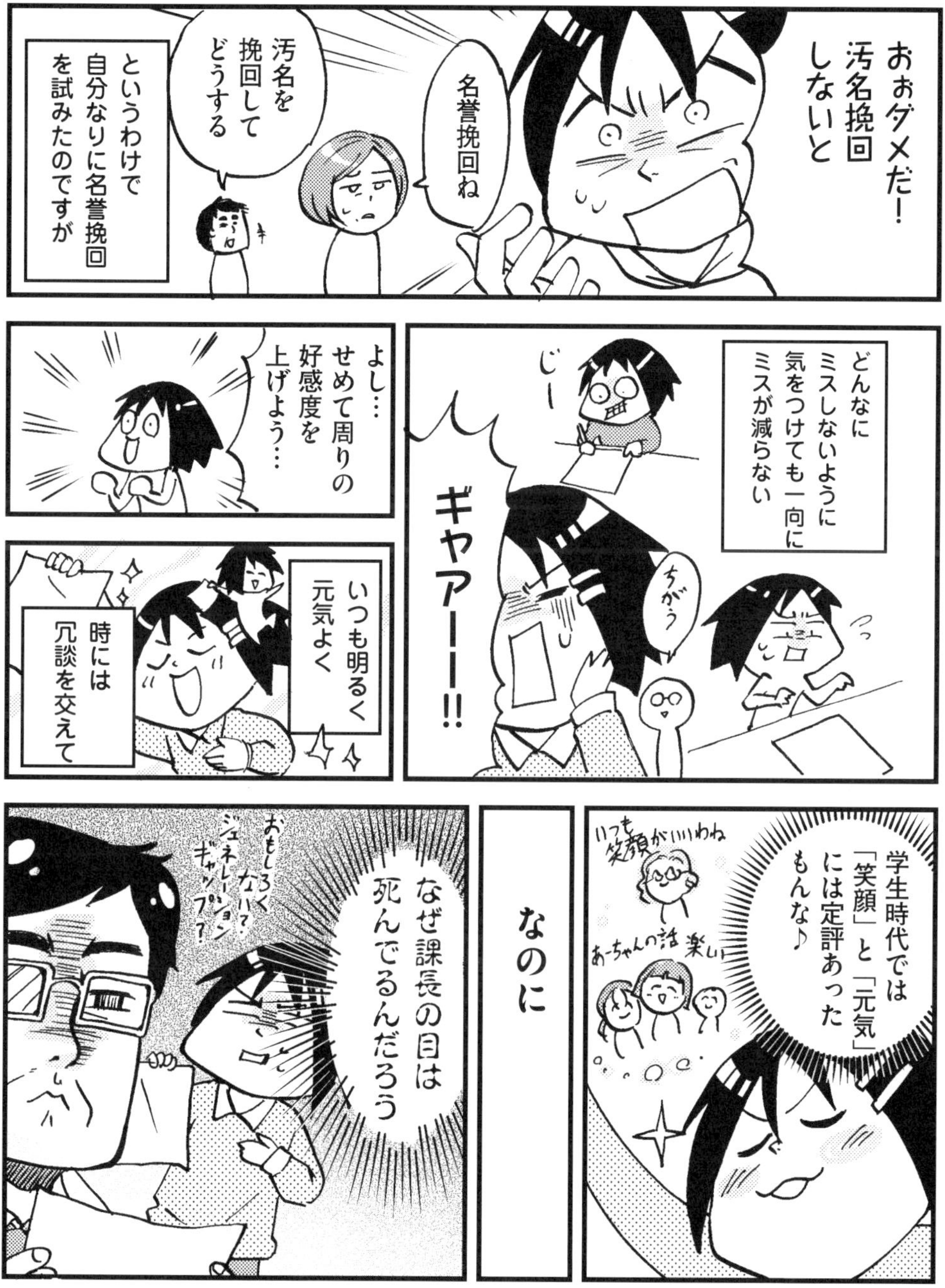
おぉダメだ！
汚名挽回
しないと
名誉挽回ね
汚名を挽回してどうする
というわけで自分なりに名誉挽回を試みたのですが
どんなにミスしないように気をつけても一向にミスが減らない
じー
ギャアーー!!
ちがう
よし…
せめて周りの好感度を上げよう…
いつも明るく元気よく
時には冗談を交えて
学生時代では「笑顔」と「元気」には定評あったもんな♪
いつも笑顔がいいわね
あーちゃんの話楽しい
なのに
なぜ課長の目は死んでるんだろう
おもしろくない?
ジェネレーションギャップ?

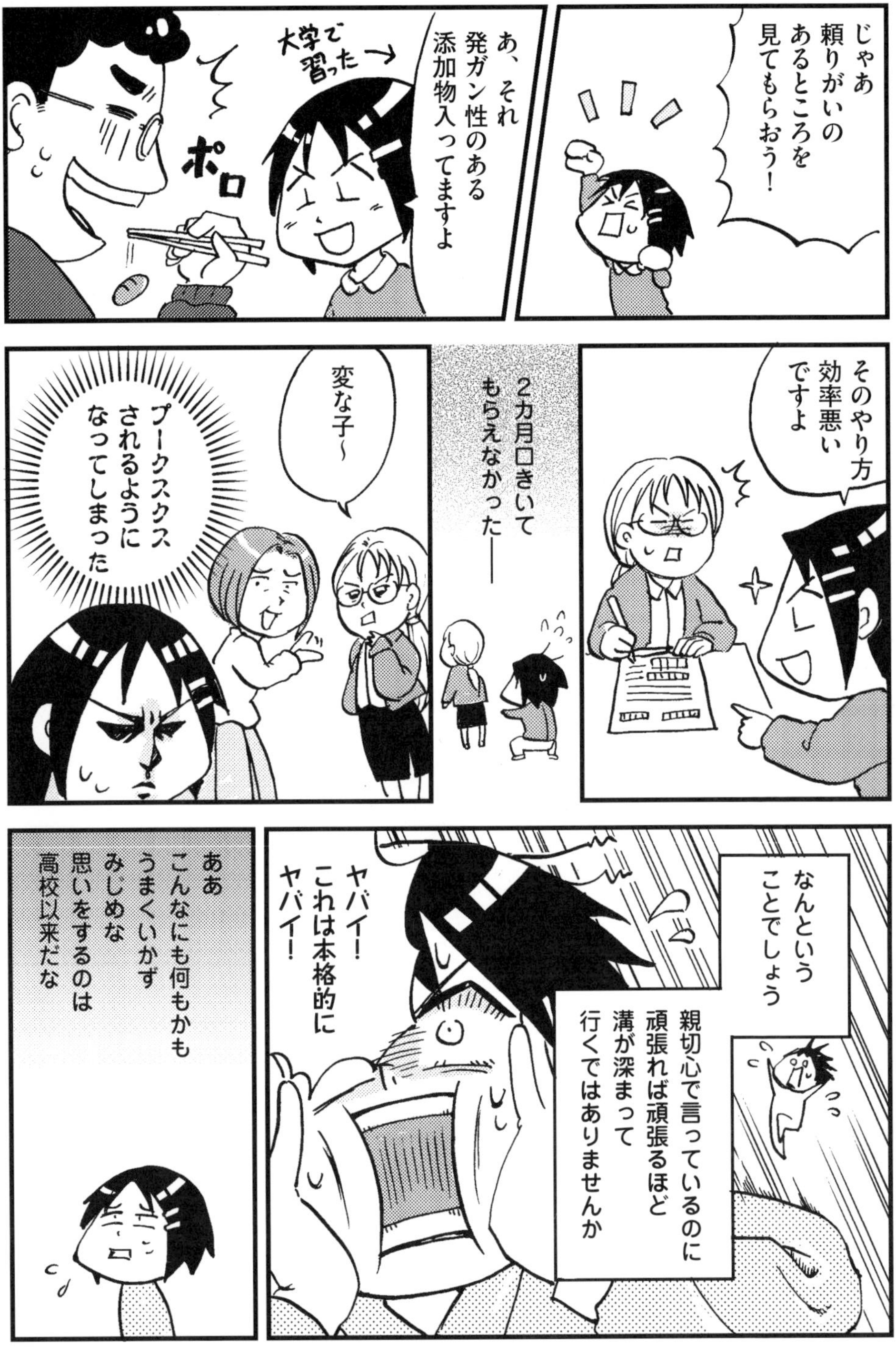
じゃあ頼りがいのあるところを見てもらおう！
あ、それ発ガン性のある添加物入ってますよ
大学で習った
ポロ
そのやり方効率悪いですよ
2カ月口きいてもらえなかった――
変な子～
プークスクスされるようになってしまった
なんということでしょう
親切心で言っているのに頑張れば頑張るほど溝が深まって行くではありませんか
ヤバイ！これは本格的にヤバイ！
ああこんなにも何もかもうまくいかずみじめな思いをするのは高校以来だな

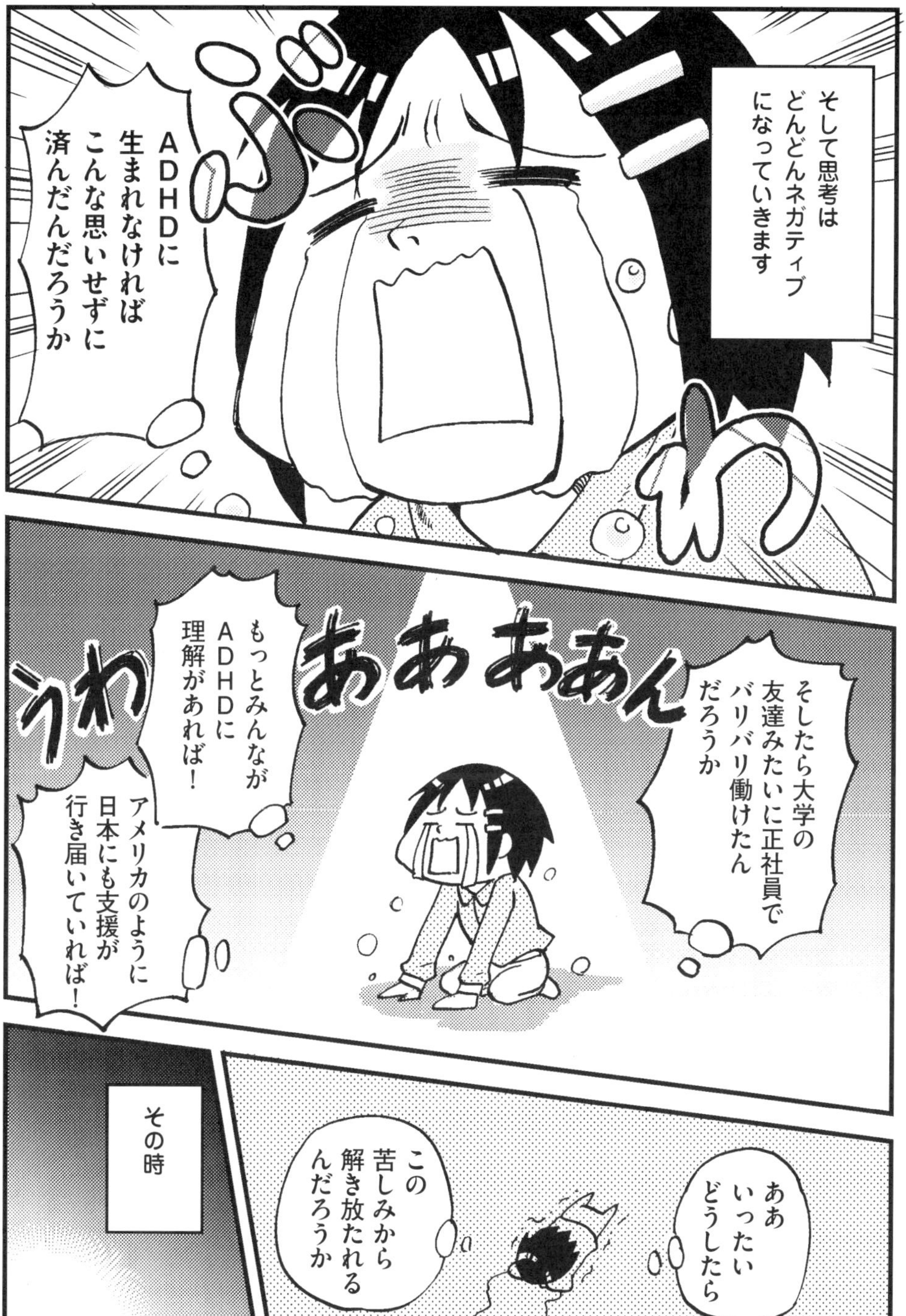
そして思考はどんどんネガティブになっていきます
ぶわっ
ADHDに生まれなければこんな思いせずに済んだんだろうか
そしたら大学の友達みたいに正社員でバリバリ働けたんだろうか
うわああああん
もっとみんながADHDに理解があれば！
アメリカのように日本にも支援が行き届いていれば！
その時
ああいったいどうしたら
この苦しみから解き放たれるんだろうか

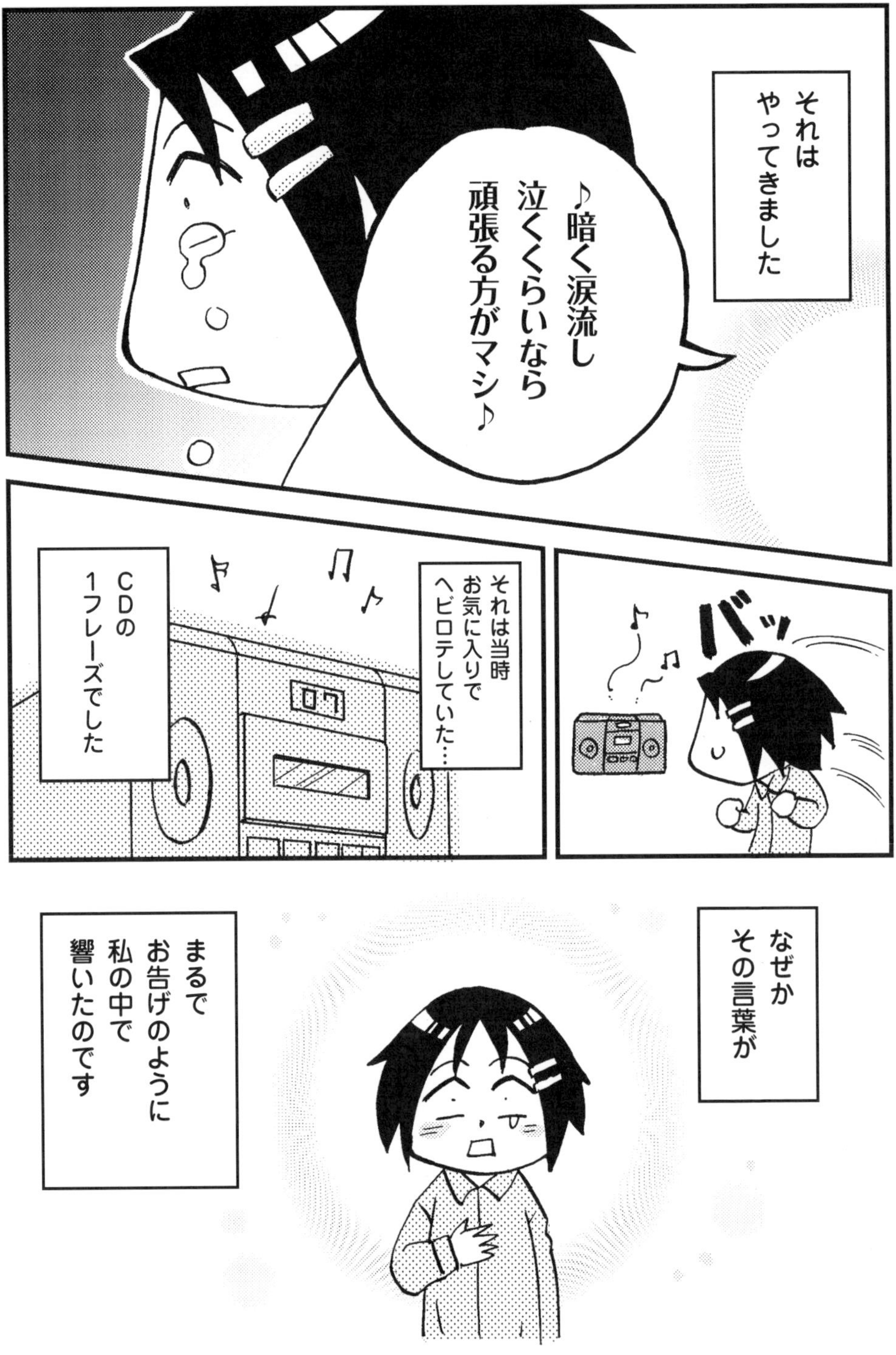
それは
やってきました
♪暗く涙流し
泣くくらいなら
頑張る方がマシ♪
バッ
それは当時
お気に入りで
ヘビロテしていた…
CDの
1フレーズでした
なぜか
その言葉が
まるで
お告げのように
私の中で
響いたのです

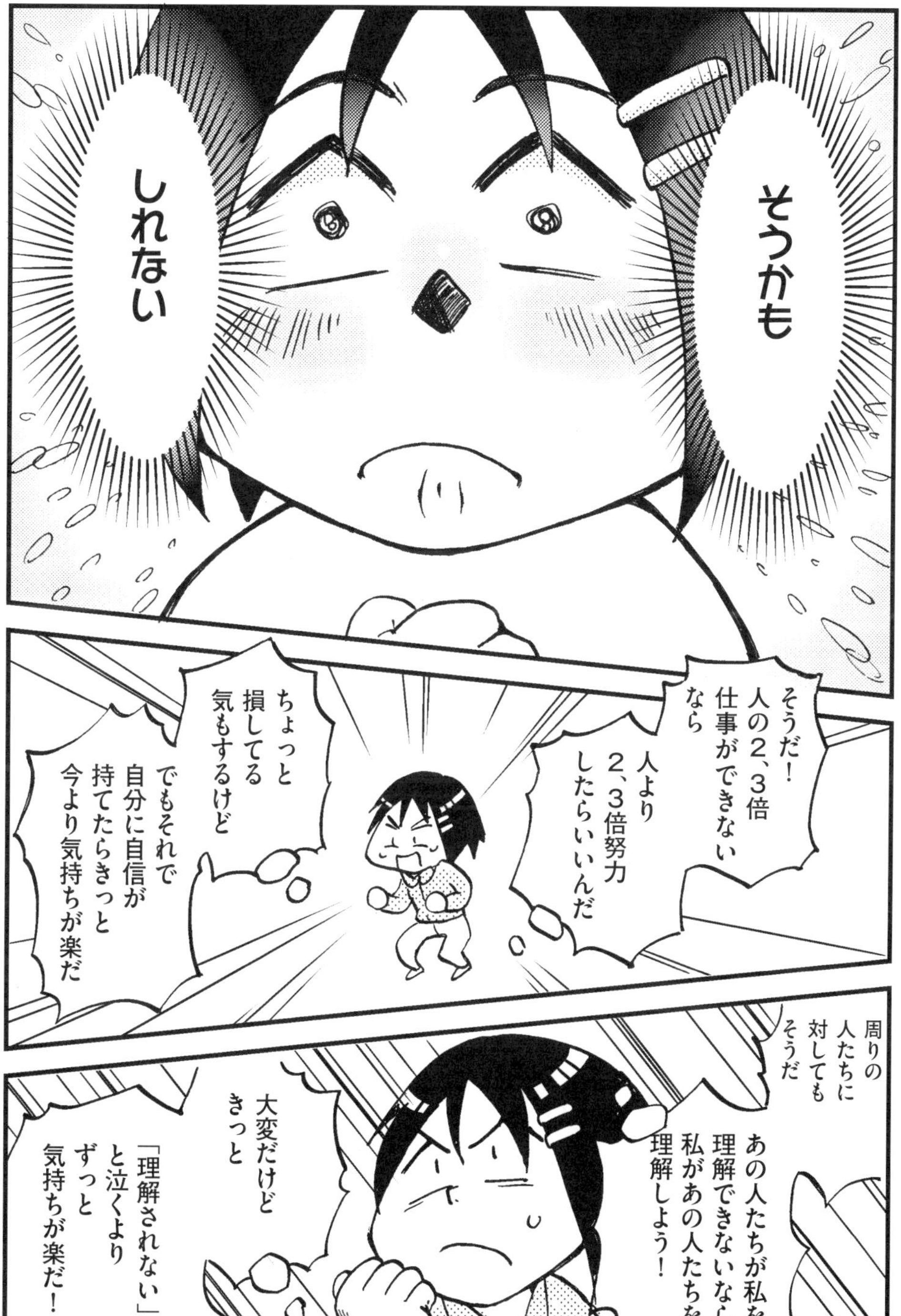
そうかも
しれない
そうだ！人の2、3倍仕事ができないなら
人より2、3倍努力したらいいんだ
ちょっと損してる気もするけど
でもそれで自分に自信が持てたらきっと今より気持ちが楽だ
周りの人たちに対してもそうだ
あの人たちが私を理解できないなら私があの人たちを理解しよう！
大変だけどきっと
「理解されない」と泣くよりずっと気持ちが楽だ！

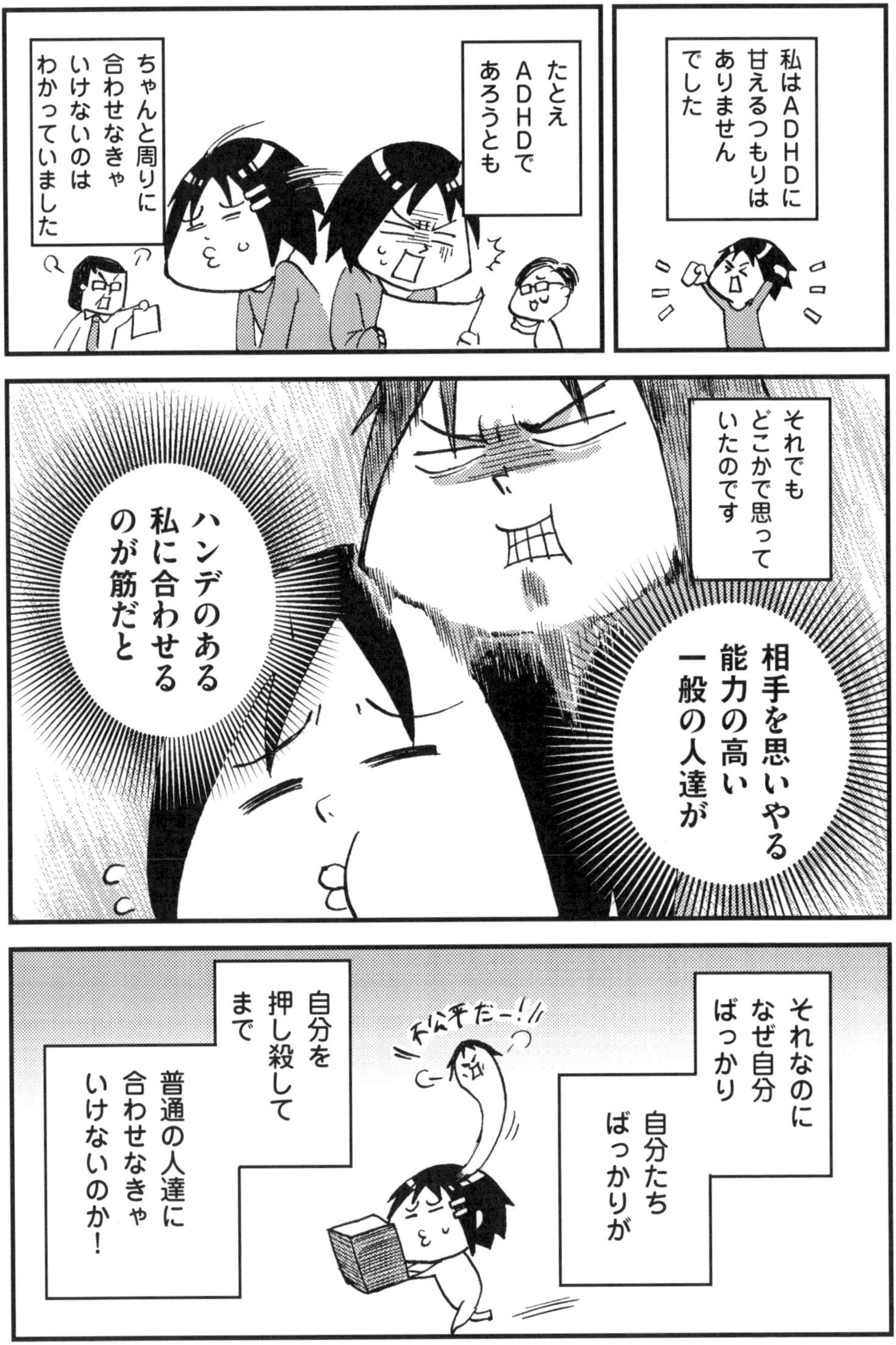
私はADHDに
甘えるつもりは
ありません
でした
たとえ
ADHDで
あろうとも
ちゃんと周りに
合わせなきゃ
いけないのは
わかっていました
それでも
どこかで思って
いたのです
相手を思いやる
能力の高い
一般の人達が
ハンデのある
私に合わせる
のが筋だと
それなのに
なぜ自分
ばっかり
自分たち
ばっかりが
不公平だー!
自分を
押し殺して
まで
普通の人達に
合わせなきゃ
いけないのか!

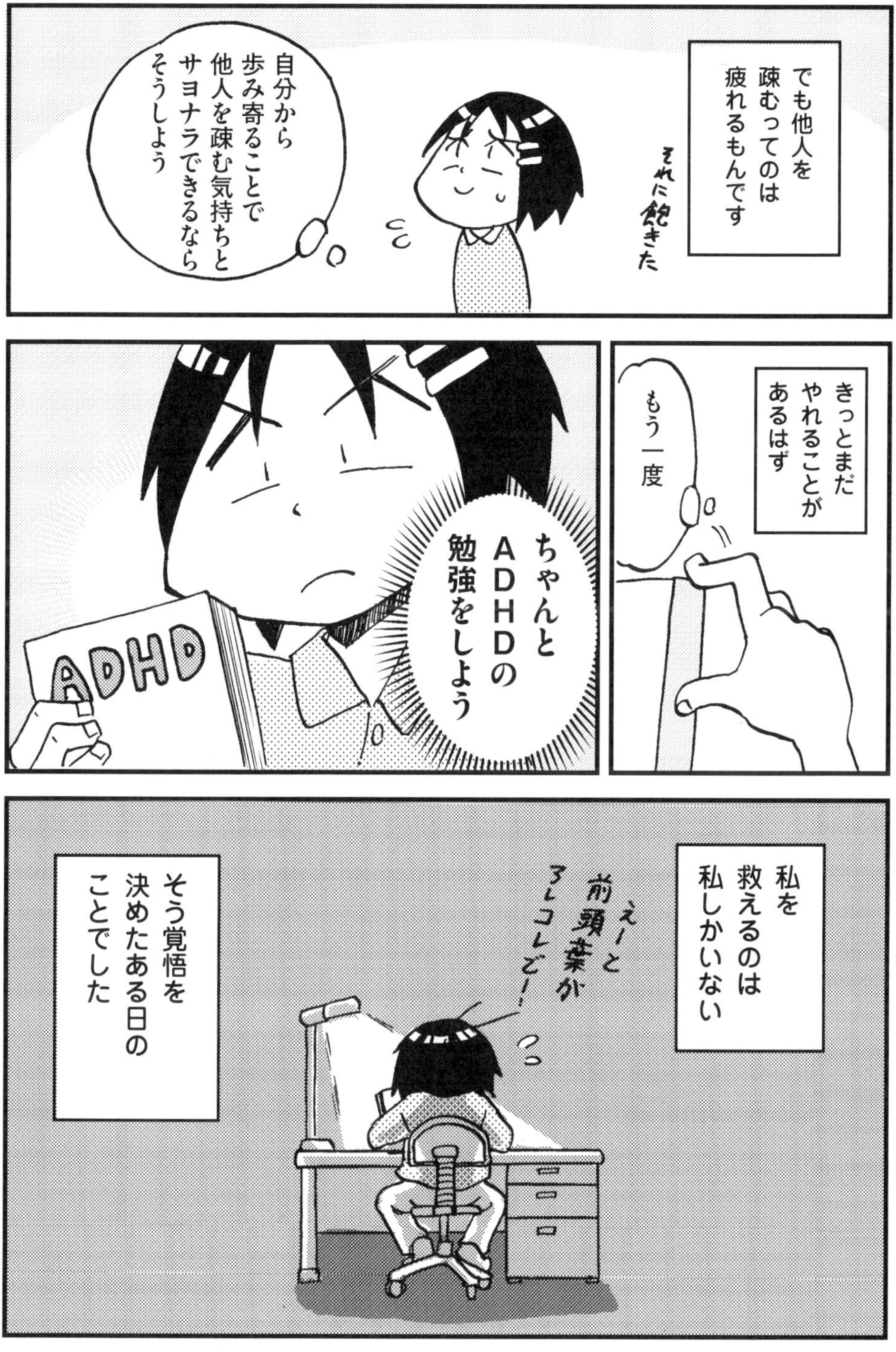

でも他人を疎むってのは疲れるもんです
それに飽きた
自分から歩み寄ることで他人を疎む気持ちとサヨナラできるならそうしよう
きっとまだやれることがあるはず
もう一度
ちゃんとADHDの勉強をしよう
ADHD
私を救えるのは私しかいない
えーと前頭葉がアレコレで−−
そう覚悟を決めたある日のことでした

あーさ流 スケジュール管理法
todoリストとタスクリスト

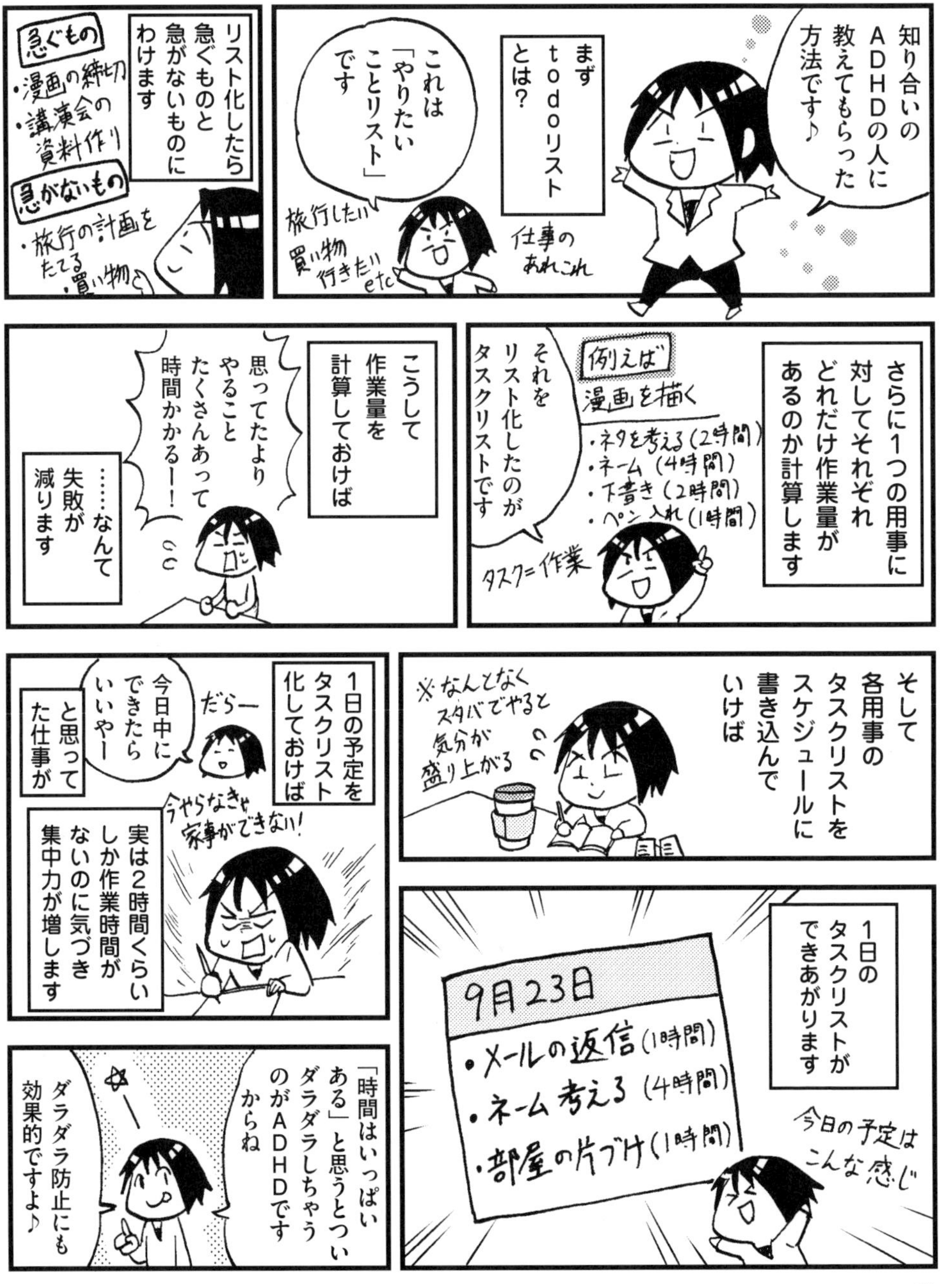
知り合いのADHDの人に教えてもらった方法です♪
まずtodoリストとは?
これは「やりたいことリスト」です
旅行したい 買い物行きたい etc
仕事のあれこれ
リスト化したら急ぐものと急がないものにわけます
急ぐもの
・漫画の締切
・講演会の資料作り
急がないもの
・旅行の計画をたてる
・買い物
さらに1つの用事に対してそれぞれどれだけ作業量があるのか計算します
例えば
漫画を描く
・ネタを考える（2時間）
・ネーム（4時間）
・下書き（2時間）
・ペン入れ（1時間）
それをリスト化したのがタスクリストです
タスク＝作業
こうして作業量を計算しておけば
思ってたよりやることたくさんあって時間かかるー！
……なんて失敗が減ります
そして各用事のタスクリストをスケジュールに書き込んでいけば
※なんとなくスタバでやると気分が盛り上がる
1日のタスクリストができあがります
9月23日
・メールの返信（1時間）
・ネーム考える（4時間）
・部屋の片づけ（1時間）
今日の予定はこんな感じ
1日の予定をタスクリスト化しておけば
今日中にできたらいいやー
だらー
と思ってた仕事が
今やらなきゃ家事ができない!
実は2時間くらいしか作業時間がないのに気づき集中力が増します
「時間はいっぱいある」と思うとついダラダラしちゃうのがADHDですからね
ダラダラ防止にも効果的ですよ♪

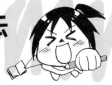

反撃開始!!　人付き合いの改善

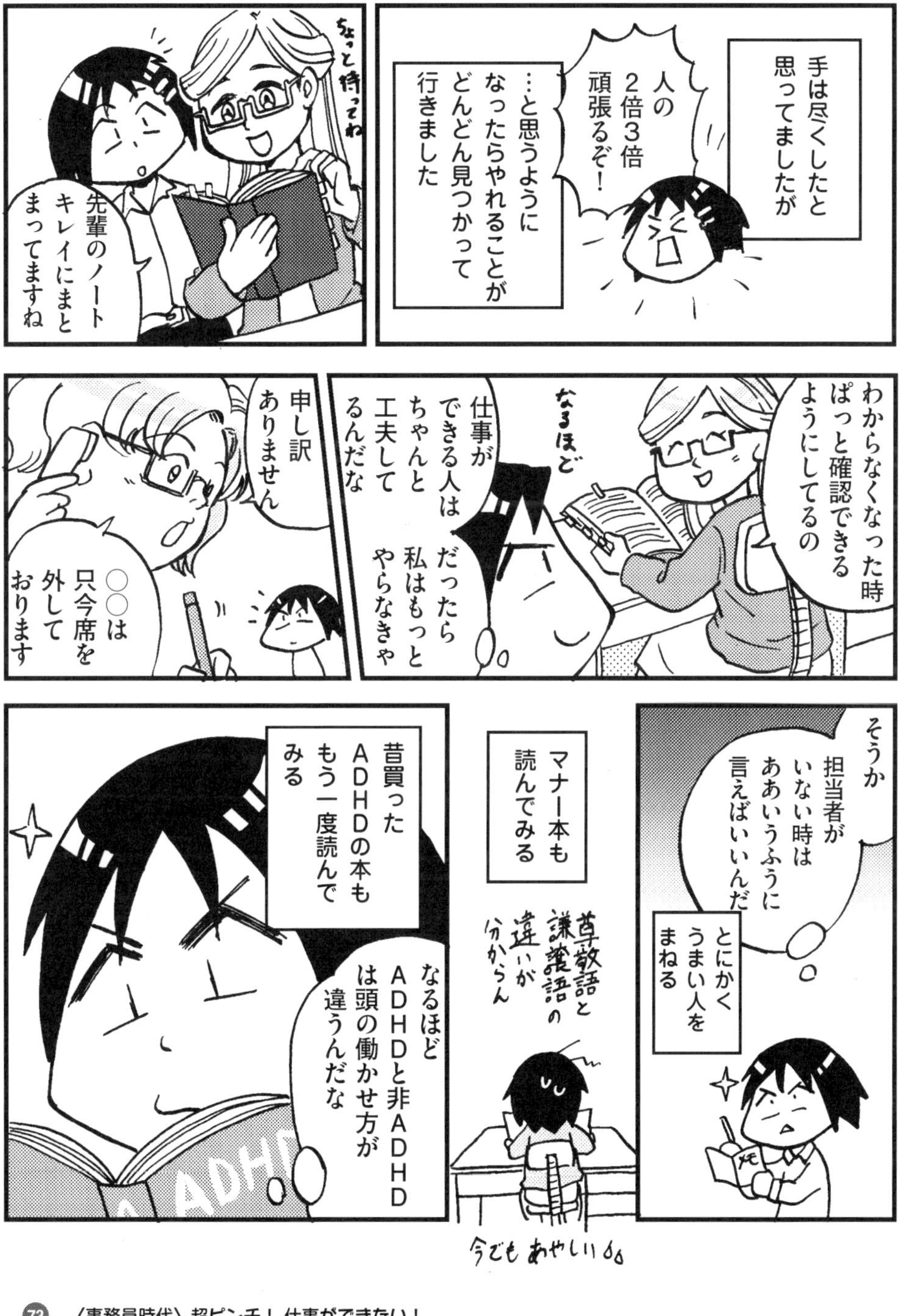

手は尽くしたと思ってましたが
人の2倍3倍頑張るぞ！
…と思うようになったらやれることがどんどん見つかって行きました
ちょっと待ってね
先輩のノートキレイにまとまってますね
わからなくなった時ぱっと確認できるようにしてるの
なるほど
仕事ができる人はちゃんと工夫してるんだな
だったら私はもっとやらなきゃ
申し訳ありません
○○は只今席を外しております
そうか
担当者がいない時はああいうふうに言えばいいんだ
とにかくうまい人をまねる
マナー本も読んでみる
尊敬語と謙譲語の違いが分からん
今でもあやしい
昔買ったADHDの本ももう一度読んでみる
なるほどADHDと非ADHDは頭の働かせ方が違うんだな

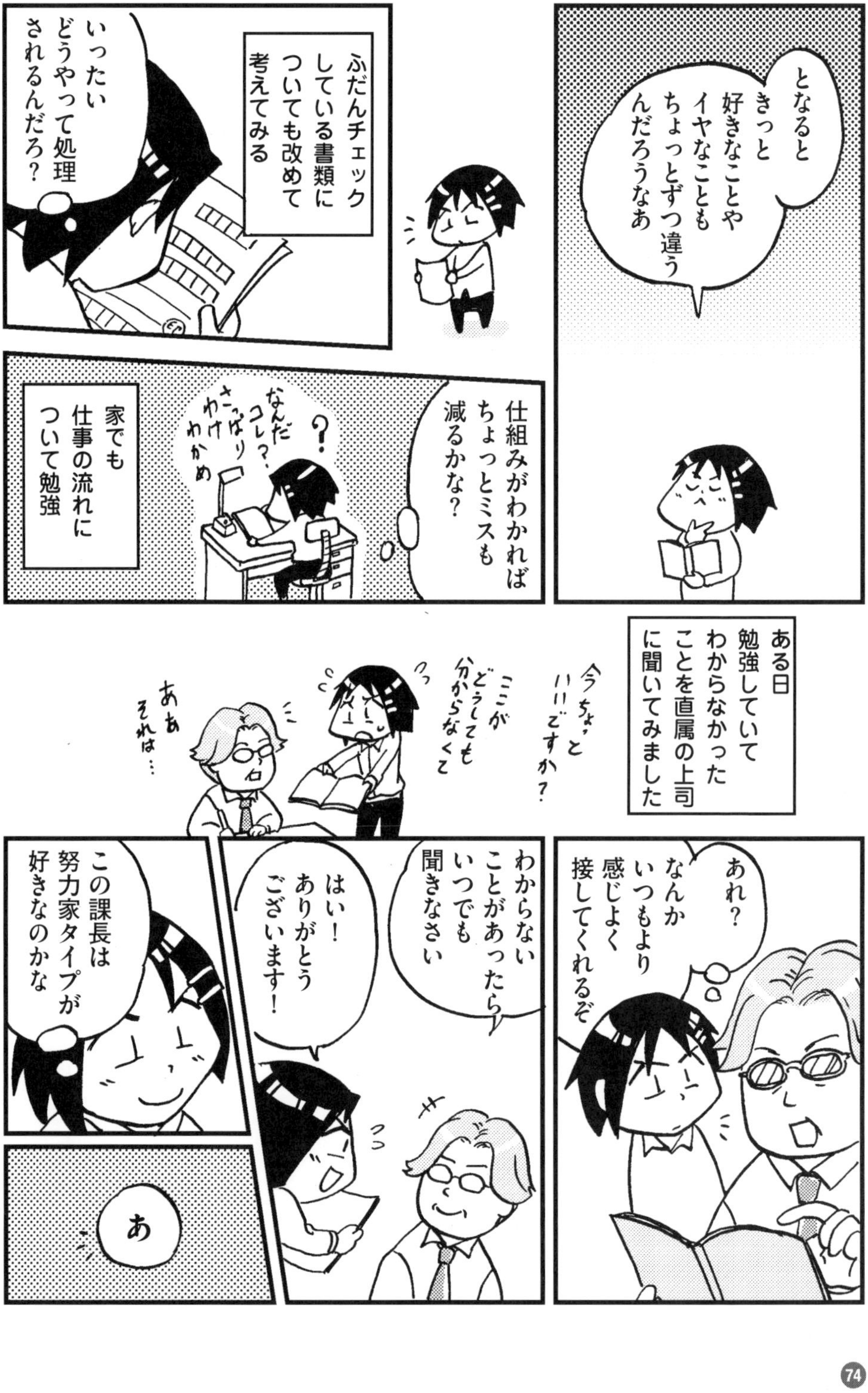
となると きっと 好きなことや イヤなことも ちょっとずつ違う んだろうなあ
ふだんチェック している書類に ついても改めて 考えてみる
いったい どうやって処理 されるんだろ?
仕組みがわかれば ちょっとミスも 減るかな?
家でも 仕事の流れに ついて勉強
なんだ コレ?
さっぱり わけ わかめ
ある日 勉強していて わからなかった ことを直属の上司 に聞いてみました
今ちょっと いいですか?
ここが どうしても 分からなくて
ああ それは…
あれ? なんか いつもより 感じよく 接してくれるぞ
わからない ことがあったら いつでも 聞きなさい
はい! ありがとう ございます!
この課長は 努力家タイプが 好きなのかな
あ

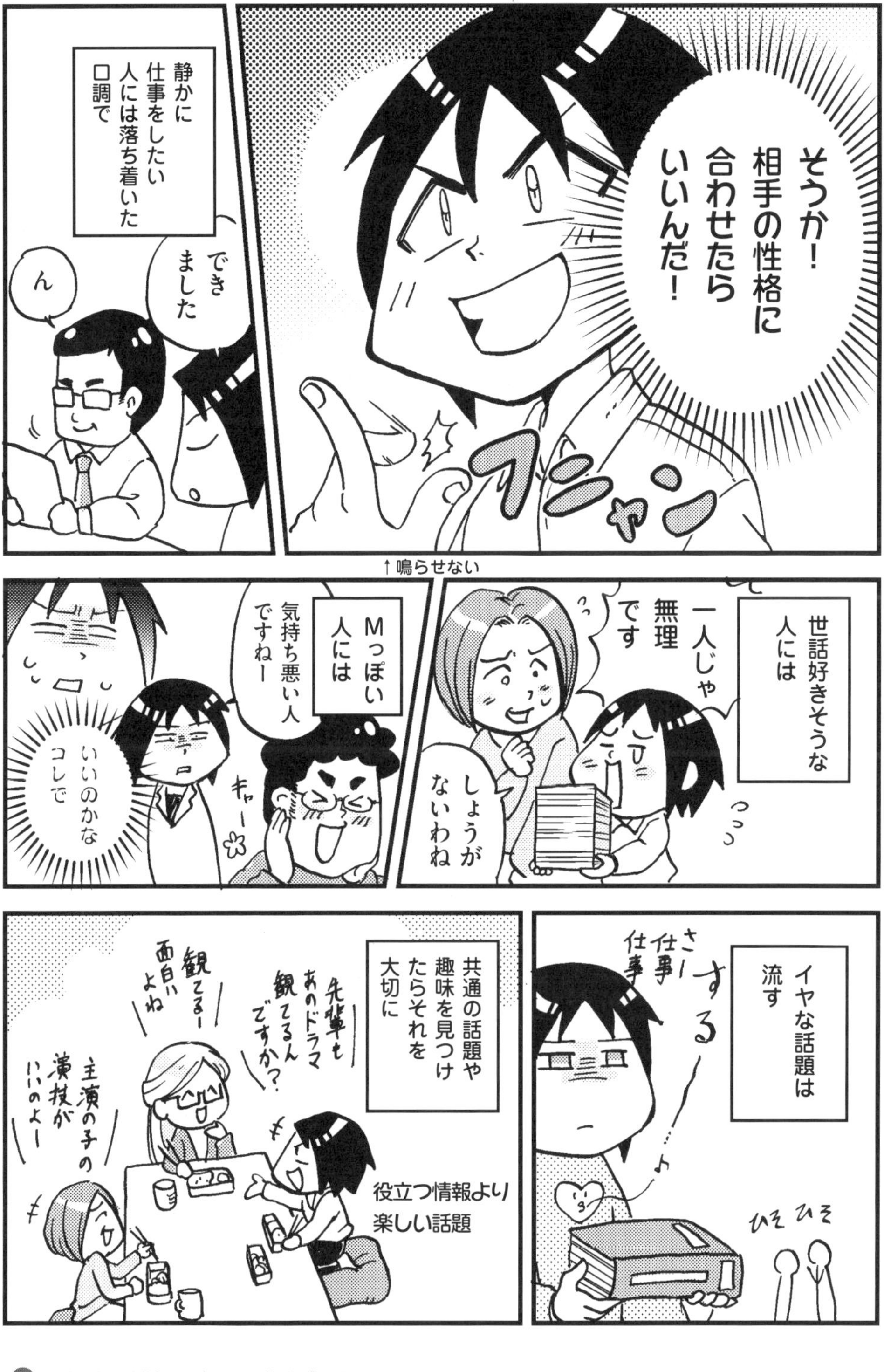
そうか！
相手の性格に合わせたらいいんだ！
フシャン
↑鳴らせない
静かに仕事をしたい人には落ち着いた口調で
できました
ん
世話好きそうな人には
一人じゃ無理です
しょうがないわね
Mっぽい人には
気持ち悪い人ですねー
キャー
いいのかなコレで
イヤな話題は流す
さー仕事仕事
する
ひそひそ
共通の話題や趣味を見つけたらそれを大切に
先輩もあのドラマ観てるんですか？
観てるー
面白いよね
主演の子の演技がいいのよー
役立つ情報より楽しい話題

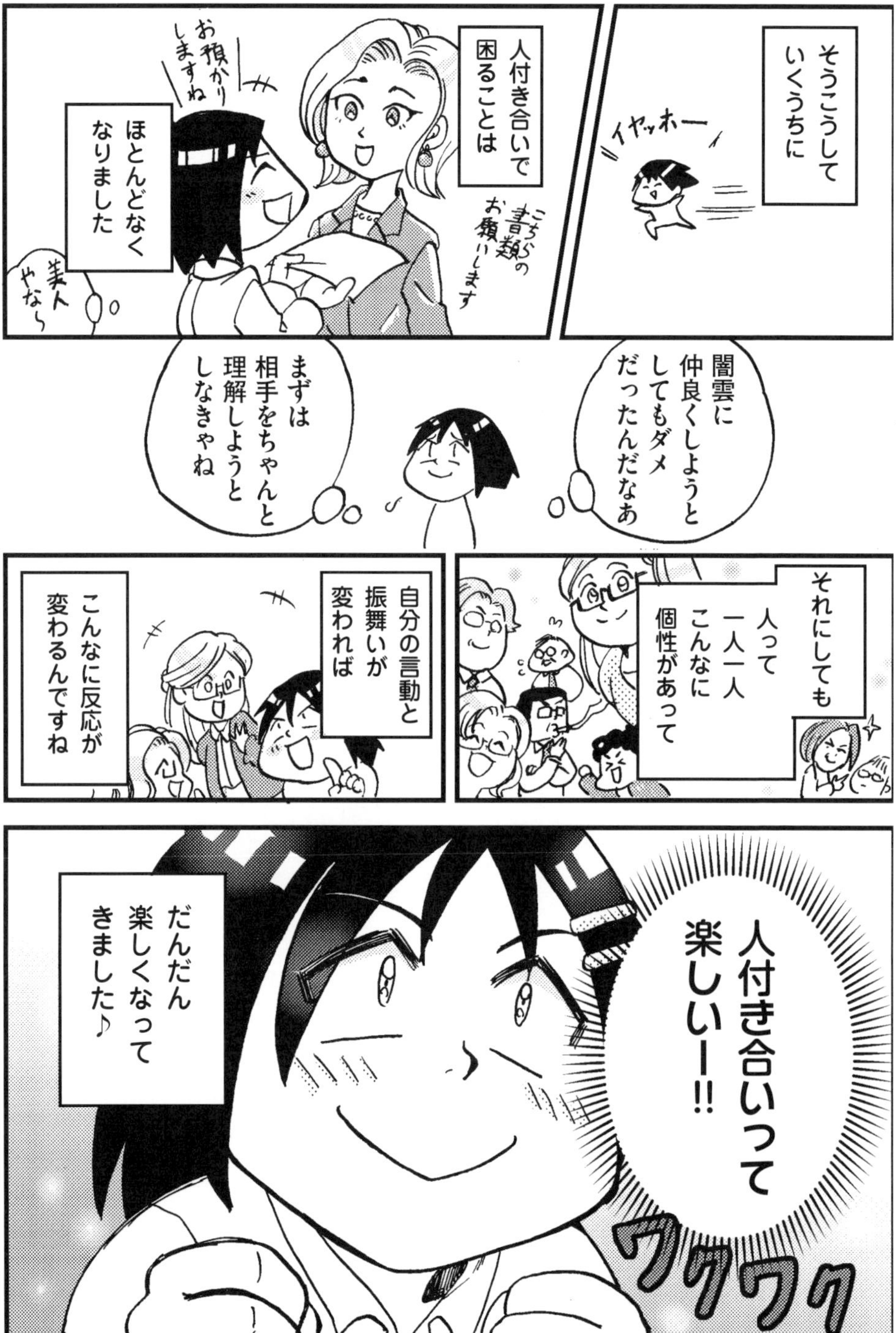

そうこうしているうちに
イヤッホー
人付き合いで困ることは
ほとんどなくなりました
お預かりしますね
こちらの書類のお願いします
美人やなら
闇雲に仲良くしようとしてもダメだったんだなあ
まずは相手をちゃんと理解しようとしなきゃね
それにしても人って一人一人こんなに個性があって
自分の言動と振舞いが変われば
こんなに反応が変わるんですね
人付き合いって楽しいー!!
ワクワク
だんだん楽しくなってきました♪

あーさの工夫③

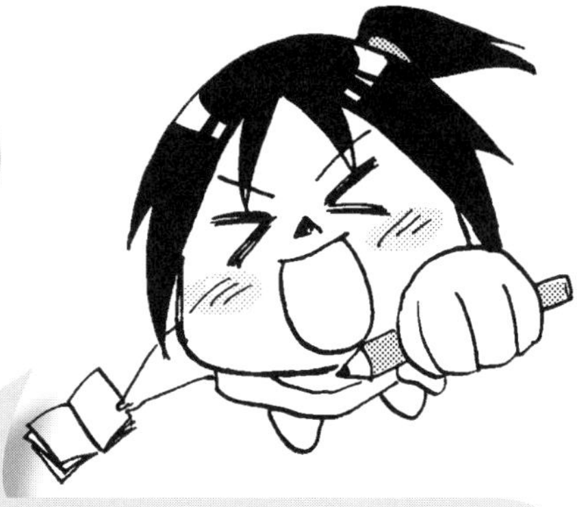

価値観が違う者同士がお互い穏やかに過ごすためのコツ

学校でも会社でも、多くの人と関わっていく中で気が合わない人にも出会うことがあるはずです。そんなときにはいくつかの方法を試してみましょう。

①価値観が違うから、ちゃんと言わなきゃ伝わりません。イヤなことはイヤだと伝える。相手がイヤだと言ったらちゃんと聞いてあげる。それが安心できる人間関係かな？　と思います。

②親切のつもりでやってあげたことが、相手にとっては迷惑だったりすることもあります。その時は素直に謝りましょう。「親切でやってやったのに！」と思うとこちらがストレス溜まりますからね。

③たとえ気が合わなくても、何かお互い共有できるもの（例えばクラスマッチで優勝するという目標とか）があれば、それなりに付き合うことができます。

④思い切って、相手の要素を取り入れてみるのも面白いです（相手が好きだというものに、ちょっと興味を持ってみたり）。新しい世界が広がるかも？

⑤それでも好きになれなければ、適度に距離を置きましょう。無理に仲良くなる必要はないですものね。大事なのは「敵」にならないことです。

どうしても嫌われてしまう時もある

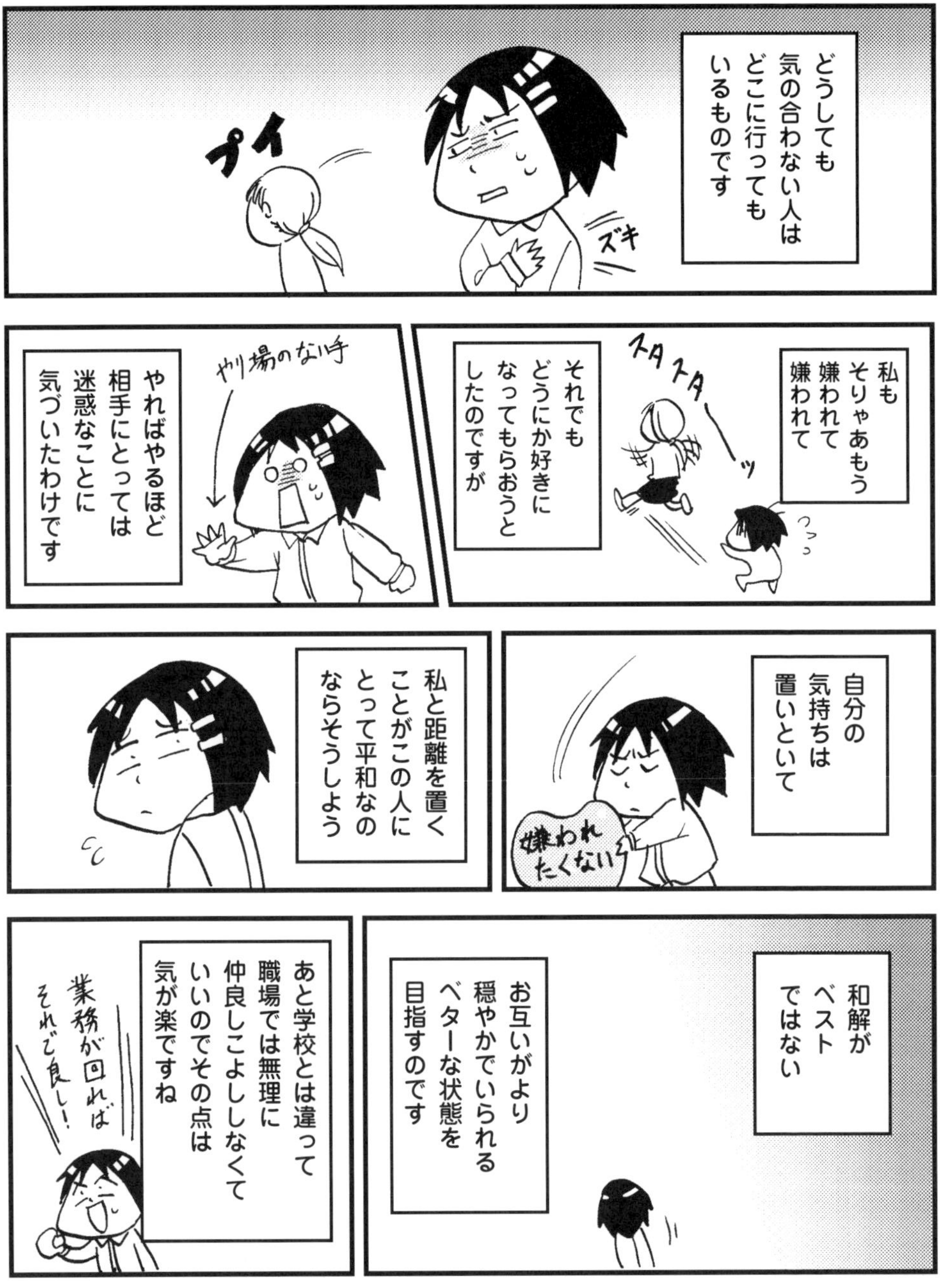
どうしても
気の合わない人は
どこに行っても
いるものです
プイ
ズキ
私も
そりゃあもう
嫌われて
嫌われて
それでも
どうにか好きに
なってもらおうと
したのですが
スタスタ
ッ
やればやるほど
相手にとっては
迷惑なことに
気づいたわけです
やり場のない手
自分の
気持ちは
置いといて
嫌われ
たくない
私と距離を置く
ことがこの人に
とって平和なの
ならそうしよう
和解が
ベスト
ではない
お互いがより
穏やかでいられる
ベターな状態を
目指すのです
あと学校とは違って
職場では無理に
仲良しこよししなくて
いいのでその点は
気が楽ですね
業務が回れば
それで良し！

ケアレスミスを改善する

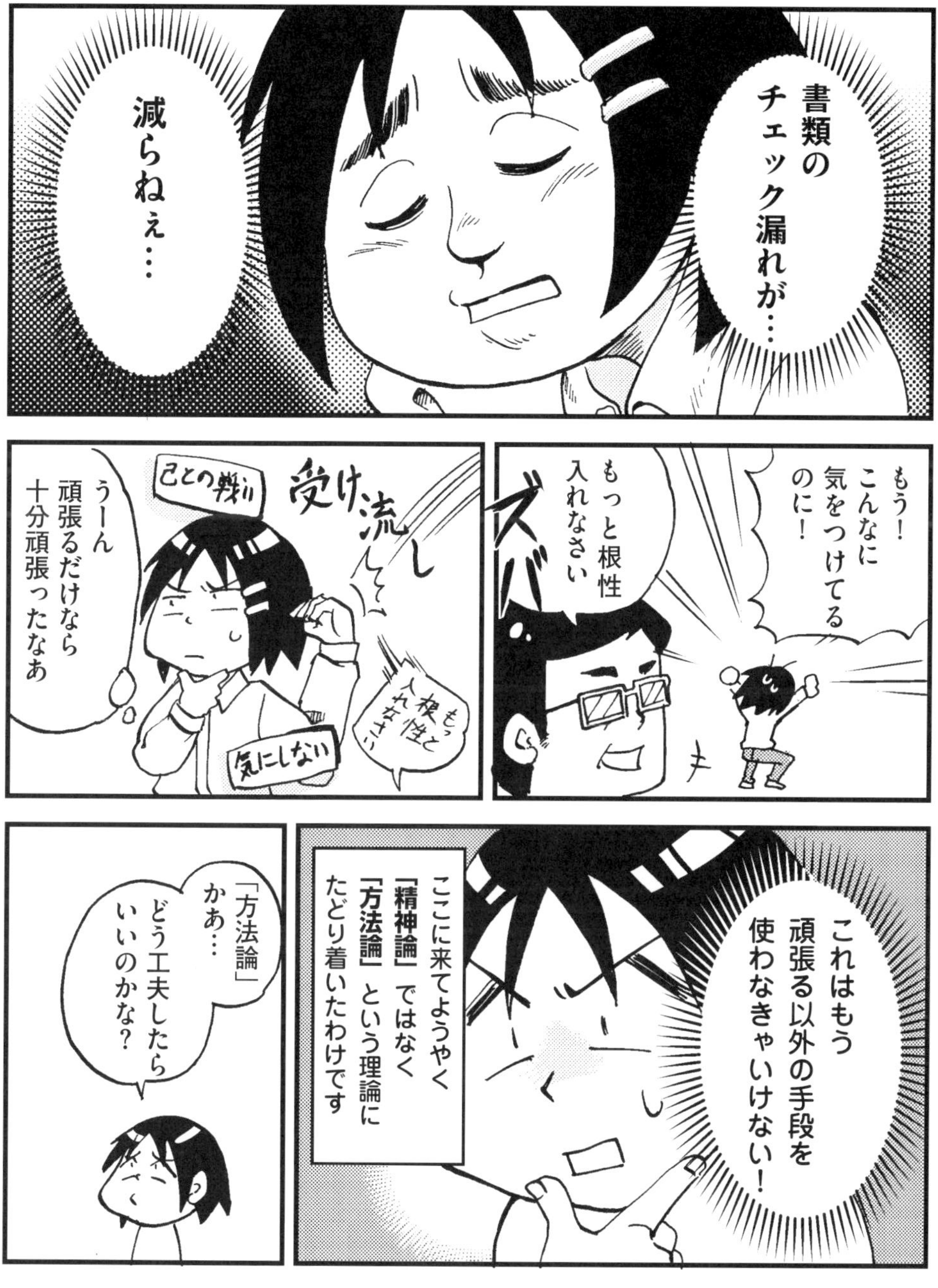

書類のチェック漏れが…
減らねぇ…
もう！こんなに気をつけてるのに！
もっと根性入れなさい
ズバ
受け流し
己との戦い
気にしない
もっと根性入れなさい
うーん頑張るだけなら十分頑張ったなあ
これはもう頑張る以外の手段を使わなきゃいけない！
ここに来てようやく「精神論」ではなく「方法論」という理論にたどり着いたわけです
「方法論」かあ…
どう工夫したらいいのかな？

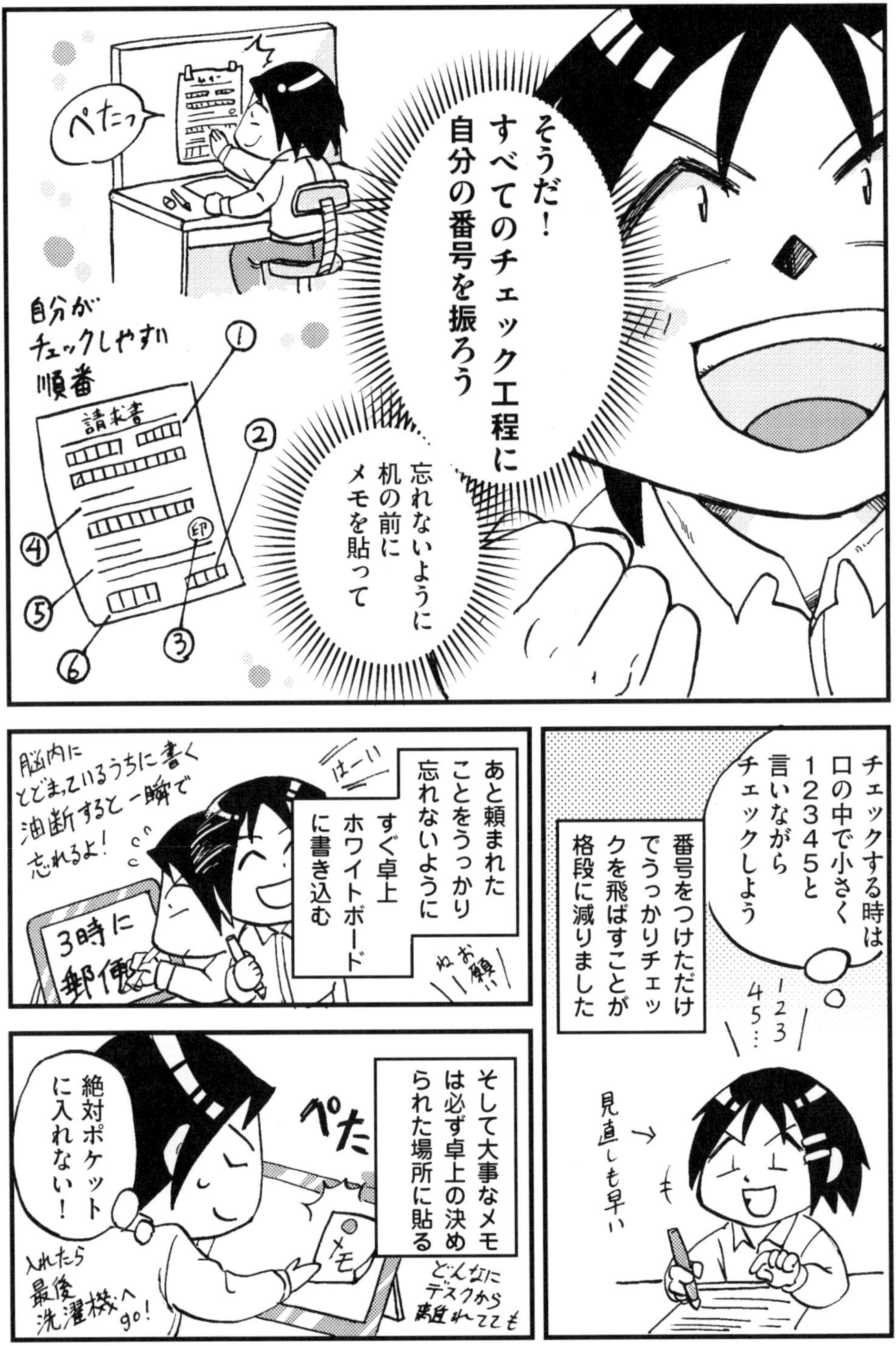
ぺたっ
そうだ！
すべてのチェック工程に
自分の番号を振ろう
忘れないように
机の前に
メモを貼って
自分がチェックしやすい順番
請求書
印
①
②
③
④
⑤
⑥
チェックする時は
口の中で小さく
12345と
言いながら
チェックしよう
番号をつけただけでうっかりチェックを飛ばすことが格段に減りました
1 2 3 4 5…
見直しも早い
あと頼まれたことをうっかり忘れないようにすぐ卓上ホワイトボードに書き込む
はーい
お願いね
脳内にとどまっているうちに書く 油断すると一瞬で忘れるよ！
3時に郵便
そして大事なメモは必ず卓上の決められた場所に貼る
ぺた
絶対ポケットに入れない！
メモ
どんなにデスクから離れてても
入れたら最後洗濯機へgo!

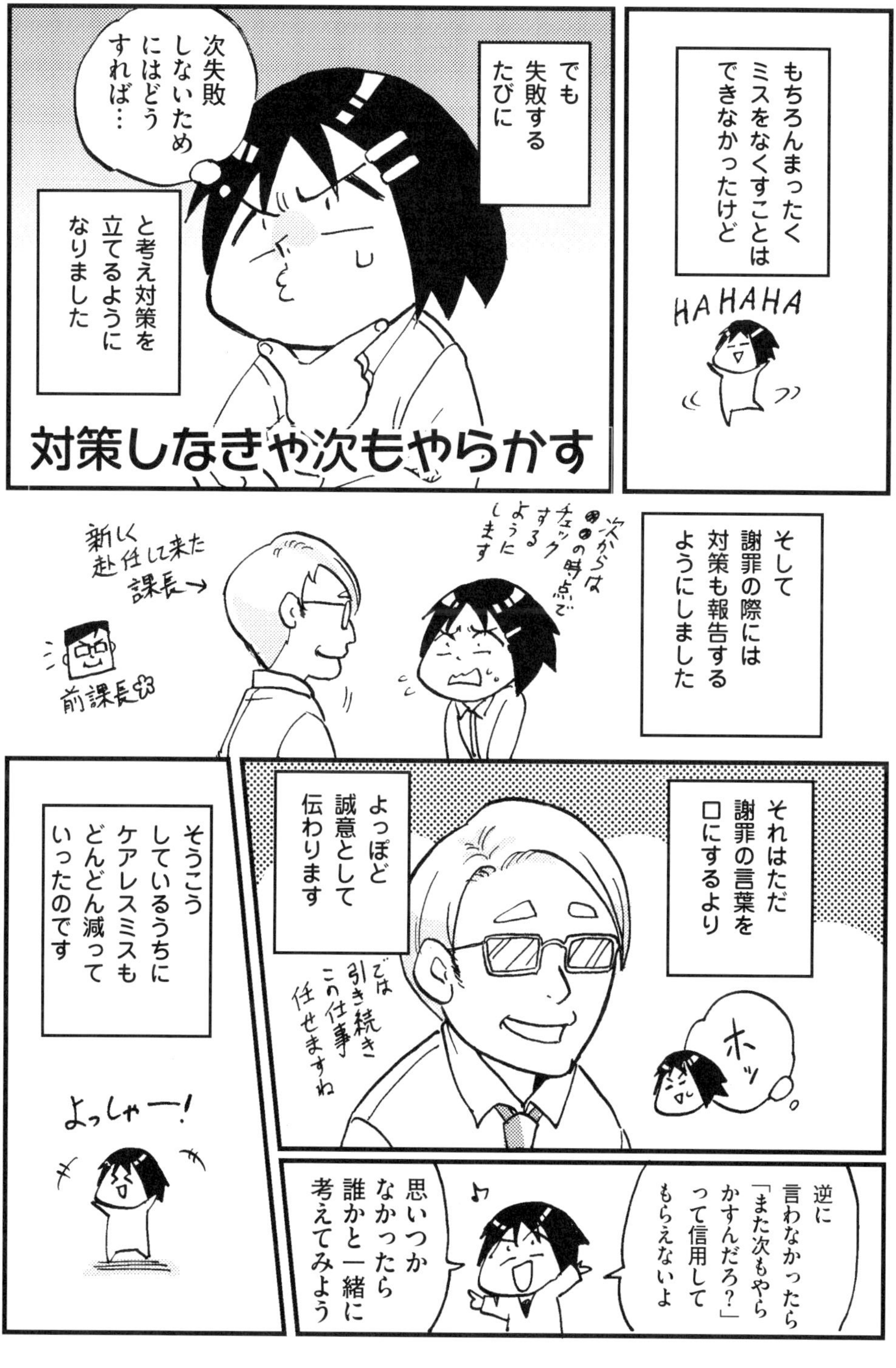
もちろんまったく
ミスをなくすことは
できなかったけど
HAHAHA
でも
失敗する
たびに
次失敗
しないため
にはどう
すれば…
と考え対策を
立てるように
なりました
対策しなきゃ次もやらかす
そして
謝罪の際には
対策も報告する
ようにしました
次からは〇〇の時点でチェックするようにします
新しく赴任して来た課長→
前課長
それはただ
謝罪の言葉を
口にするより
よっぽど
誠意として
伝わります
では引き続きこの仕事任せますね
ホッ
そうこう
しているうちに
ケアレスミスも
どんどん減って
いったのです
よっしゃー!
逆に
言わなかったら
「また次もやら
かすんだろ?」
って信用して
もらえないよ
思いつか
なかったら
誰かと一緒に
考えてみよう

哲学を学ぶ

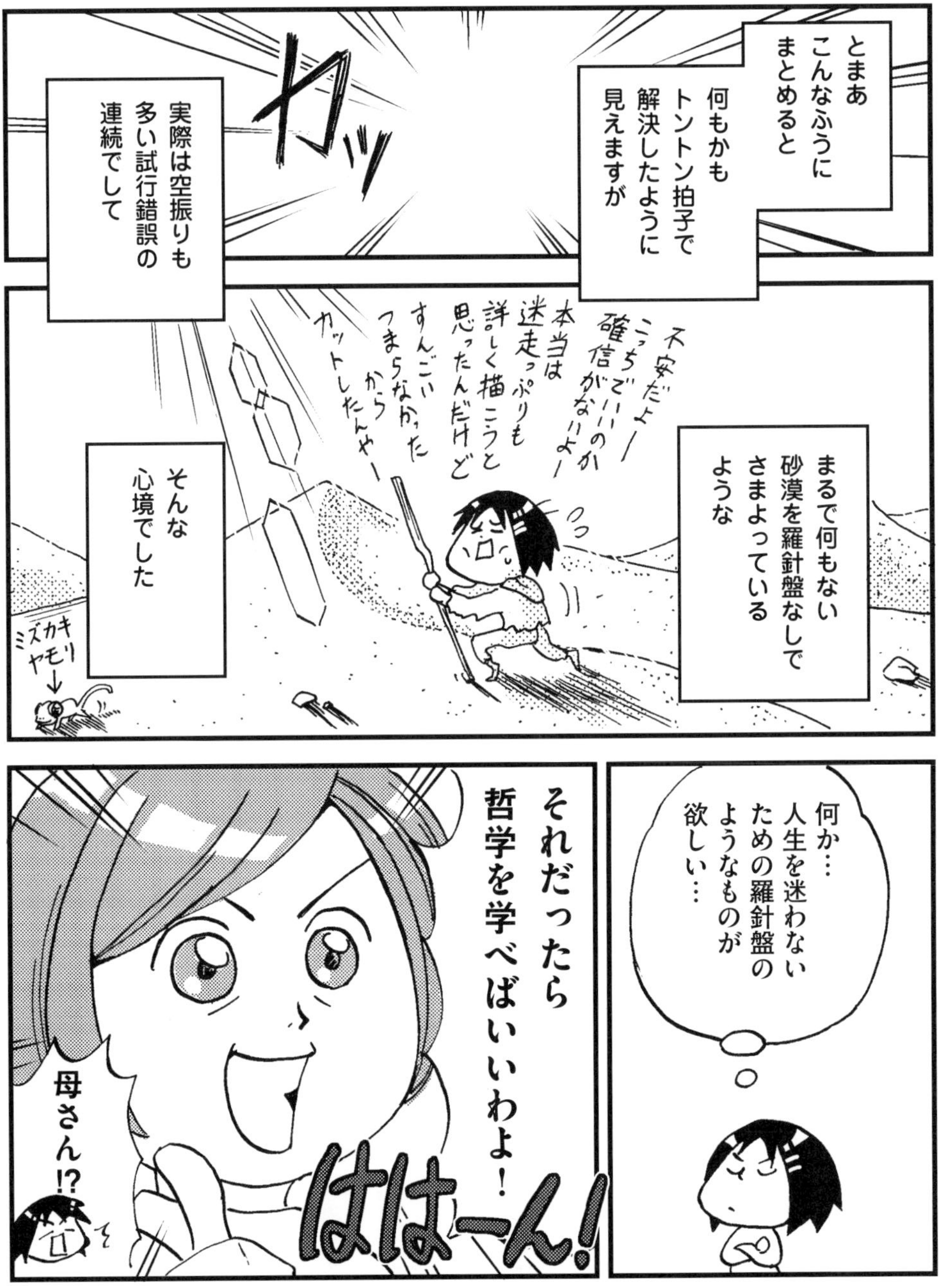

とまあ
こんなふうに
まとめると
何もかも
トントン拍子で
解決したように
見えますが
カッ
実際は空振りも
多い試行錯誤の
連続でして
まるで何もない
砂漠を羅針盤なしで
さまよっている
ような
不安だよー
こっちでいいのか
確信がないよー
本当は
迷走っぷりも
詳しく描こうと
思ったんだけど
すんごい
つまらなかったから
カットしたんやー
そんな
心境でした
ミズカキヤモリ
何か…
人生を迷わない
ための羅針盤の
ようなものが
欲しい…
それだったら
哲学を学べばいいわよ!
ははーん!
母さん!?

哲学とは？

物事の本質を捉え、そこから物の見え方、考え方、または問題の解決法を探ること

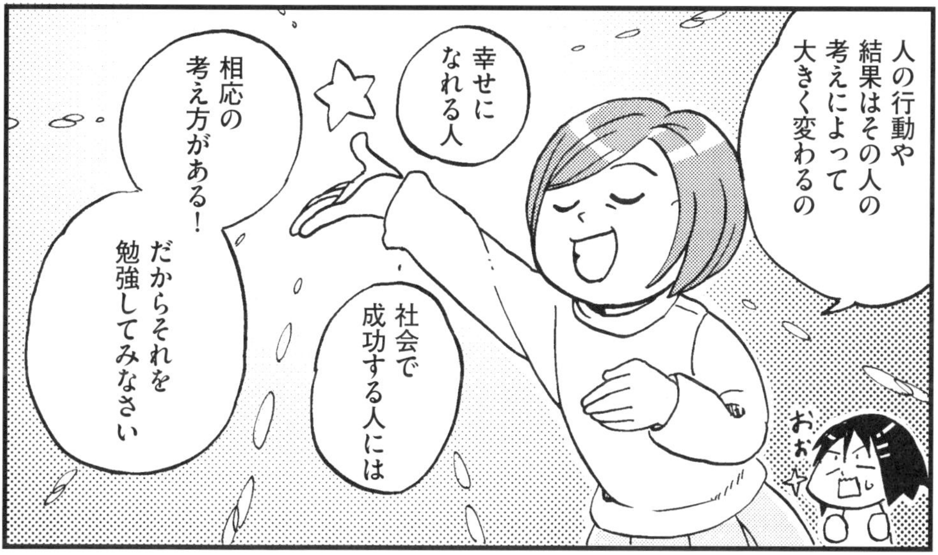

人の行動や結果はその人の考えによって大きく変わるの
幸せになれる人
社会で成功する人には
相応の考え方がある！
だからそれを勉強してみなさい
おぉ

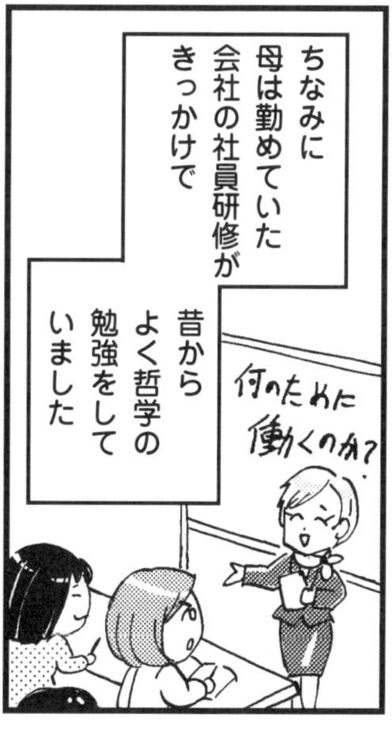

ちなみに母は勤めていた会社の社員研修がきっかけで
昔からよく哲学の勉強をしていました
何のために働くのか？

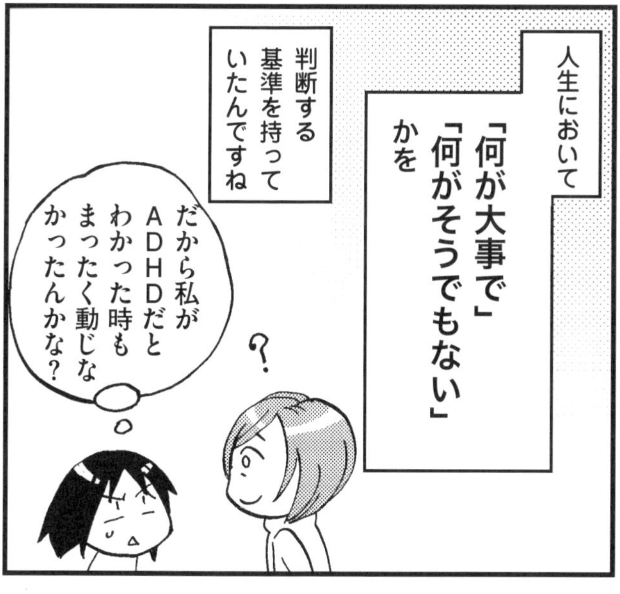

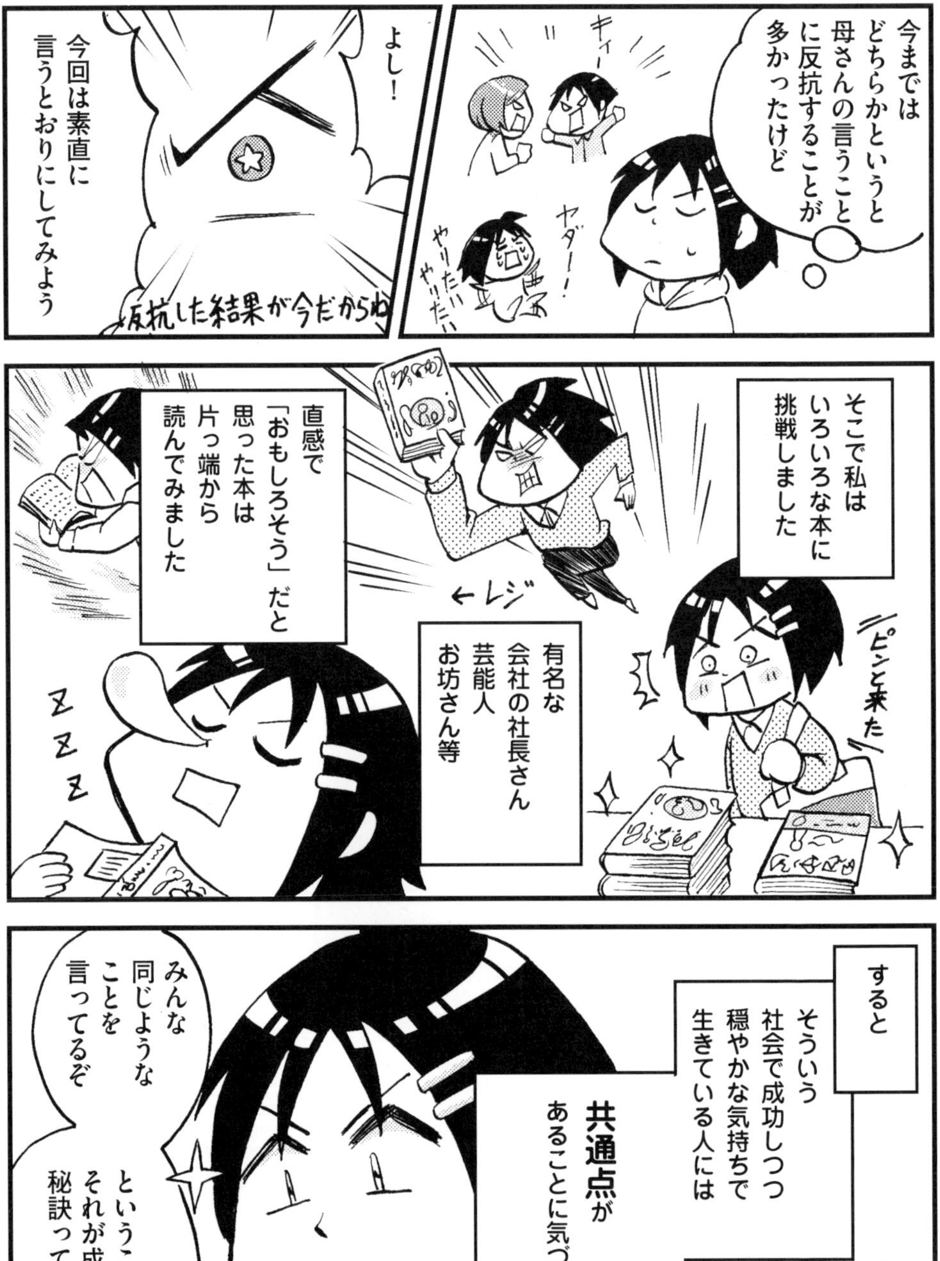
今までは
どちらかというと
母さんの言うこと
に反抗することが
多かったけど
キィー
ヤダー!
やりたい
やりたい
よし!
今回は素直に
言うとおりにしてみよう
反抗した結果が今だからね
そこで私は
いろいろな本に
挑戦しました
ピンと来た
←レジ
有名な
会社の社長さん
芸能人
お坊さん等
直感で
「おもしろそう」だと
思った本は
片っ端から
読んでみました
ZZZ
すると
そういう
社会で成功しつつ
穏やかな気持ちで
生きている人には
共通点が
あることに気づきました
みんな
同じような
ことを
言ってるぞ
ということは
それが成功の
秘訣ってことだな

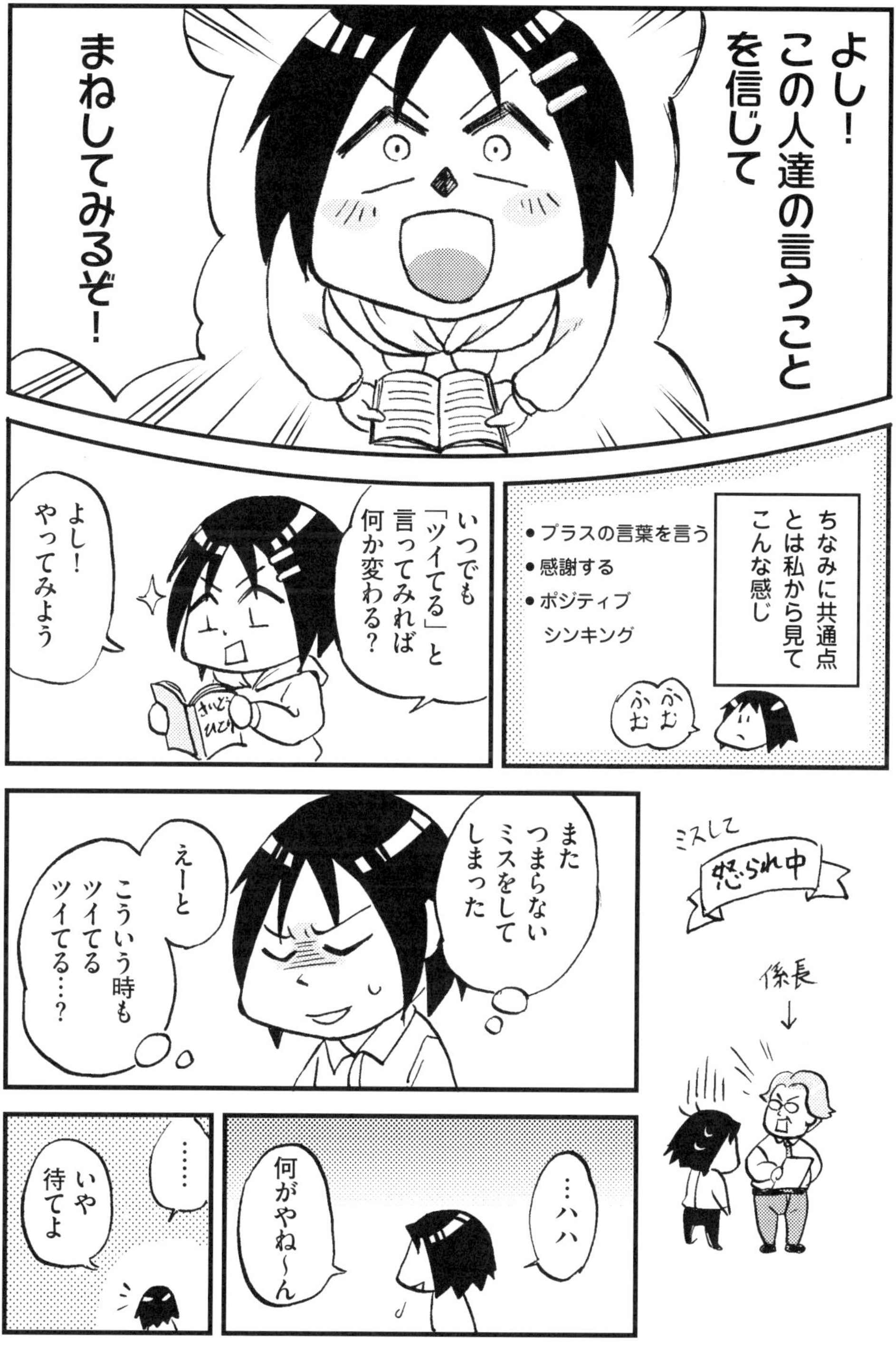

よし！
この人達の言うこと
を信じて
まねしてみるぞ！
ちなみに共通点
とは私から見て
こんな感じ
●プラスの言葉を言う
●感謝する
●ポジティブ
シンキング
ふむ
ふむ
いつでも
「ツイてる」と
言ってみれば
何か変わる？
よし！
やってみよう
ミスして
怒られ中
係長
また
つまらない
ミスをして
しまった
えーと
こういう時も
ツイてる
ツイてる…？
…ハハ
何がやね〜ん
……
いや
待てよ

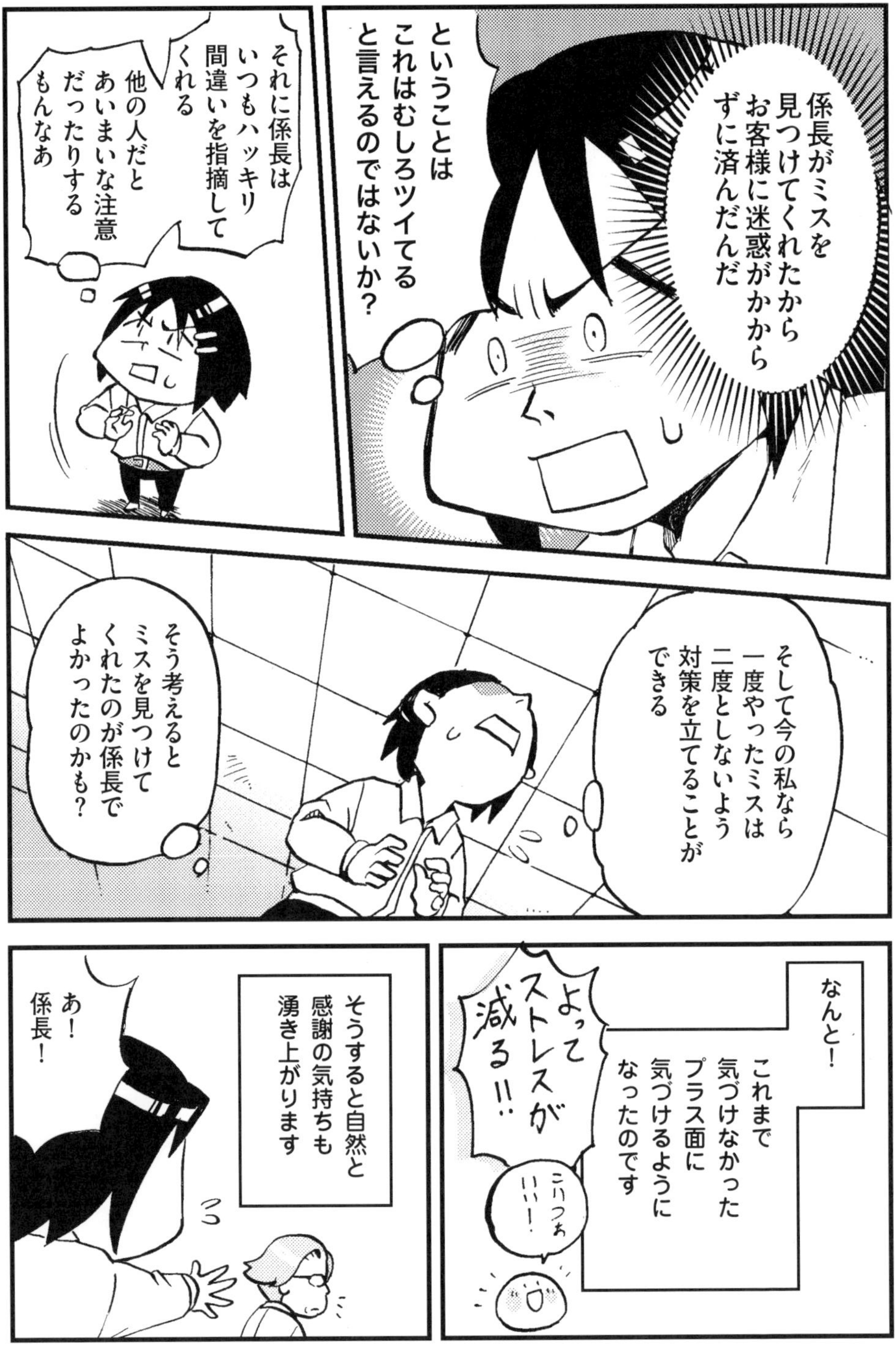
係長がミスを見つけてくれたからお客様に迷惑がかからずに済んだんだ
ということはこれはむしろツイてると言えるのではないか？
それに係長はいつもハッキリ間違いを指摘してくれる
他の人だとあいまいな注意だったりするもんなあ
そして今の私なら一度やったミスは二度としないよう対策を立てることができる
そう考えるとミスを見つけてくれたのが係長でよかったのかも？
なんと！
これまで気づけなかったプラス面に気づけるようになったのです
よってストレスが減る!!
そうすると自然と感謝の気持ちも湧き上がります
あ！係長！

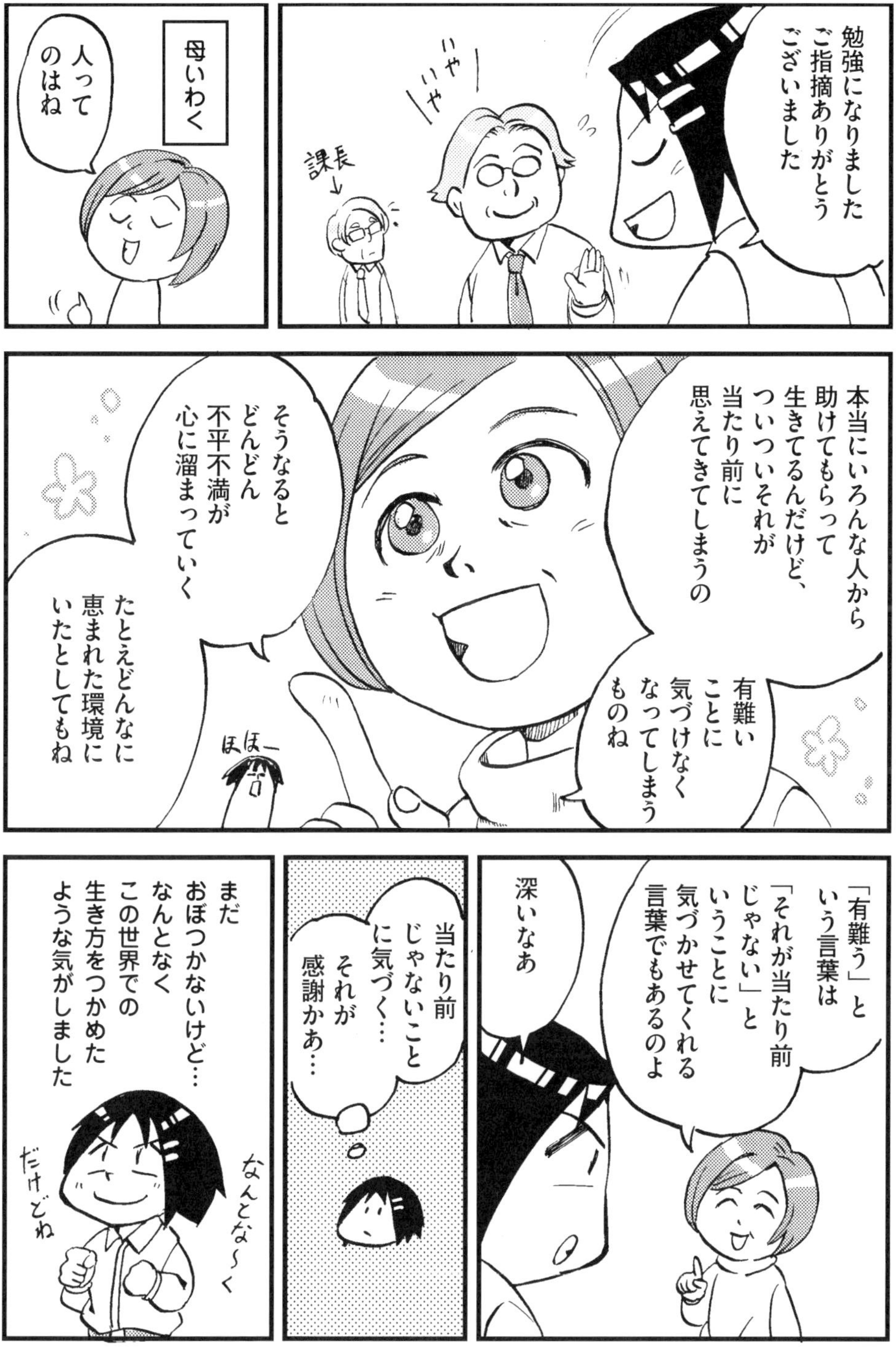

勉強になりました ご指摘ありがとうございました
いやいや
課長
母いわく
人ってのはね
本当にいろんな人から助けてもらって生きてるんだけど、ついついそれが当たり前に思えてきてしまうの
有難いことに気づけなくなってしまうものね
そうなるとどんどん不平不満が心に溜まっていく
たとえどんなに恵まれた環境にいたとしてもね
ほほー
「有難う」という言葉は「それが当たり前じゃない」ということに気づかせてくれる言葉でもあるのよ
深いなあ
当たり前じゃないことに気づく…… それが感謝かあ…
まだおぼつかないけど…なんとなくこの世界での生き方をつかめたような気がしました
なんとな～く
だけどね

やりたいことにいろいろチャレンジ

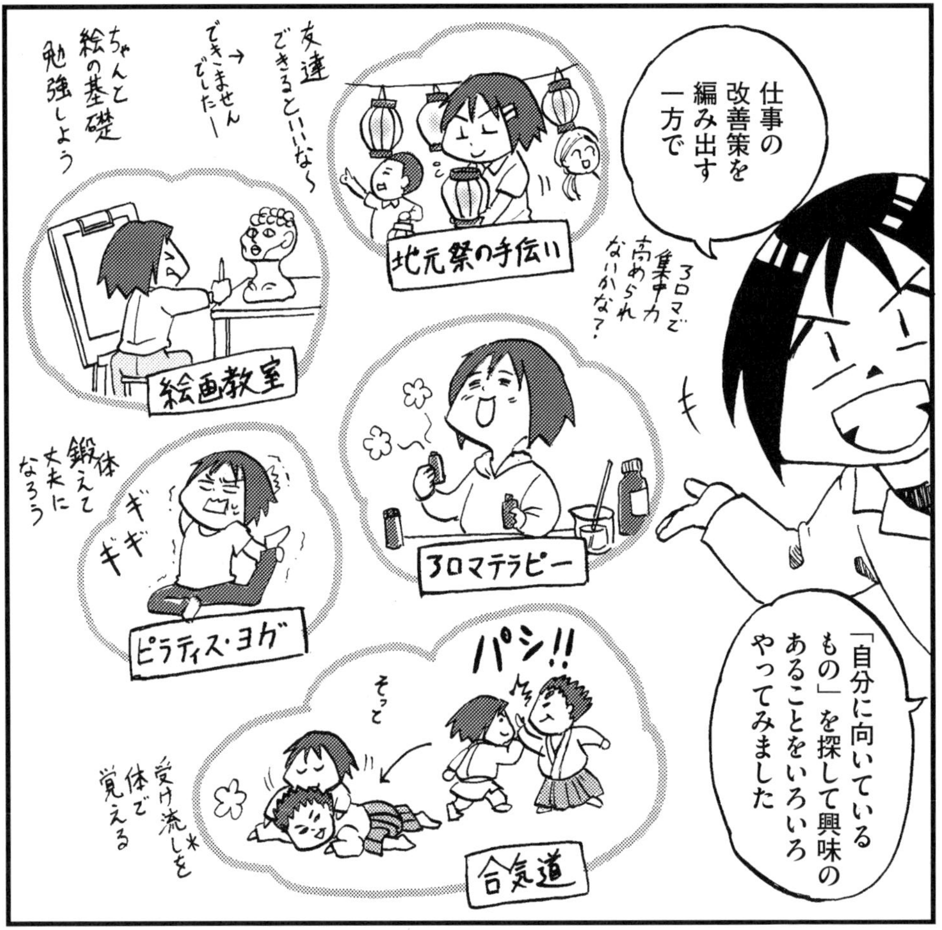
仕事の改善策を編み出す一方で
アロマで集中力高められないかな?
キ
地元祭の手伝い
友達できるといいな～
→できませんでした—
ちゃんと絵の基礎勉強しよう
絵画教室
アロマテラピー
体鍛えて丈夫になろう
ギギギギ
ピラティス・ヨガ
「自分に向いているもの」を探して興味のあることをいろいろやってみました
パシ!!
そっと
受け流し*を体で覚える
合気道

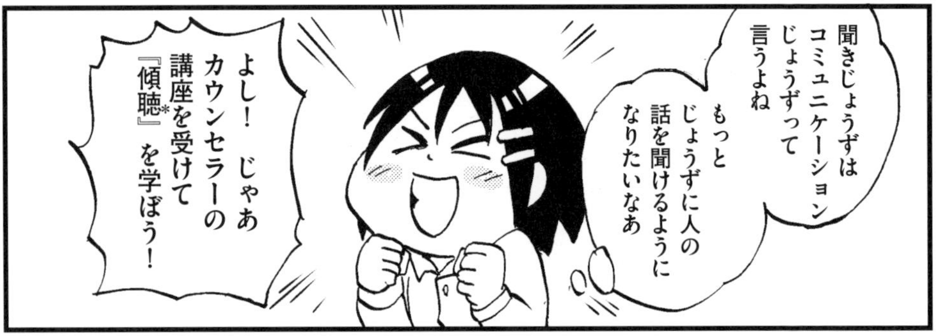
聞きじょうずはコミュニケーションじょうずって言うよね
もっとじょうずに人の話を聞けるようになりたいなあ
よし! じゃあカウンセラーの講座を受けて『傾聴*』を学ぼう!

＊受け流し：武道などで相手からの力を流し、まともに受けないこと
＊傾聴：相手の話に集中し、相手を理解し、安心させてあげること

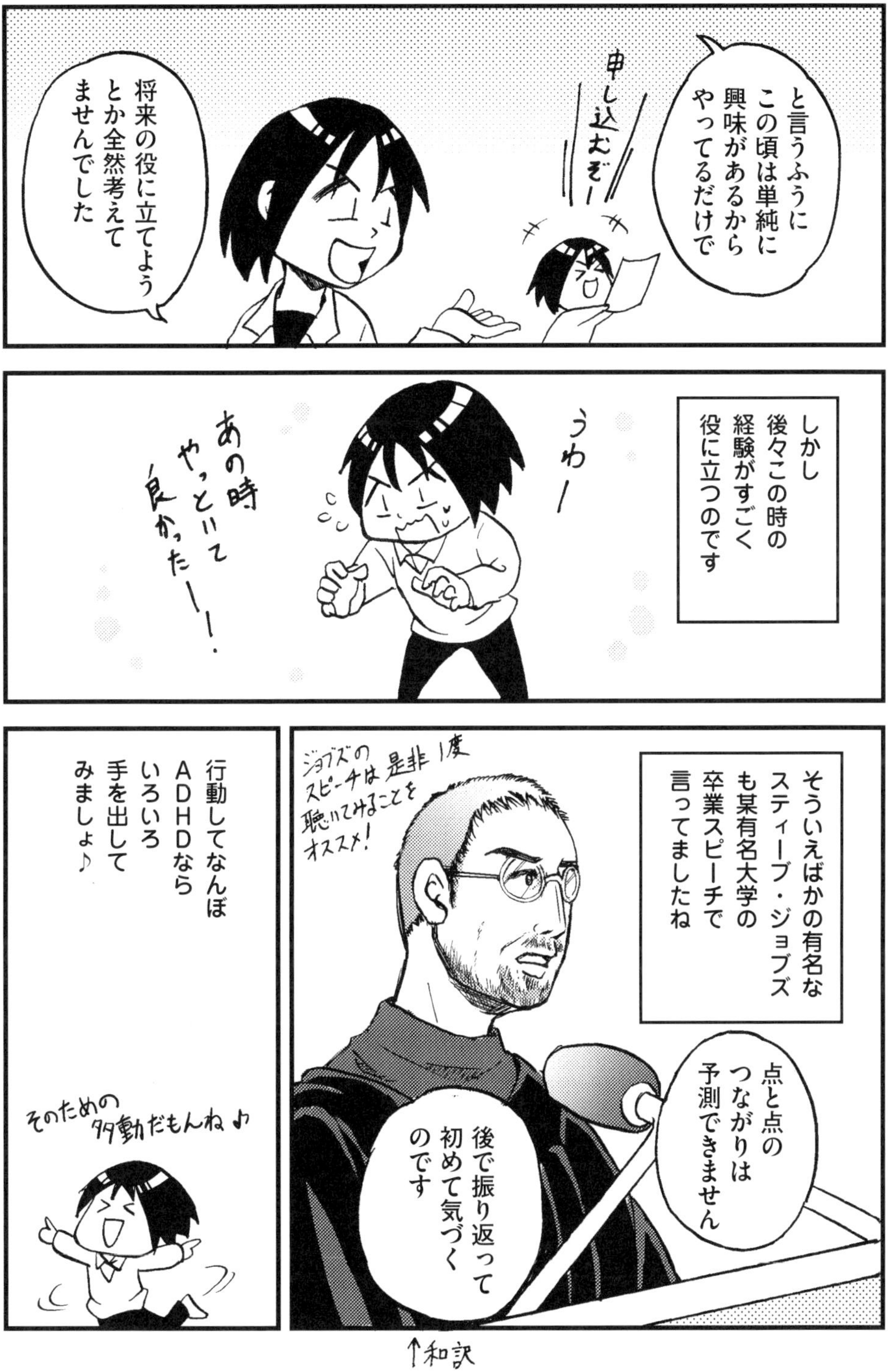
と言うふうに この頃は単純に 興味があるから やってるだけで
申し込むぞー
将来の役に立てよう とか全然考えて ませんでした
しかし 後々この時の 経験がすごく 役に立つのです
うわー
あの時 やっといて 良かったーー!
そういえばかの有名な スティーブ・ジョブズ も某有名大学の 卒業スピーチで 言ってましたね
ジョブズのスピーチは是非1度聴いてみることをオススメ!
点と点の つながりは 予測できません
後で振り返って 初めて気づく のです
↑和訳
行動してなんぼ ADHDなら いろいろ 手を出して みましょ♪
そのための多動だもんね♪

閃け！　解説ギャグマンガ

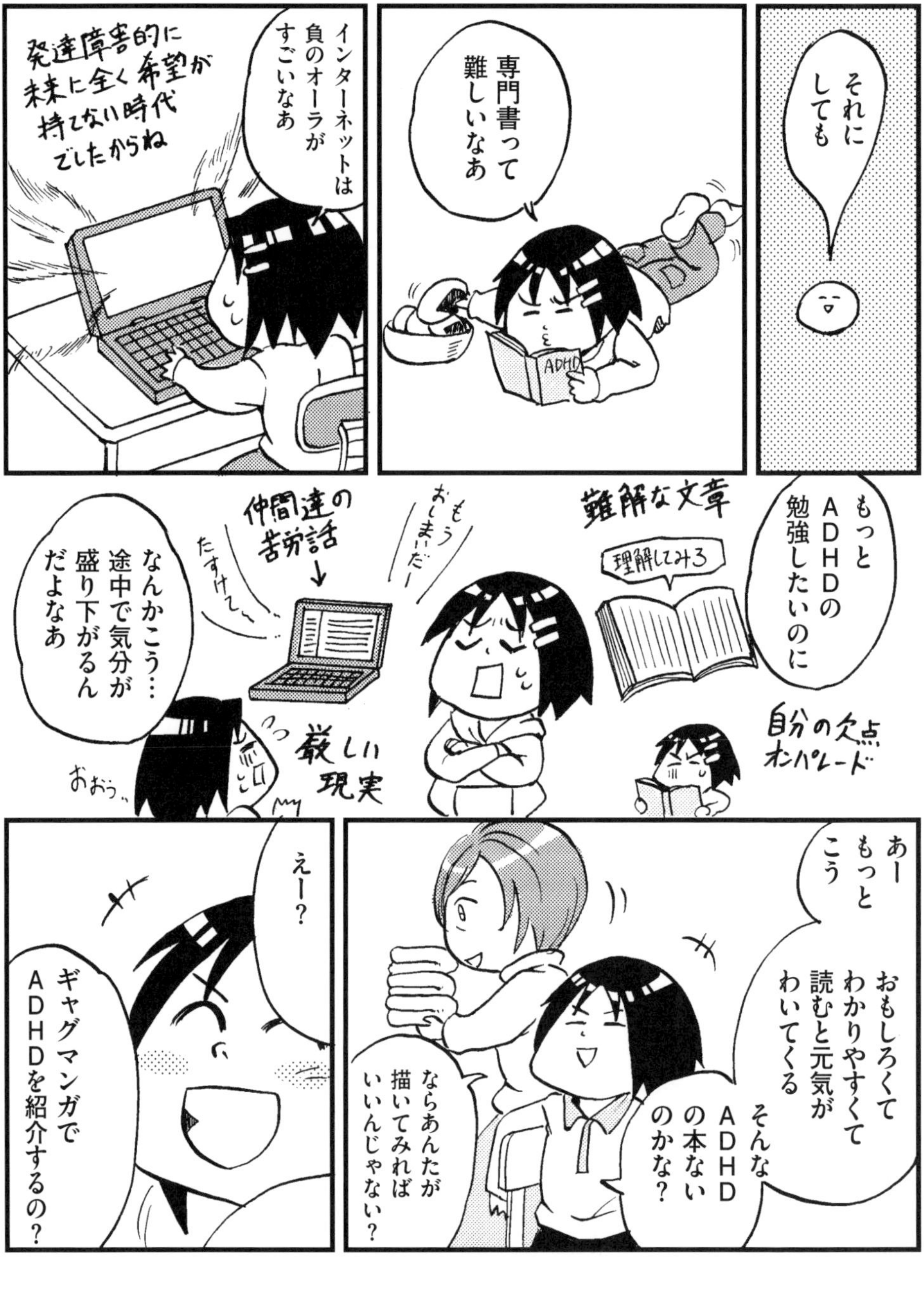

それにしても
専門書って難しいなあ
インターネットは負のオーラがすごいなあ
発達障害的に未来に全く希望が持てない時代でしたからね
もっとADHDの勉強したいのに
難解な文章
理解してみろ
自分の欠点オンパレード
もうおしまいだー
仲間達の苦労話
たすけて～
厳しい現実
なんかこう…途中で気分が盛り下がるんだよなあ
おおう…
あーもっとこう
おもしろくてわかりやすくて読むと元気がわいてくる
そんなADHDの本ないのかな？
ならあんたが描いてみればいいんじゃない？
えー？
ギャグマンガでADHDを紹介するの？

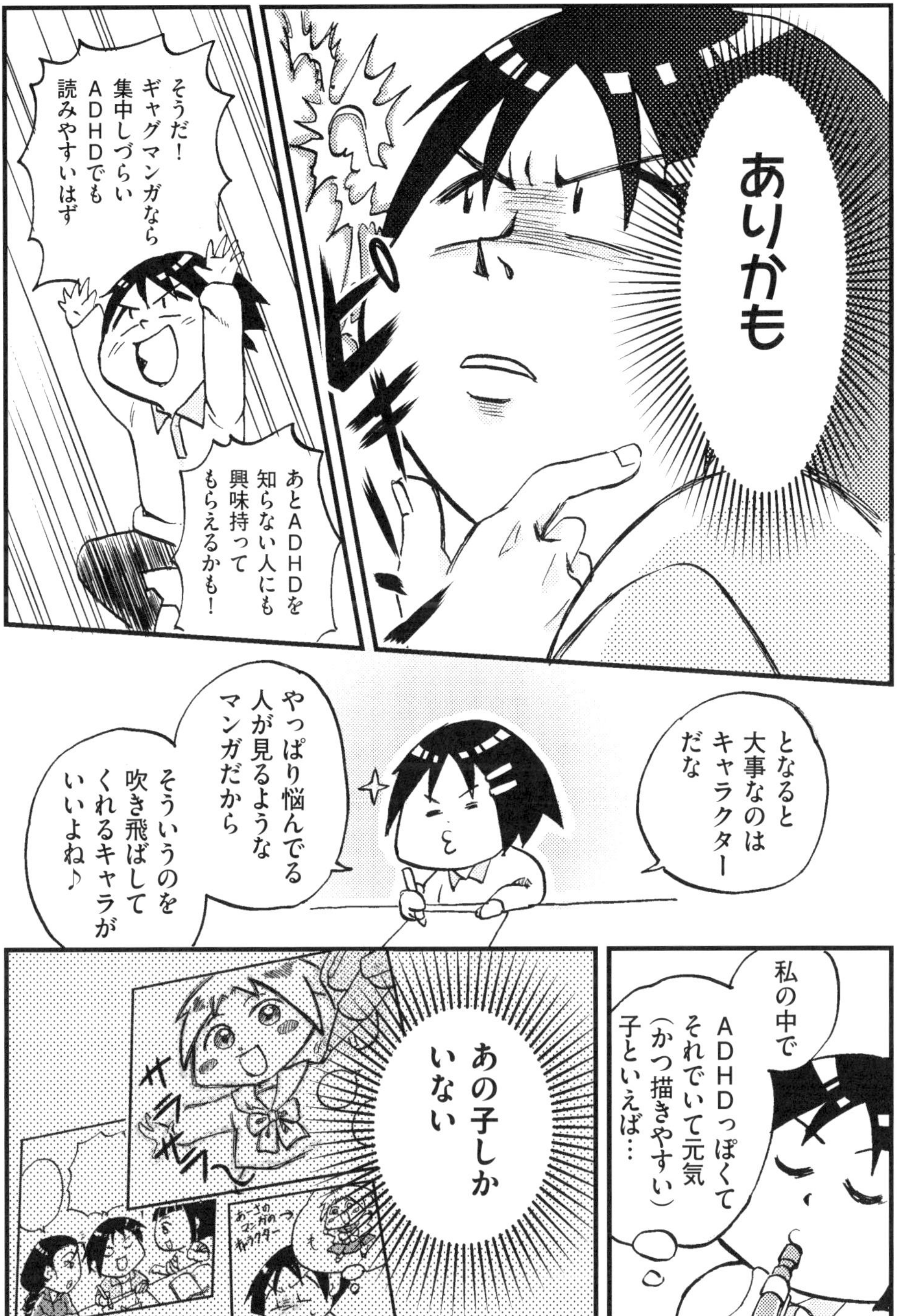
そうだ！
ギャグマンガなら
集中しづらい
ADHDでも
読みやすいはず
あとADHDを
知らない人にも
興味持って
もらえるかも！
ありかも
となると
大事なのは
キャラクター
だな
やっぱり悩んでる
人が見るような
マンガだから
そういうのを
吹き飛ばして
くれるキャラが
いいよね♪
私の中で
ADHDっぽくて
それでいて元気
（かつ描きやすい）
子といえば…
あの子しか
いない

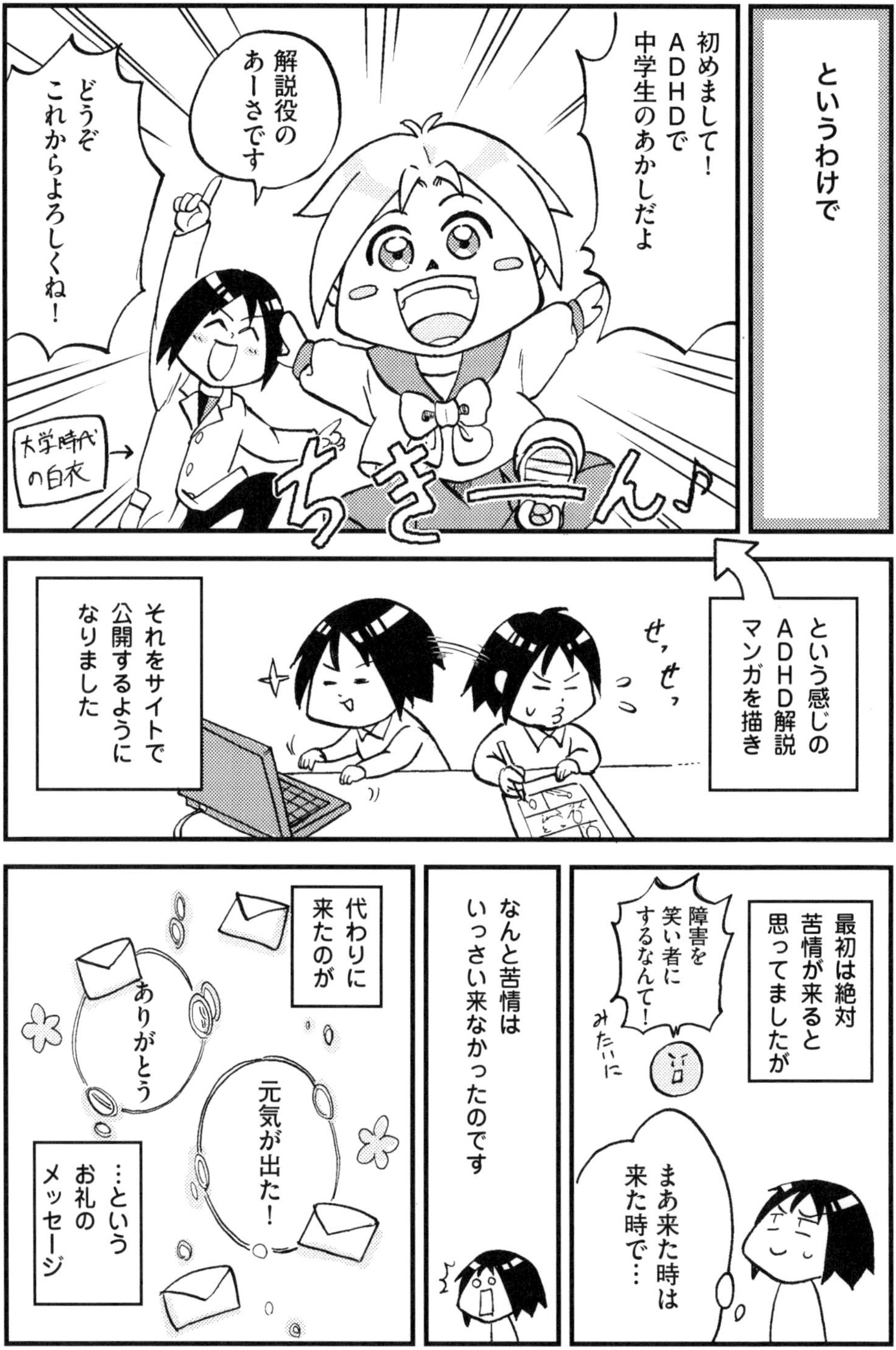
というわけで
初めまして！
ADHD中学生のあかしだよ
解説役のあーさです
どうぞこれからよろしくね！
大学時代の白衣→
ちきーん♪
という感じのADHD解説マンガを描き
せっせっ
それをサイトで公開するようになりました
最初は絶対苦情が来ると思ってましたが
障害を笑い者にするなんて！
みたいに
まあ来た時は来た時で…
なんと苦情はいっさい来なかったのです
代わりに来たのが
ありがとう
元気が出た！
…というお礼のメッセージ

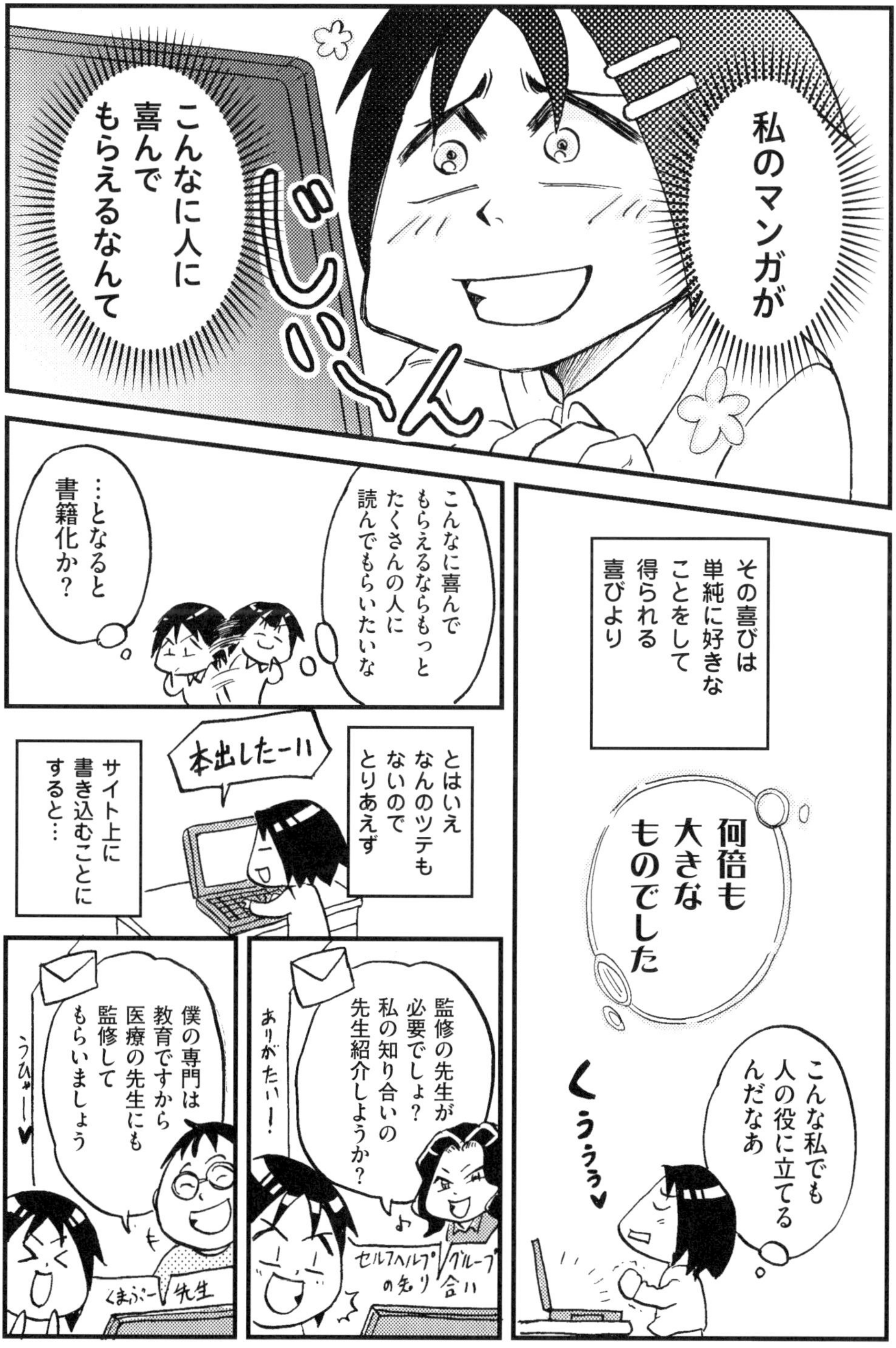

私のマンガが
こんなに人に喜んでもらえるなんて
じ〜ん
その喜びは単純に好きなことをして得られる喜びより
何倍も大きなものでした
こんな私でも人の役に立てるんだなあ
くぅぅ♥
こんなに喜んでもらえるならもっとたくさんの人に読んでもらいたいな
…となると書籍化か？
とはいえなんのツテもないのでとりあえず
本出したーい
サイト上に書き込むことにすると…
監修の先生が必要でしょ？私の知り合いの先生紹介しようか？
ありがたい！
セルフヘルプグループの知り合い
僕の専門は教育ですから医療の先生にも監修してもらいましょう
うひゃー♥
くまぷー先生

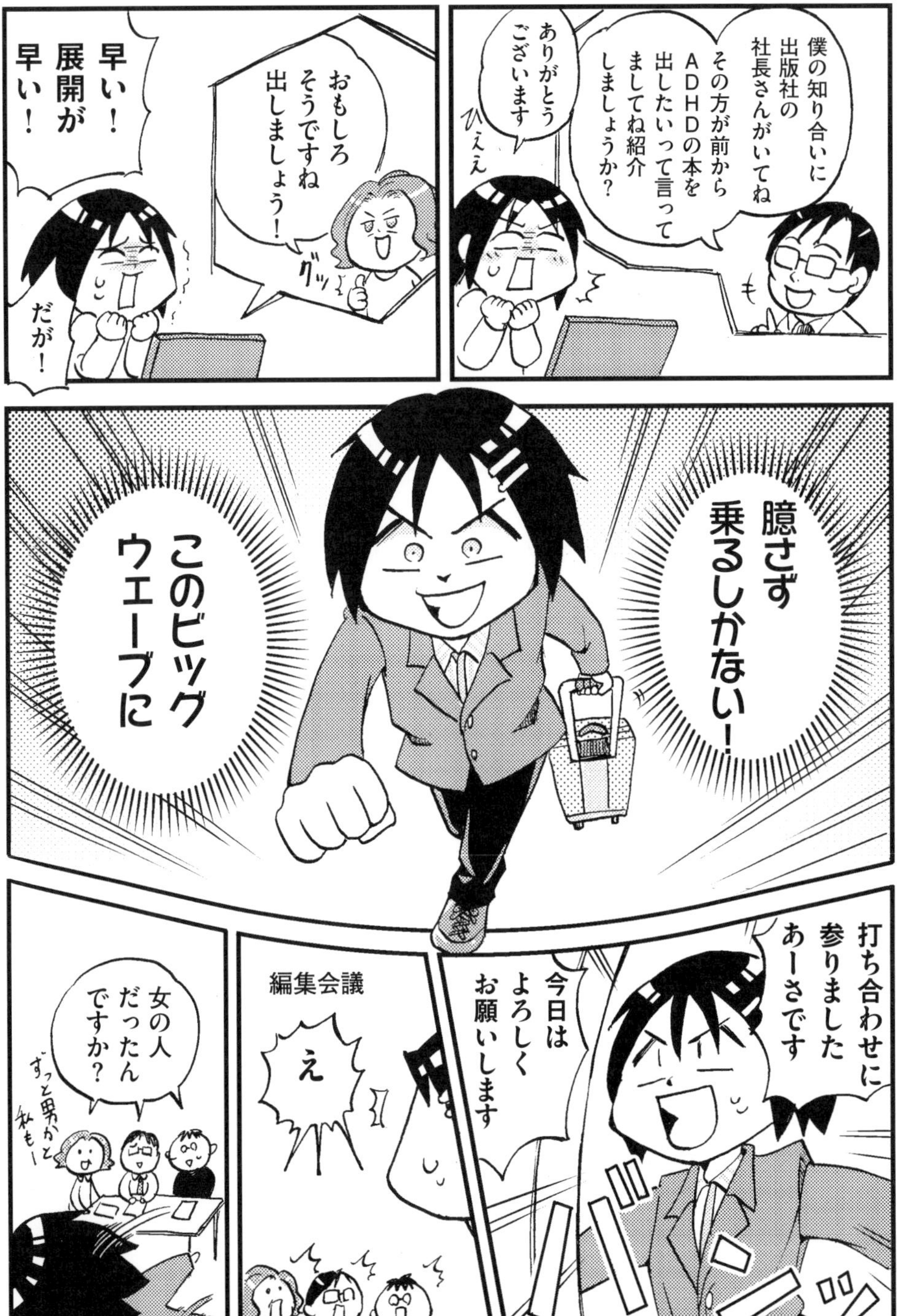
僕の知り合いに出版社の社長さんがいてね
その方が前からＡＤＨＤの本を出したいって言ってましてね紹介しましょうか？
ありがとうございます
ひぇぇ
おもしろそうですね出しましょう！
グッ
早い！展開が早い！
だが！
臆さず乗るしかない！
このビッグウェーブに
打ち合わせに参りましたあーさです
今日はよろしくお願いします
編集会議
え
女の人だったんですか？
ずっと男かと私もー

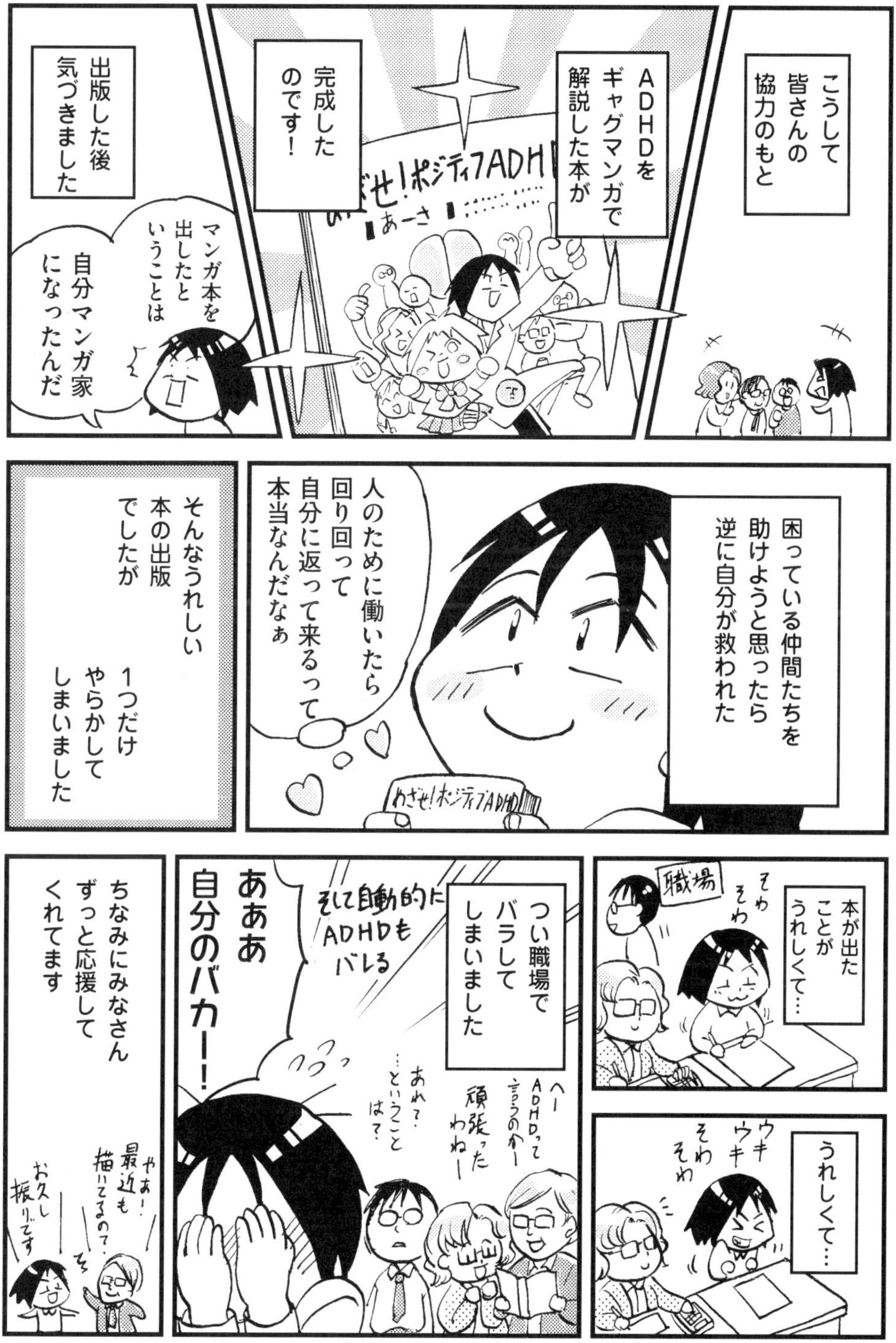

こうして皆さんの協力のもと
ADHDをギャグマンガで解説した本が
完成したのです！
めざせ！ポジティブADHD
あーさ
出版した後気づきました
マンガ本を出したということは自分マンガ家になったんだ
困っている仲間たちを助けようと思ったら逆に自分が救われた
人のために働いたら回り回って自分に返って来るって本当なんだなぁ
めざせ！ポジティブADHD
そんなうれしい本の出版でしたが
1つだけやらかしてしまいました
職場
本が出たことがうれしくて…
そわそわ
うれしくて…
ウキウキ
そわそわ
つい職場でバラしてしまいました
そして自動的にADHDもバレる
あああ自分のバカー！！
へーADHDって言うのかー
頑張ったわねー
あれ？…ということは？
ちなみにみなさんずっと応援してくれてます
やぁ！最近も描いてるの？
お久し振りです

新たな門出　自分らしい仕事と出会う

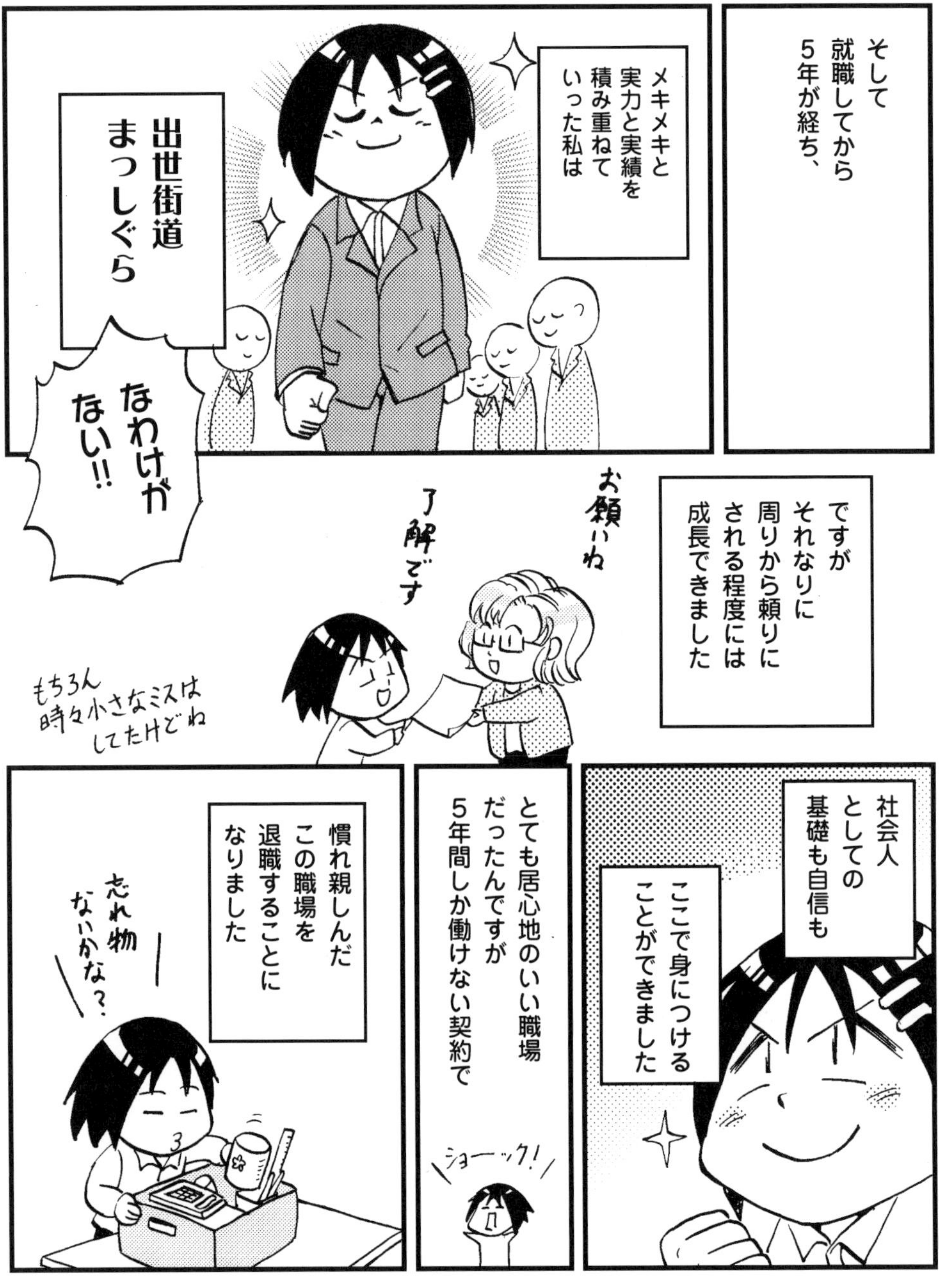
そして
就職してから
5年が経ち、
メキメキと
実力と実績を
積み重ねて
いった私は
出世街道
まっしぐら
なわけが
ない!!
ですが
それなりに
周りから頼りに
される程度には
成長できました
お願いね
了解です
もちろん
時々小さなミスは
してたけどね
社会人
としての
基礎も自信も
ここで身につける
ことができました
とても居心地のいい職場
だったんですが
5年間しか働けない契約で
ショーック!
慣れ親しんだ
この職場を
退職することに
なりました
忘れ物
ないかな?

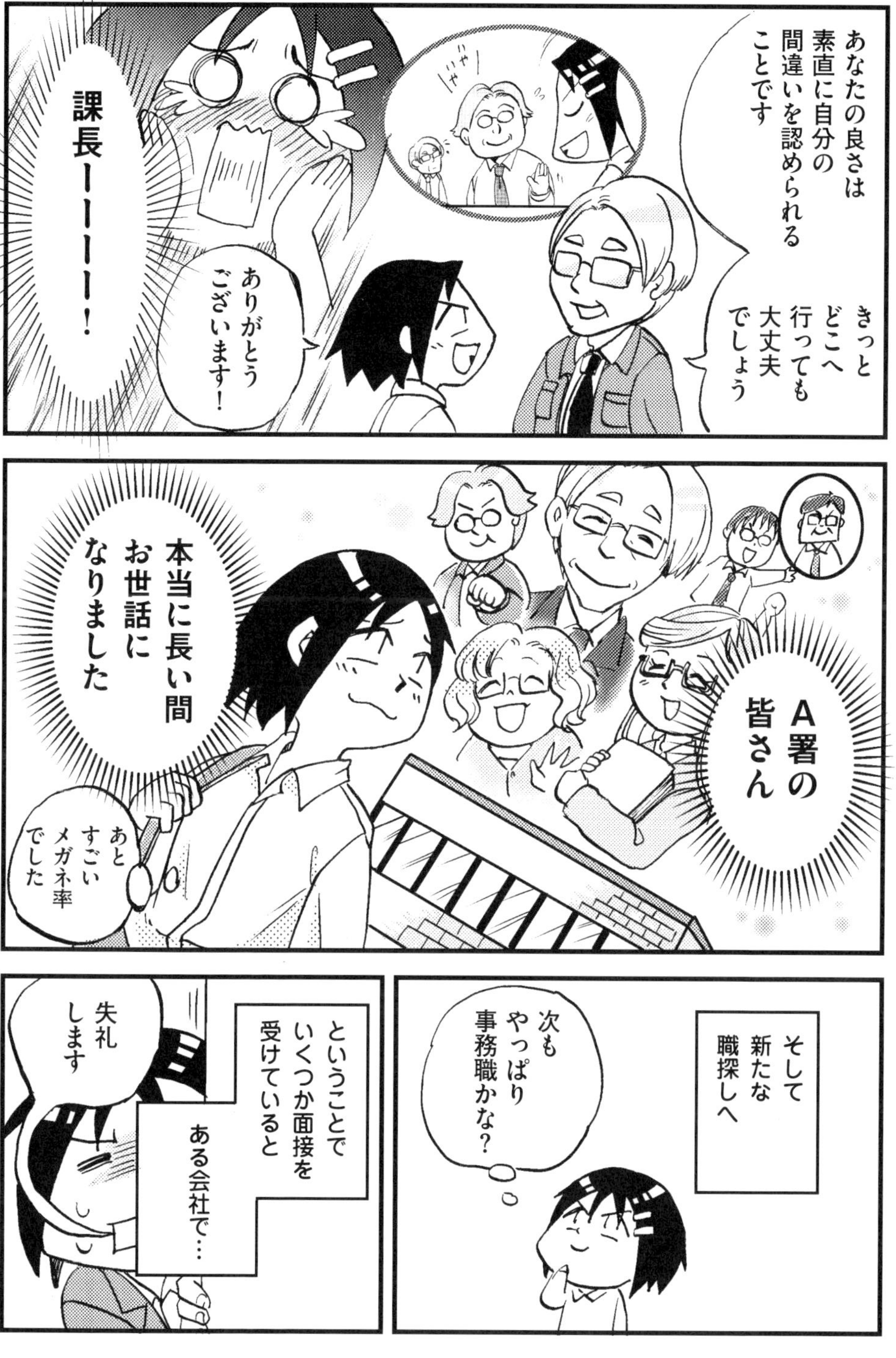
あなたの良さは素直に自分の間違いを認められることです
きっとどこへ行っても大丈夫でしょう
ありがとうございます！
課長ーーーーー！
A署の皆さん
本当に長い間お世話になりました
あとすごいメガネ率でした
そして新たな職探しへ
次もやっぱり事務職かな？
ということでいくつか面接を受けていると
ある会社で…
失礼します

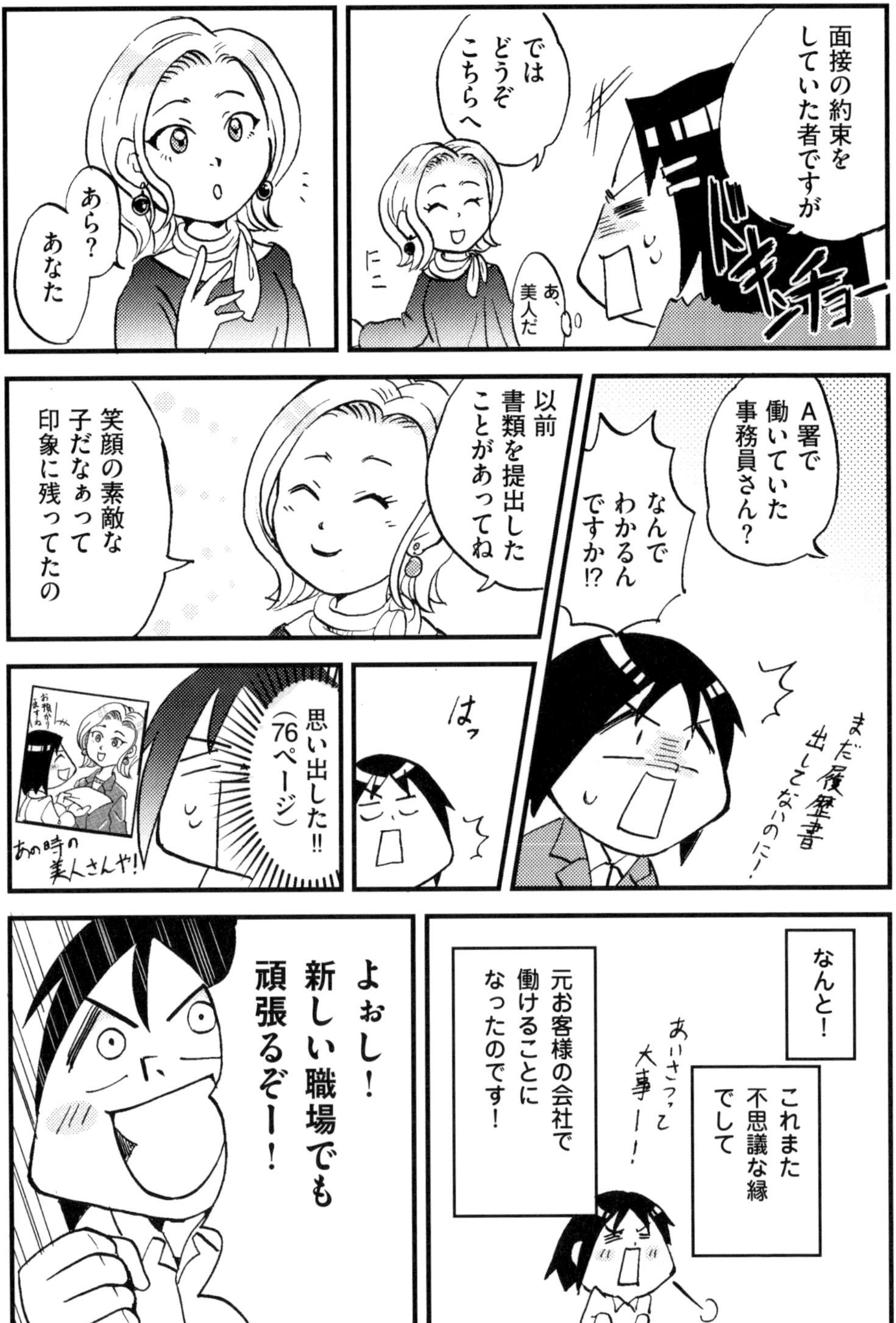
面接の約束をしていた者ですが
ドキンチョー
ではどうぞこちらへ
あ、美人だ
あら？あなた
A署で働いていた事務員さん？
なんでわかるんですか⁉
まだ履歴書出してないのに！
以前書類を提出したことがあってね
笑顔の素敵な子だなぁって印象に残ってたの
はっ
思い出した‼（76ページ）
お預かりしますね
あの時の美人さんや！
なんと！
これまた不思議な縁でして
元お客様の会社で働けることになったのです！
あいさつって大事ー！！
よぉし！新しい職場でも頑張るぞー！

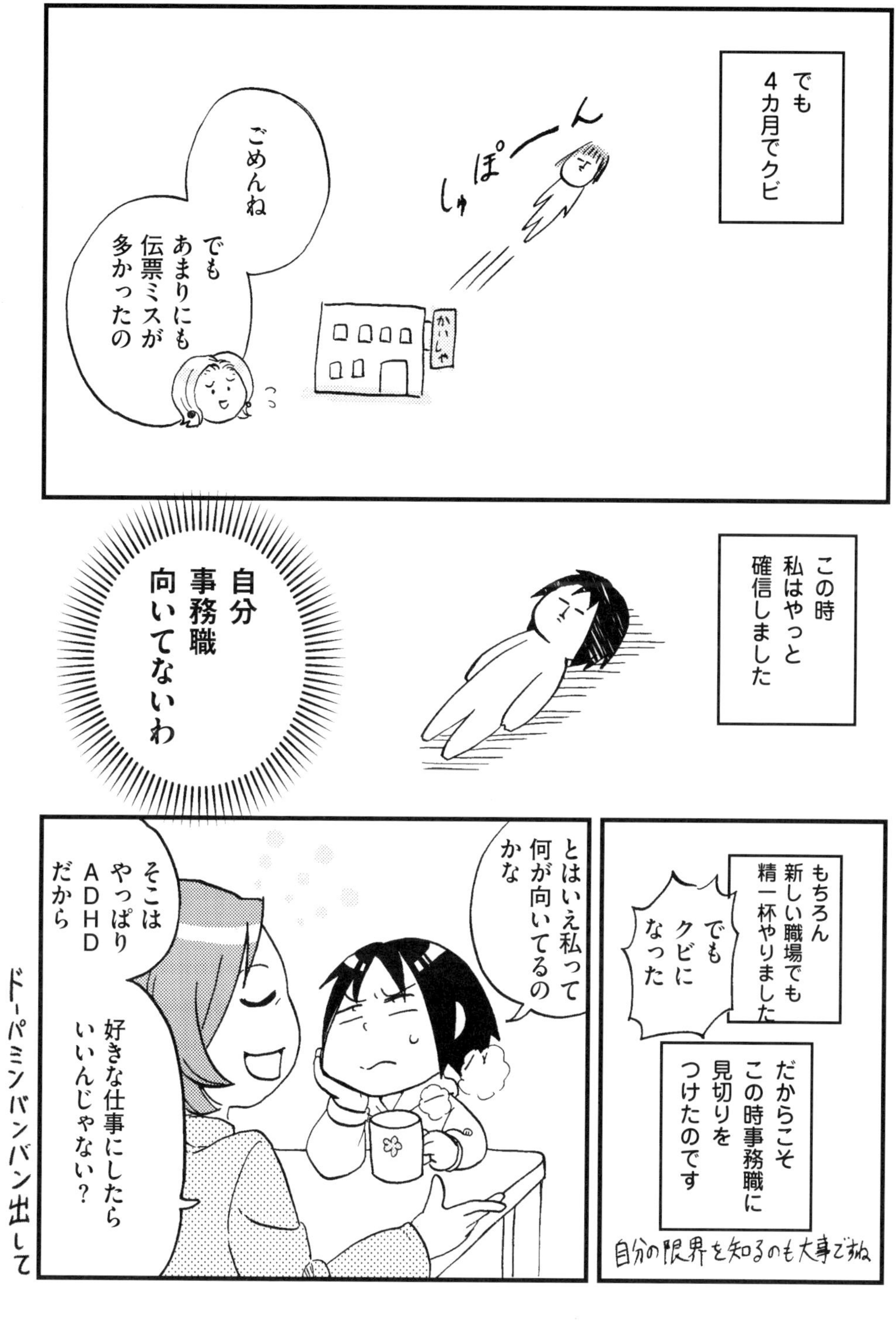
でも
4カ月でクビ
しゅぽーん
かいしゃ
ごめんね
でも
あまりにも
伝票ミスが
多かったの
この時
私はやっと
確信しました
自分
事務職
向いてないわ
もちろん
新しい職場でも
精一杯やりました
でも
クビに
なった
だからこそ
この時事務職に
見切りを
つけたのです
自分の限界を知るのも大事ですね
とはいえ私って
何が向いてるの
かな
そこは
やっぱり
ADHD
だから
好きな仕事にしたら
いいんじゃない？
ドーパミンバンバン出して

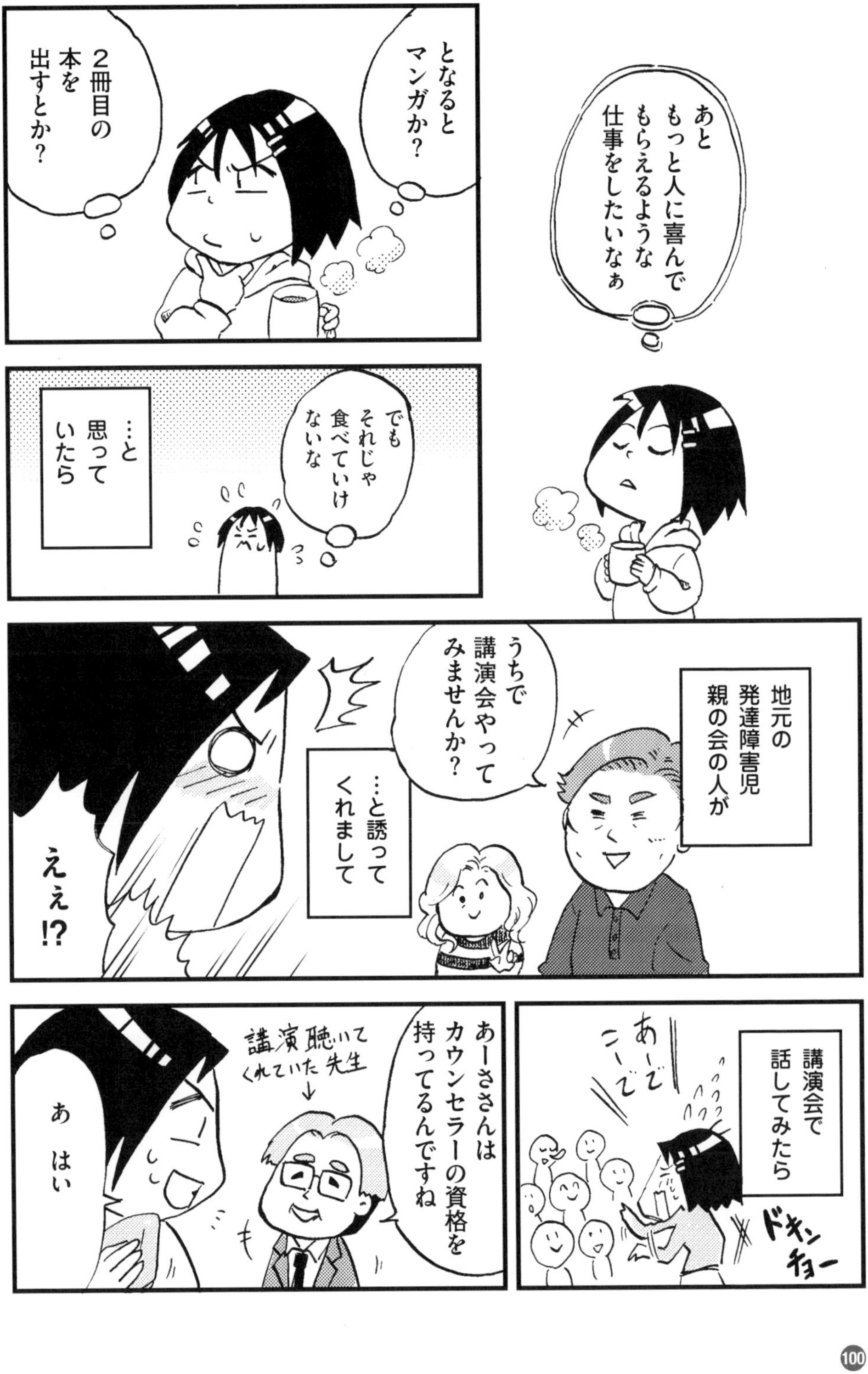
あと
もっと人に喜んで
もらえるような
仕事をしたいなぁ
となると
マンガか？
2冊目の
本を
出すとか？
でも
それじゃ
食べていけ
ないな
…と
思って
いたら
地元の
発達障害児
親の会の人が
うちで
講演会やって
みませんか？
…と誘って
くれまして
ええ!?
講演会で
話してみたら
あ〜で
こ〜で
ドキンチョー
あーささんは
カウンセラーの資格を
持ってるんですね
講演聴いて
くれていた先生
あ　はい

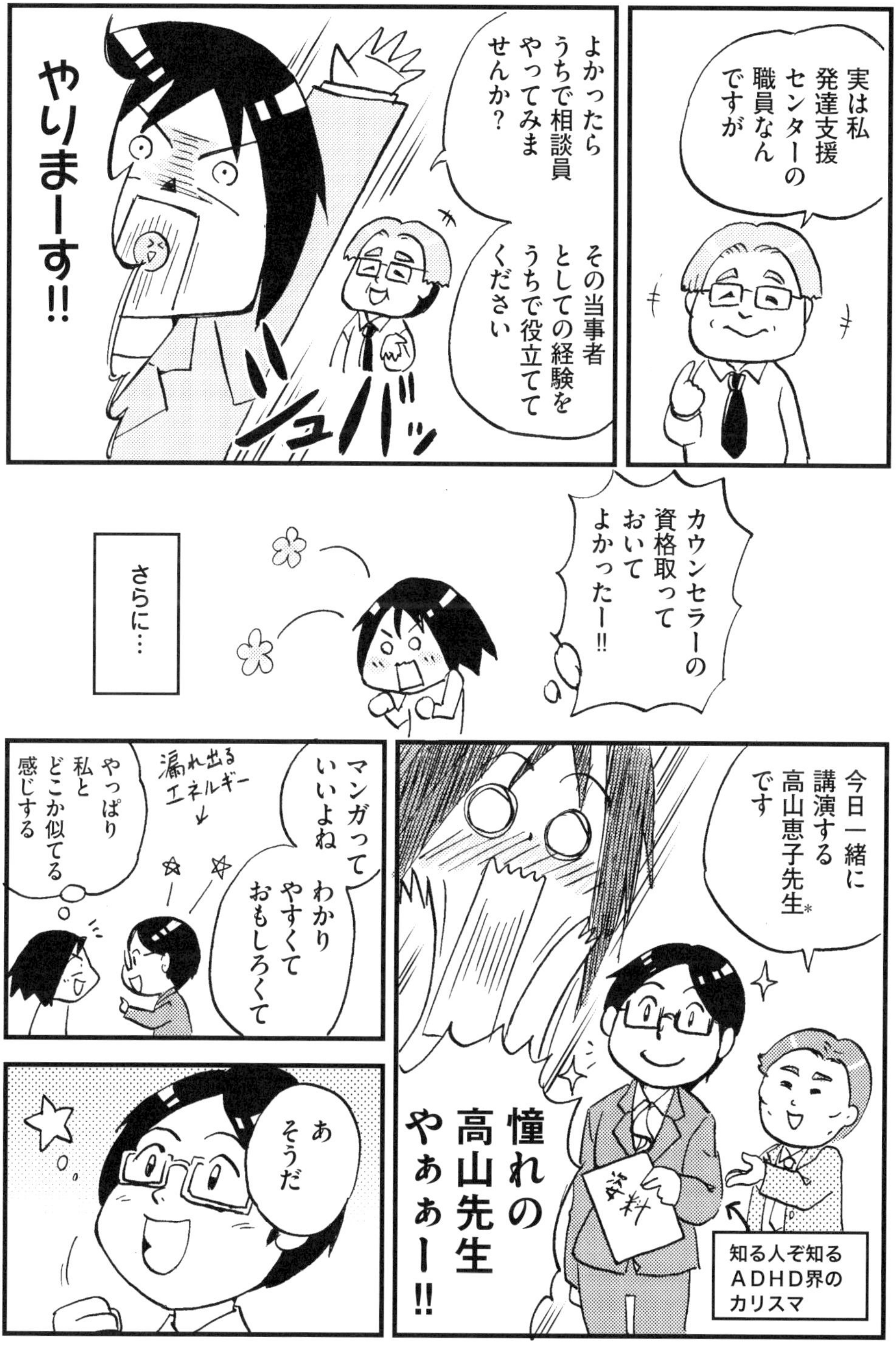
実は私
発達支援
センターの
職員なんですが
よかったら
うちで相談員
やってみま
せんか？
その当事者
としての経験を
うちで役立てて
ください
やりまーす!!
シュバッ
カウンセラーの
資格取って
おいて
よかったー!!
さらに…
今日一緒に
講演する
高山恵子先生*
です
憧れの
高山先生
やぁぁー!!
資料
知る人ぞ知る
ADHD界の
カリスマ
マンガって
いいよね
わかり
やすくて
おもしろくて
漏れ出る
エネルギー
やっぱり
私と
どこか似てる
感じする
あ
そうだ

＊高山恵子：発達障害の人を支援する「NPO法人えじそんくらぶ」を設立し、代表を務める。151ページ参照。

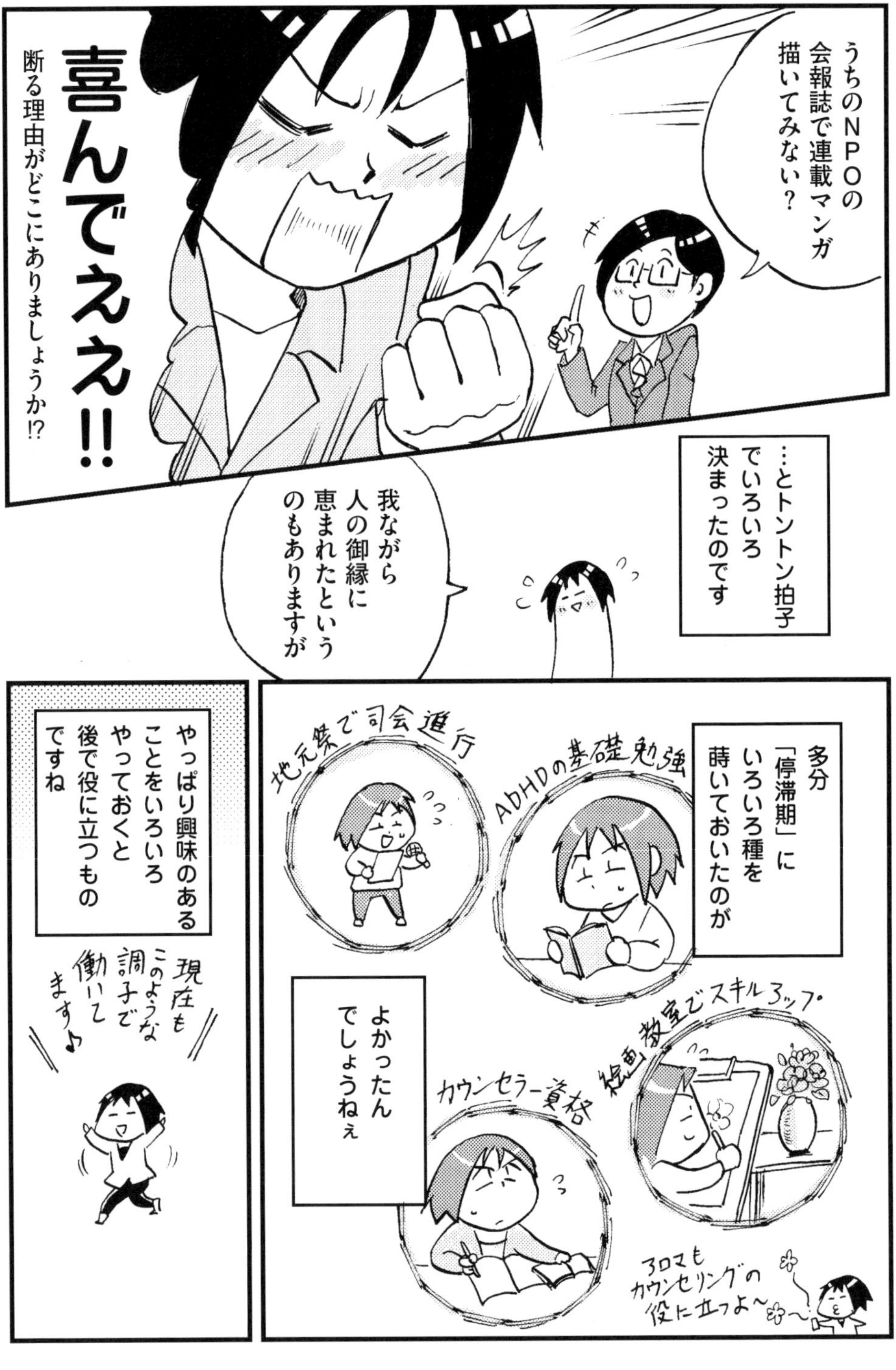
うちのNPOの会報誌で連載マンガ描いてみない？
喜んでぇえ!!
断る理由がどこにありましょうか!?
…とトントン拍子でいろいろ決まったのです
我ながら人の御縁に恵まれたというのもありますが
多分「停滞期」にいろいろ種を蒔いておいたのが
地元祭で司会進行
ADHDの基礎勉強
絵画教室でスキルアップ
カウンセラー資格
よかったんでしょうねぇ
アロマもカウンセリングの役に立つよ〜
やっぱり興味のあることをいろいろやっておくと後で役に立つものですね
現在もこのような調子で働いてます♪

自分の脳に感謝

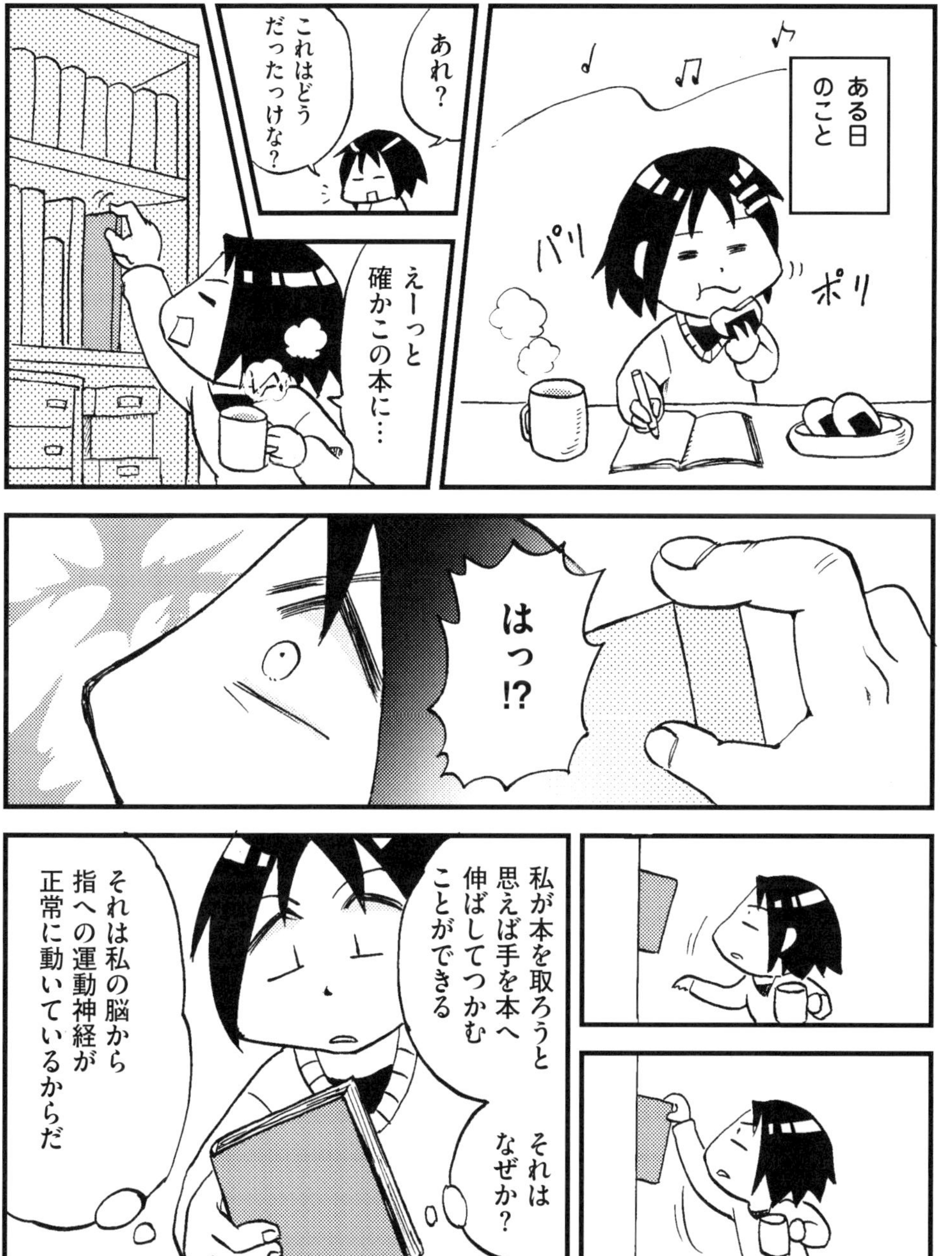
ある日のこと
パリ
ポリ
あれ？
これはどうだったっけな？
えーっと確かこの本に…
はっ!?
私が本を取ろうと思えば手を本へ伸ばしてつかむことができる
それはなぜか？
それは私の脳から指への運動神経が正常に動いているからだ

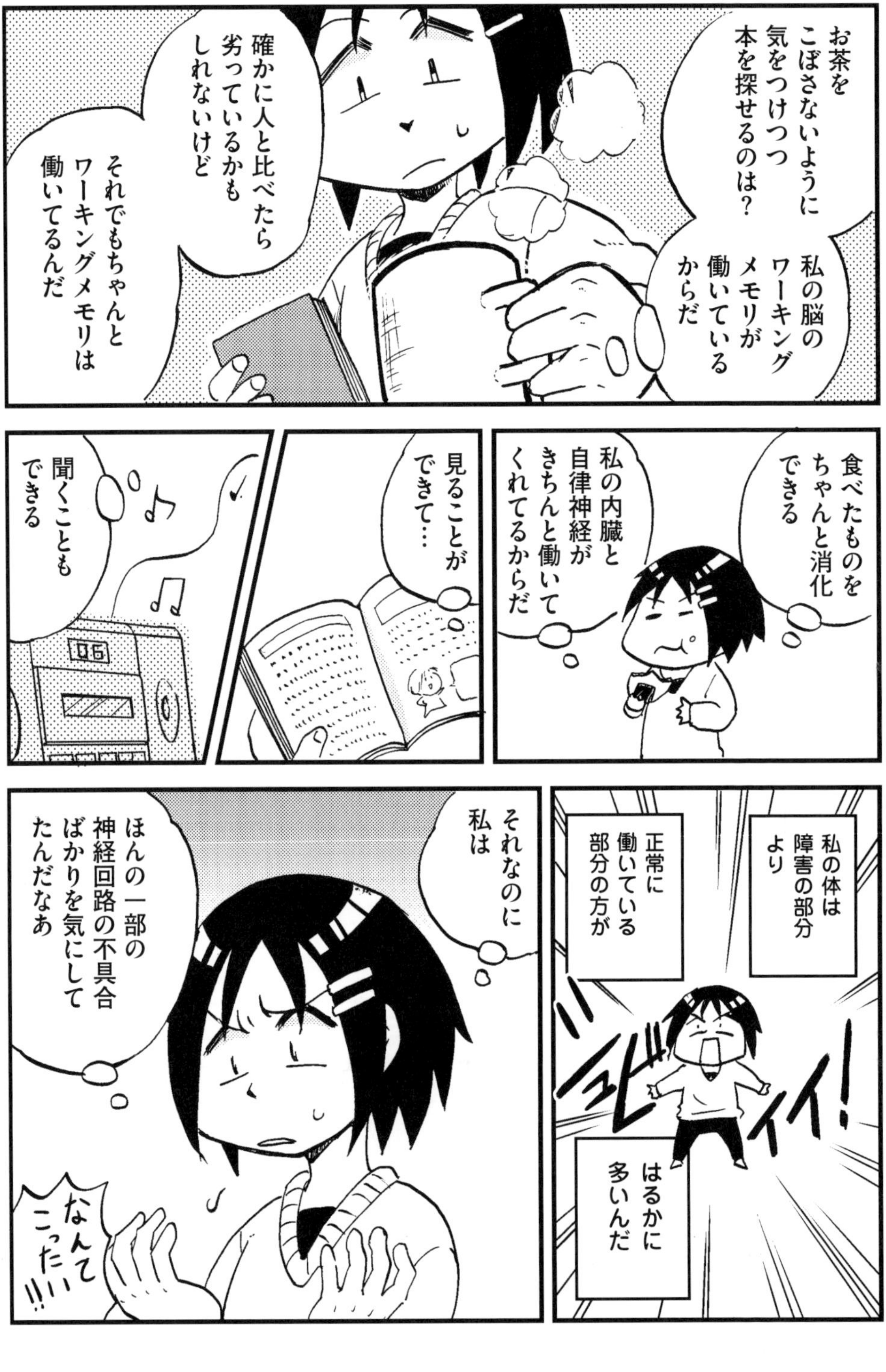
お茶をこぼさないように気をつけつつ本を探せるのは?
私の脳のワーキングメモリが働いているからだ
確かに人と比べたら劣っているかもしれないけど
それでもちゃんとワーキングメモリは働いてるんだ
食べたものをちゃんと消化できる
私の内臓と自律神経がきちんと働いてくれてるからだ
見ることができて…
聞くこともできる
私の体は障害の部分より
正常に働いている部分の方が
ジャーン
はるかに多いんだ
それなのに私は
ほんの一部の神経回路の不具合ばかりを気にしてたんだなあ
なんてこったい!!!

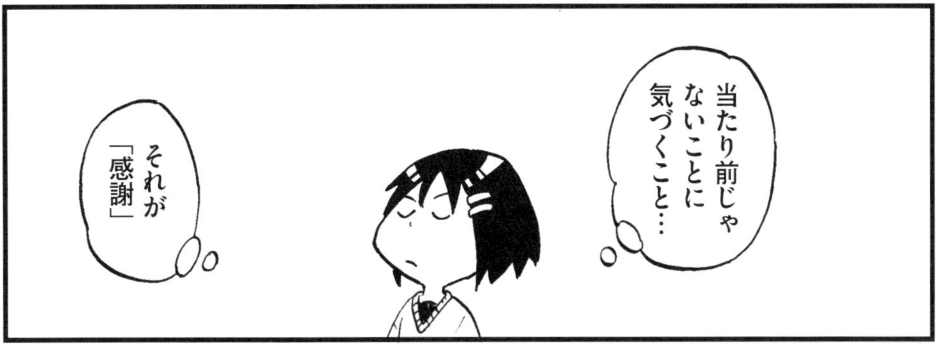
当たり前じゃないことに気づくこと…
それが「感謝」

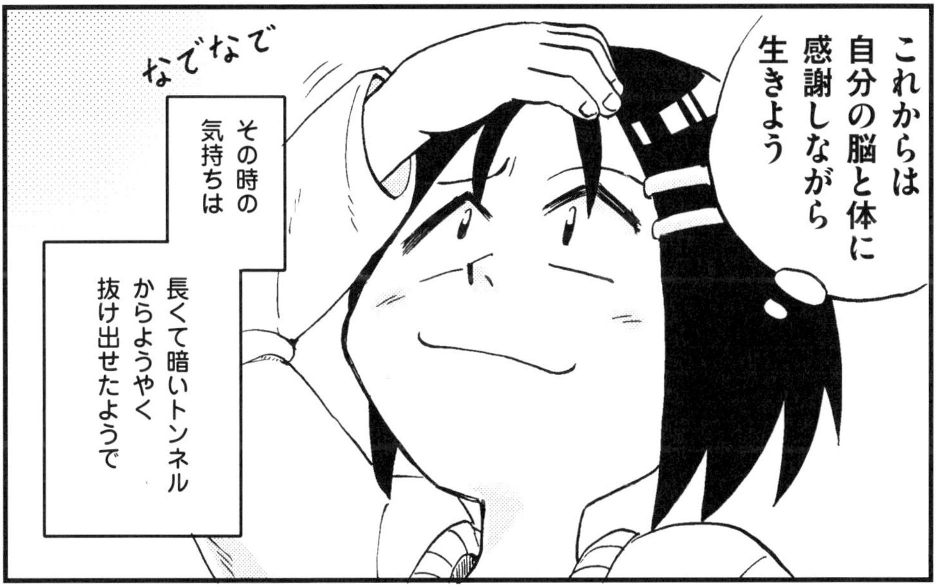
これからは自分の脳と体に感謝しながら生きよう
なでなで
その時の気持ちは
長くて暗いトンネルからようやく抜け出せたようで

こうして私の中で「ADHD」という名の試練は

ひと区切りついたのでした

もちろん特性との付き合いは これからもずっと続いて行きますけどね

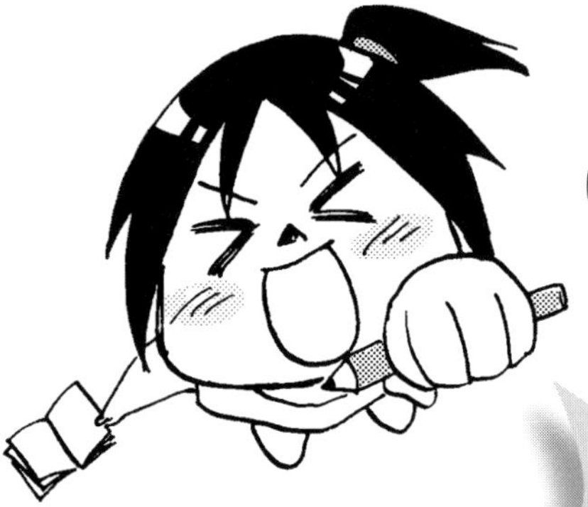

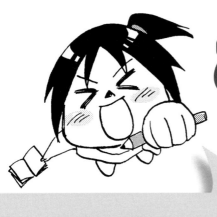

あーさの工夫④-1

集中テクニック

その① 作業する前に、15分好きなことをする

お気に入りの音楽を聴いたり、軽く体を動かしたり、仮眠を取ったり……。「さあ！これから集中するぞ！」という時は、先に好きな事をしてドーパミンを出してあげた方が、よりスムーズに集中できます。ガソリンの入ってない車に、いくら「走れ走れ」と言っても無理ですからね。まずはガソリンを注入するイメージです。時間は15～30分がオススメです。それ以上やると、遊びの方にハマってしまって、やるべきことを忘れちゃったりしますから（笑）

その② 「無事達成した自分」と「達成できなかった自分」を想像する

『今日中にやりたいことを終え、「自分もやればできるんだ！」と気持ちよく達成感に浸る自分』と、『やり遂げることができず、「あぁ、なんて自分はダメなんだ……」とお決まりの絶望感に浸る自分』を具体的に想像して、どっちの未来を選択するのか改めて自分に問うと、やる気がわいてきます。『やりたいことを終えることができた！』という成功経験を積めば積むほど、より前者の選択が魅力的になって来ます♪

その③ 言葉で勢いをつける

「やらなきゃいけない！」と強く思っていても、体が全然動かない時は、やりたいことを口で唱え続け、自分に気合を入れます。「これからご飯つくるご飯つくるご飯つ……」みたいな感じで。言葉には、自分をコントロールする力があるそうです。ただ、第三者から見ると、ちょっと不気味でしょうね（笑）

その④ やる気になるまで課題の量を減らす

それでも体が動かない時ってありますよね。でもこのまま一日を終えるくらいなら、予定の10分の1でも作業した方が、まだ建設的です。というわけで「まあこれくらいなら、やってもいいかな」と思えるまで、課題の量を減らしていきます。例えば、家事がたまっているなら「せめて食器だけでも……いや、鍋だけでも洗おう」、宿題がやりたくないなら、「1問答え写すだけでもやってみよう」とか。ただ、人間の脳とは面白いもので、行動を起こすとやる気が出てくるそうなんです。だから、鍋だけを洗うつもりが、そこから流れに乗って、最後まで食器を洗えてしまった……なんてこともあるわけですね。

その⑤「集中しようともがく時間は1時間まで」と決める

集中できないまま夜中まで過ごして、結果何もできていない、睡眠もとれていない

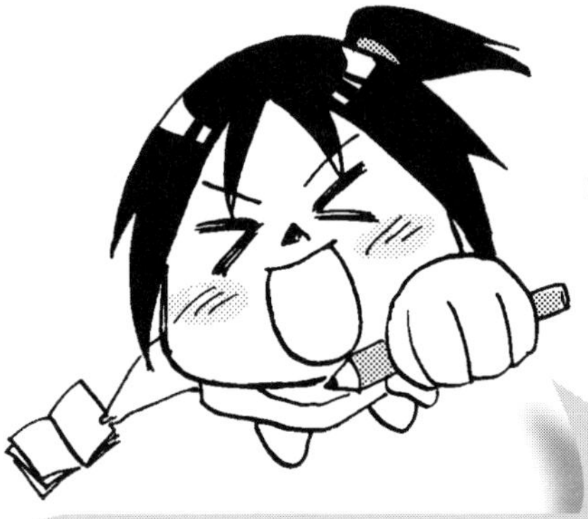

あーさの工夫④-2

……なんて失敗、学生時代に散々やらかしました。なので、現在は1時間粘っても集中できなかったら、一旦その作業には見切りをつけます。そして、別のやるべきことを先に片付けたり、寝て体力回復に努めたりします。また、集中できない理由を考えることもあります。例えばどうしてレポートがまとまらないのか。それは必要な情報がまだ不足しているせいかもしれません。宿題に身が入らないのは、基礎がまだ身についてないせいかもしれません。アイデアが頭の中で散らかっているなら、一度全部紙に書き出して整理すると、思考がスムーズに回り出したりします。

その⑥ それでもどうしてもやる気が起きなかったら

もう諦めるしかないです。よって、全力でやらずに済む方法を考えます。他の人にお願いしたり（もちろん埋め合わせはする）、環境を変えたり、他の手段で穴埋めできないのか模索します。これは逃げじゃないんです。戦略的撤退です！

そして現在

決意！ 人生を楽しむ

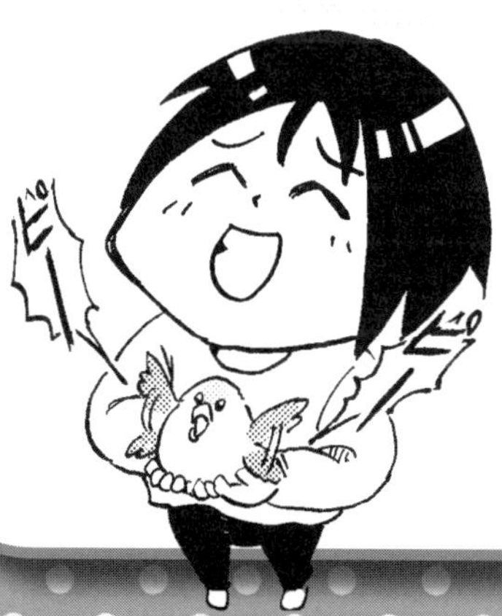

天職に巡り合えた！ ……はずだったのに

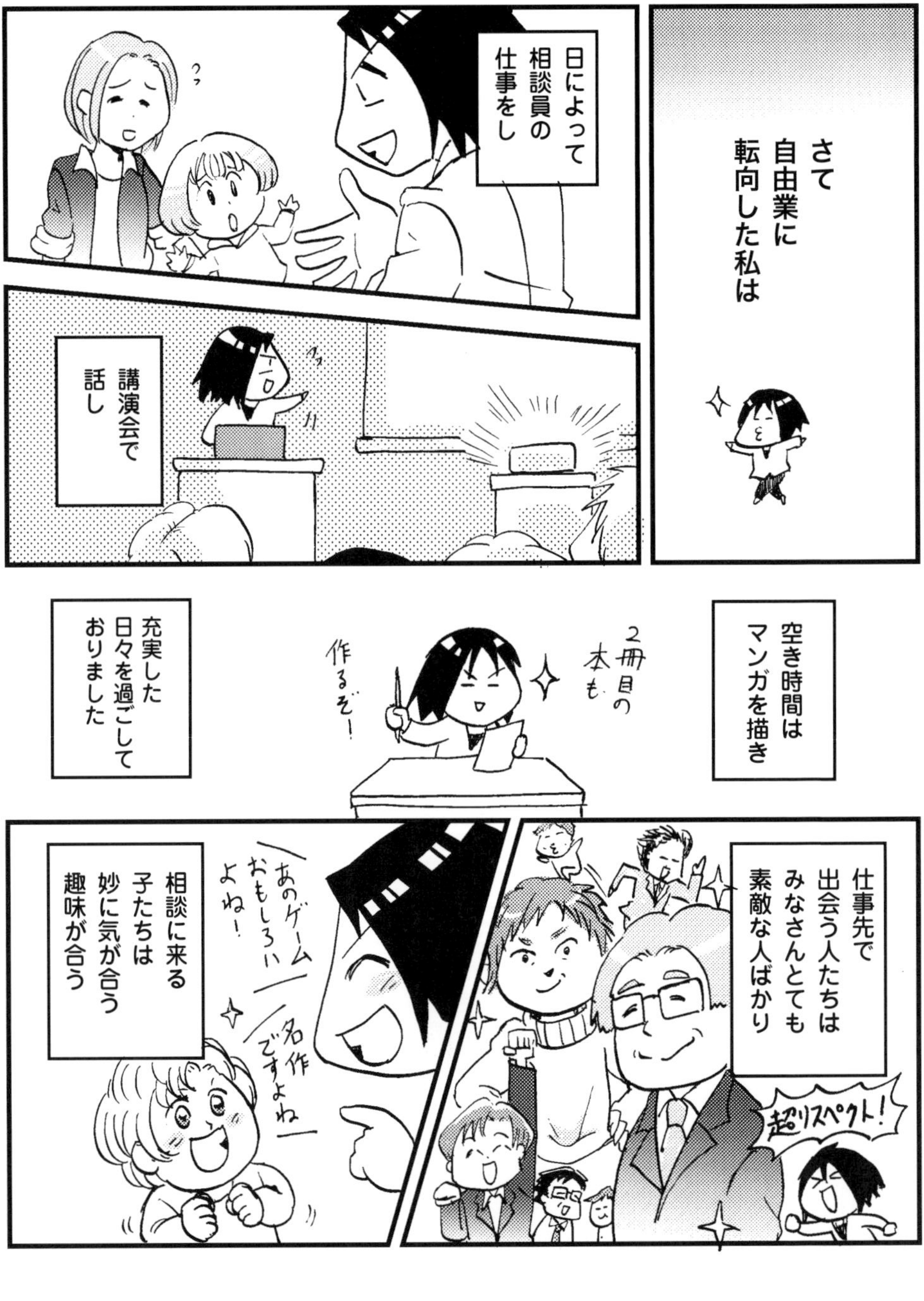
さて
自由業に
転向した私は
日によって
相談員の
仕事をし
講演会で
話し
空き時間は
マンガを描き
2冊目の本も
作るぞ!
充実した
日々を過ごして
おりました
仕事先で
出会う人たちは
みなさんとても
素敵な人ばかり
超リスペクト!
相談に来る
子たちは
妙に気が合う
趣味が合う
あのゲーム
おもしろい
よね!
名作
ですよね

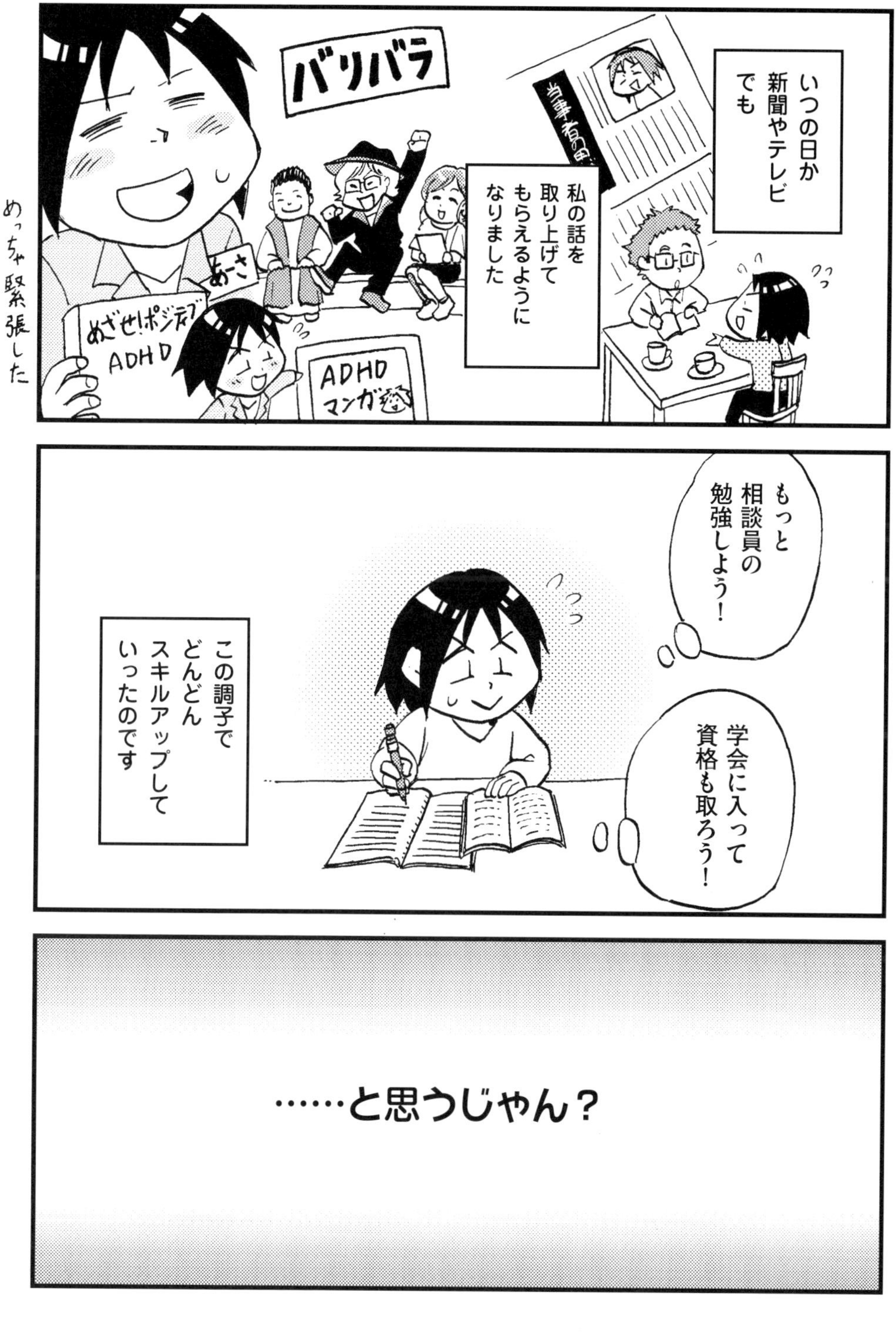
いつの日か新聞やテレビでも
私の話を取り上げてもらえるようになりました
バリバラ
あーさ
めざせ!ポジティブ ADHD
ADHDマンガ
めっちゃ緊張した
もっと相談員の勉強しよう！
学会に入って資格も取ろう！
この調子でどんどんスキルアップしていったのです
……と思うじゃん？

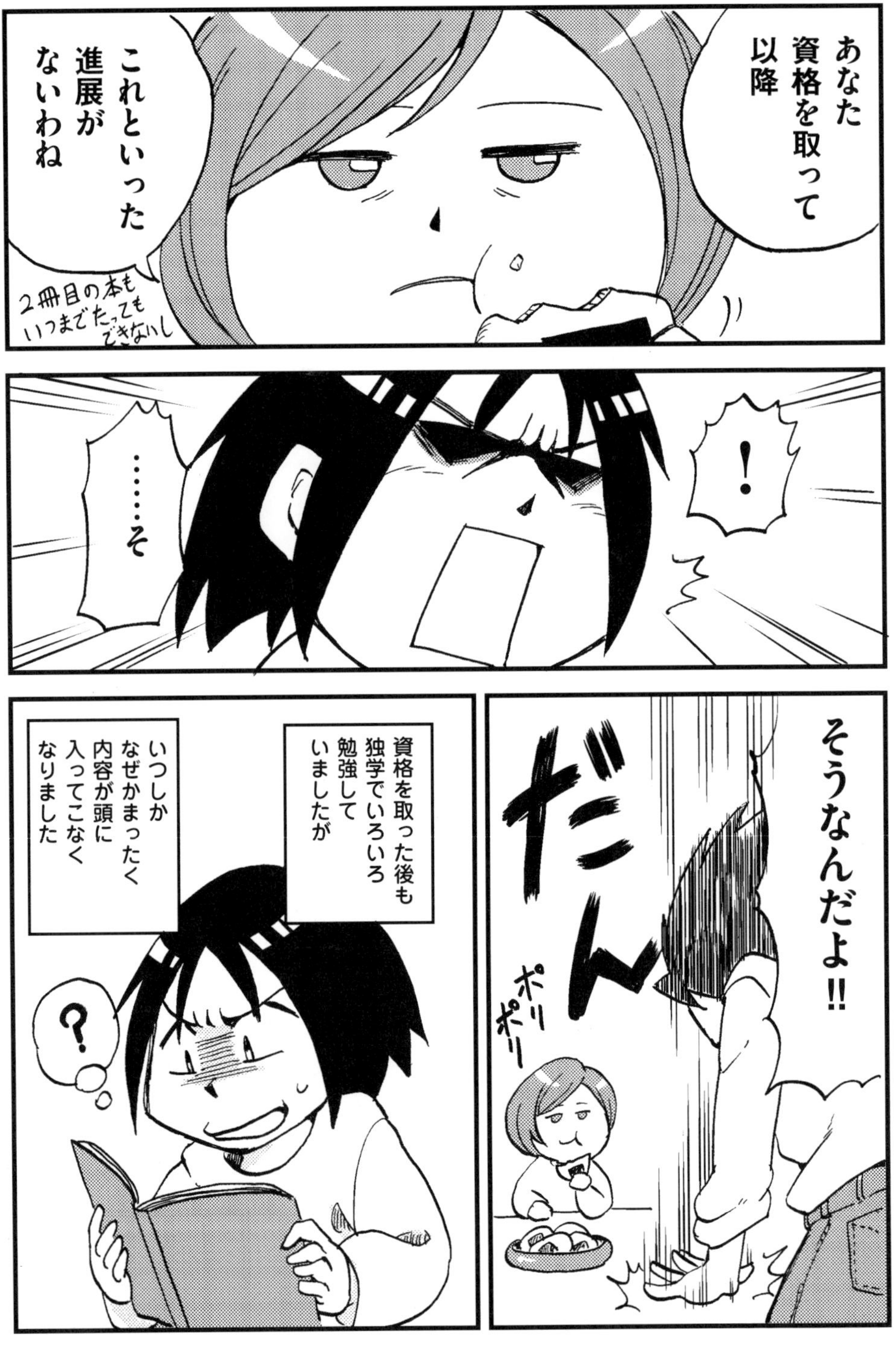
あなた
資格を取って
以降
これといった
進展が
ないわわね
2冊目の本も
いつまでたっても
できないし
!
……そ
そうなんだよ!!
だん
ポリ
ポリ
資格を取った後も
独学でいろいろ
勉強して
いましたが
いつしか
なぜかまったく
内容が頭に
入ってこなく
なりました
?

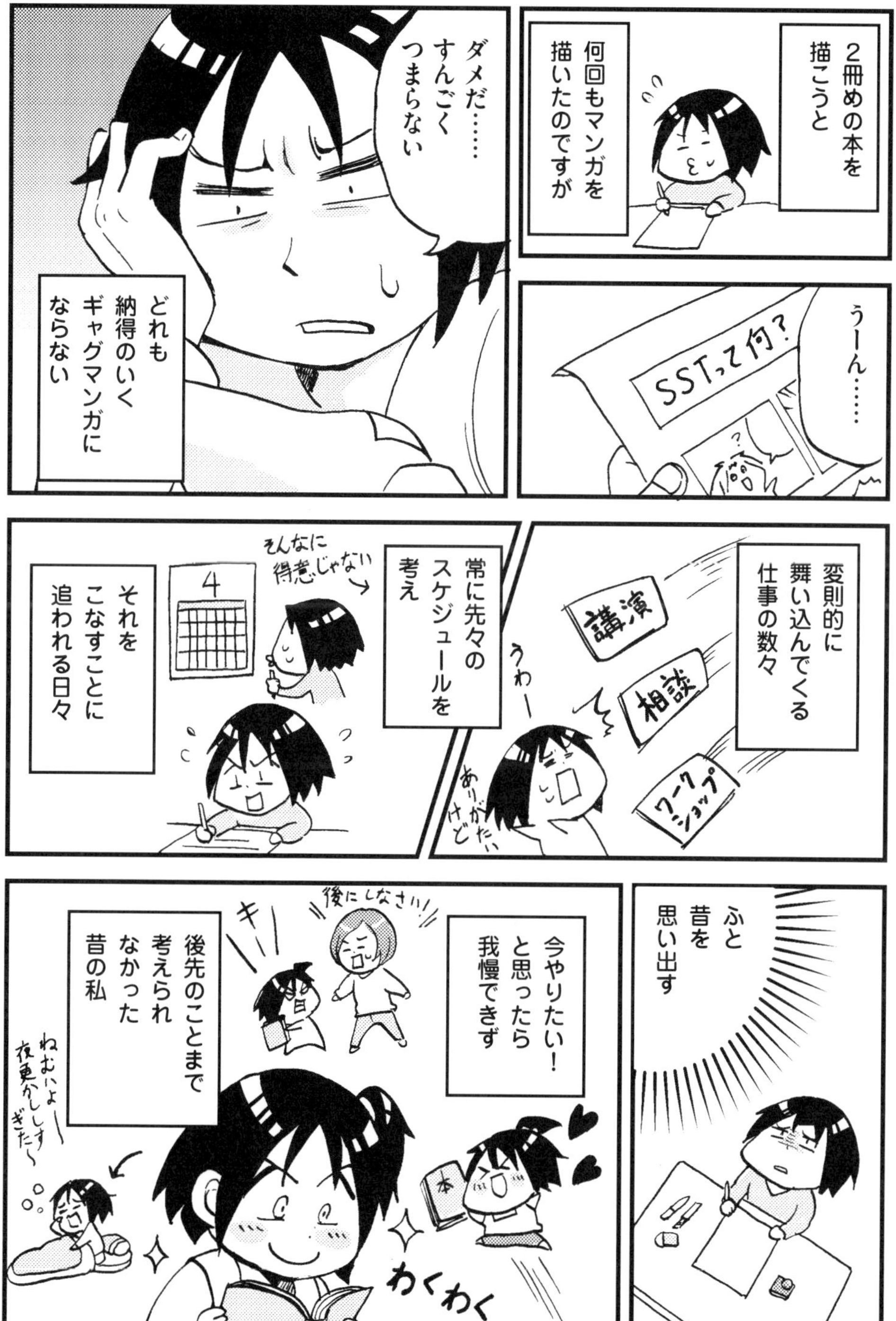
2冊めの本を描こうと
何回もマンガを描いたのですが
SSTって何？
うーん……
ダメだ……すんごくつまらない
どれも納得のいくギャグマンガにならない
変則的に舞い込んでくる仕事の数々
講演
相談
ワークショップ
うわー
ありがたいけど
常に先々のスケジュールを考え
そんなに得意じゃない
4
それをこなすことに追われる日々
ふと昔を思い出す
今やりたい！と思ったら我慢できず
後にしなさい!!
キー
後先のことまで考えられなかった昔の私
本
わくわく
ねむいよ～ 夜更かしすぎた～

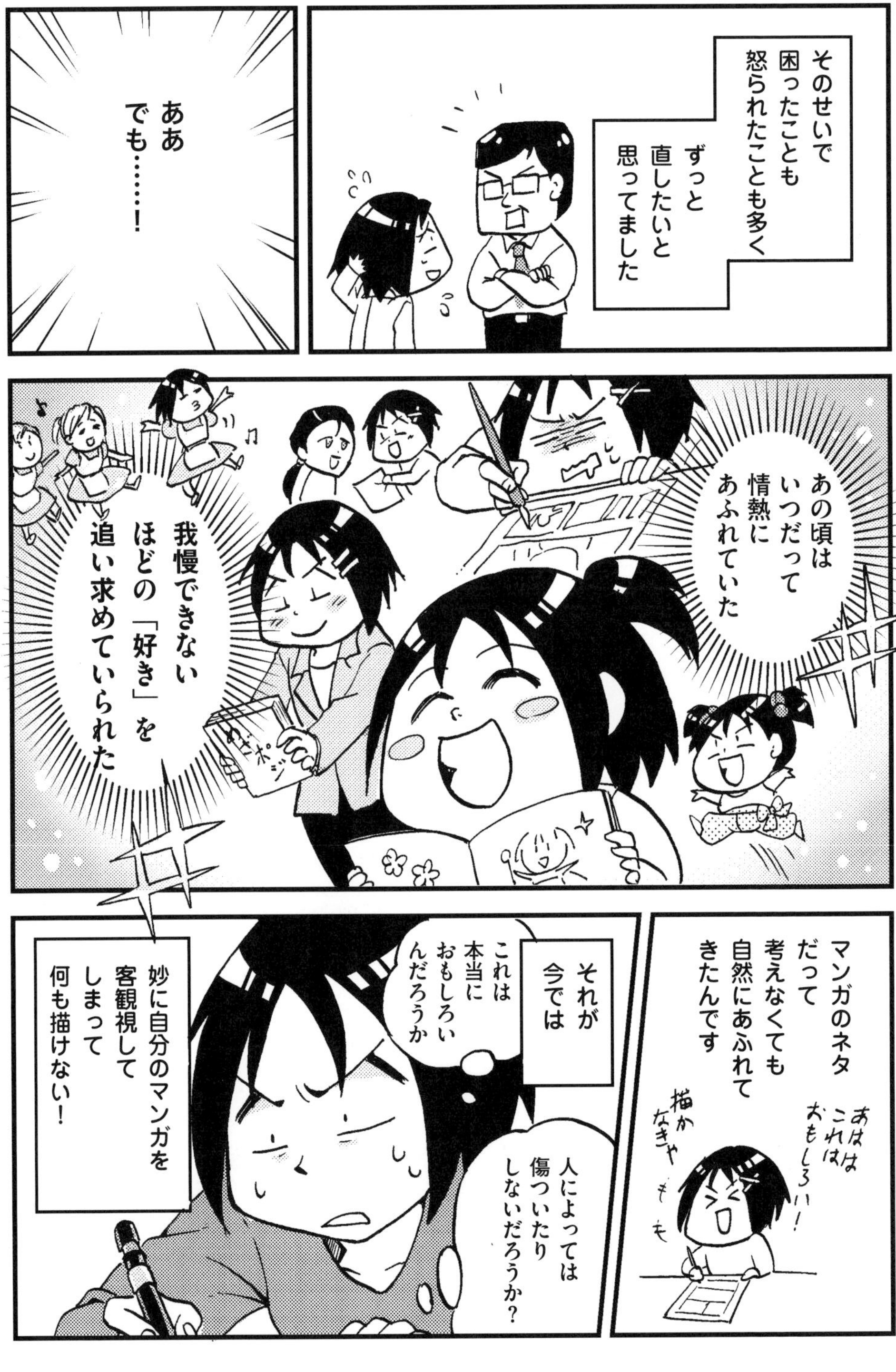
そのせいで
困ったことも
怒られたことも多く
ずっと
直したいと
思ってました
ああ
でも……!
あの頃は
いつだって
情熱に
あふれていた
我慢できない
ほどの「好き」を
追い求めていられた
マンガのネタ
だって
考えなくても
自然にあふれて
きたんです
あはは
これは
おもしろい!
描かなきゃ
それが
今では
これは
本当に
おもしろい
んだろうか
人によっては
傷ついたり
しないだろうか?
妙に自分のマンガを
客観視して
しまって
何も描けない!

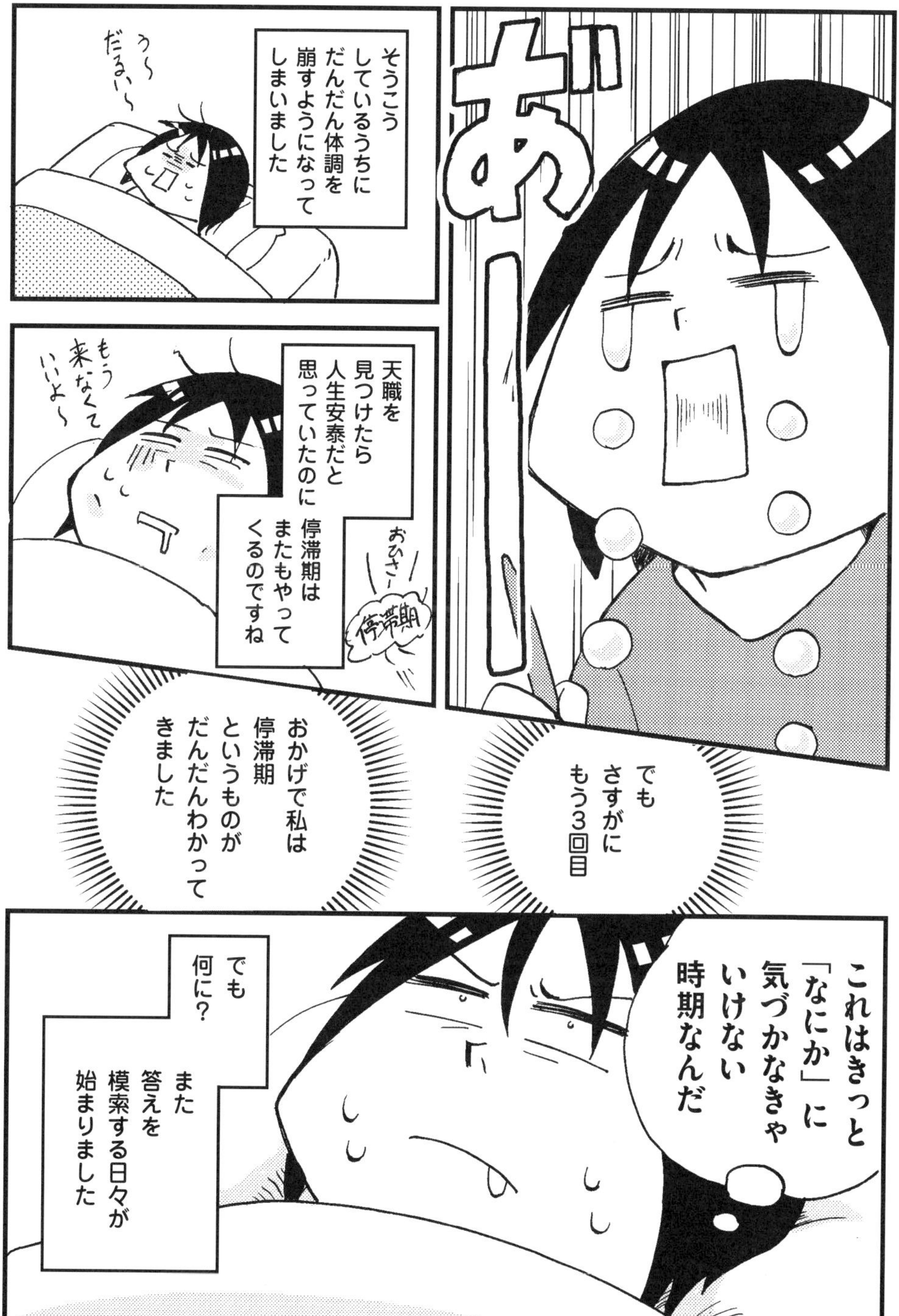
そうこう
していくうちに
だんだん体調を
崩すようになって
しまいました
う〜
だるい〜
天職を
見つけたら
人生安泰だと
思っていたのに
停滞期は
またもやって
くるのですね
もう
来なくて
いいよ〜
おひさ〜
停滞期
あ゛ー
でも
さすがに
もう3回目
おかげで私は
停滞期
というものが
だんだんわかって
きました
これはきっと
「なにか」に
気づかなきゃ
いけない
時期なんだ
でも
何に？
また
答えを
模索する日々が
始まりました

転機の日

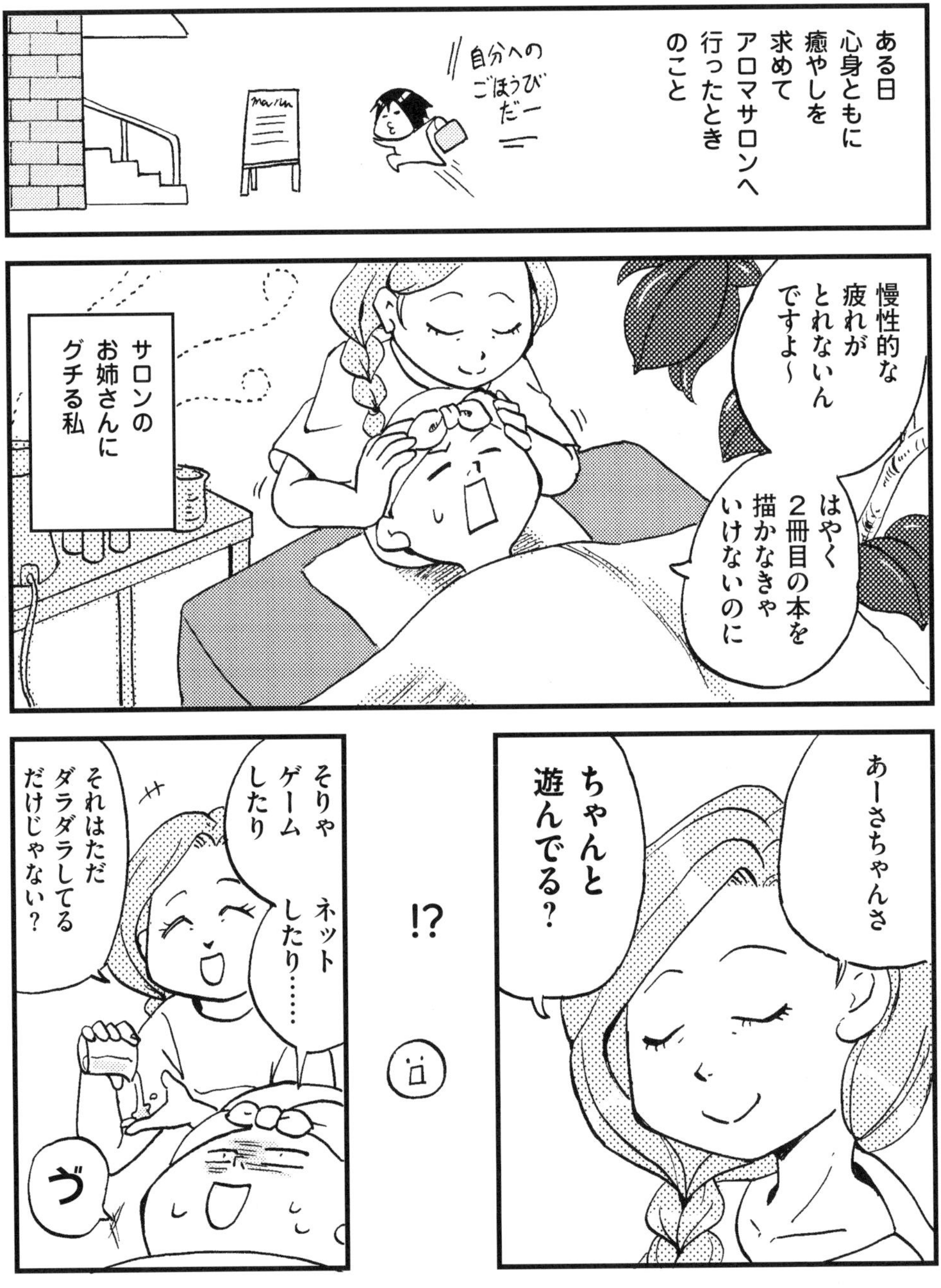
ある日
心身ともに
癒やしを
求めて
アロマサロンへ
行ったとき
のこと
自分へのごほうびだー
サロンのお姉さんにグチる私
慢性的な疲れがとれないいんですよ～
はやく2冊目の本を描かなきゃいけないのに
あーさちゃんさ
ちゃんと遊んでる？
!?
そりゃゲームしたり　ネットしたり……
それはただダラダラしてるだけじゃない？
づ

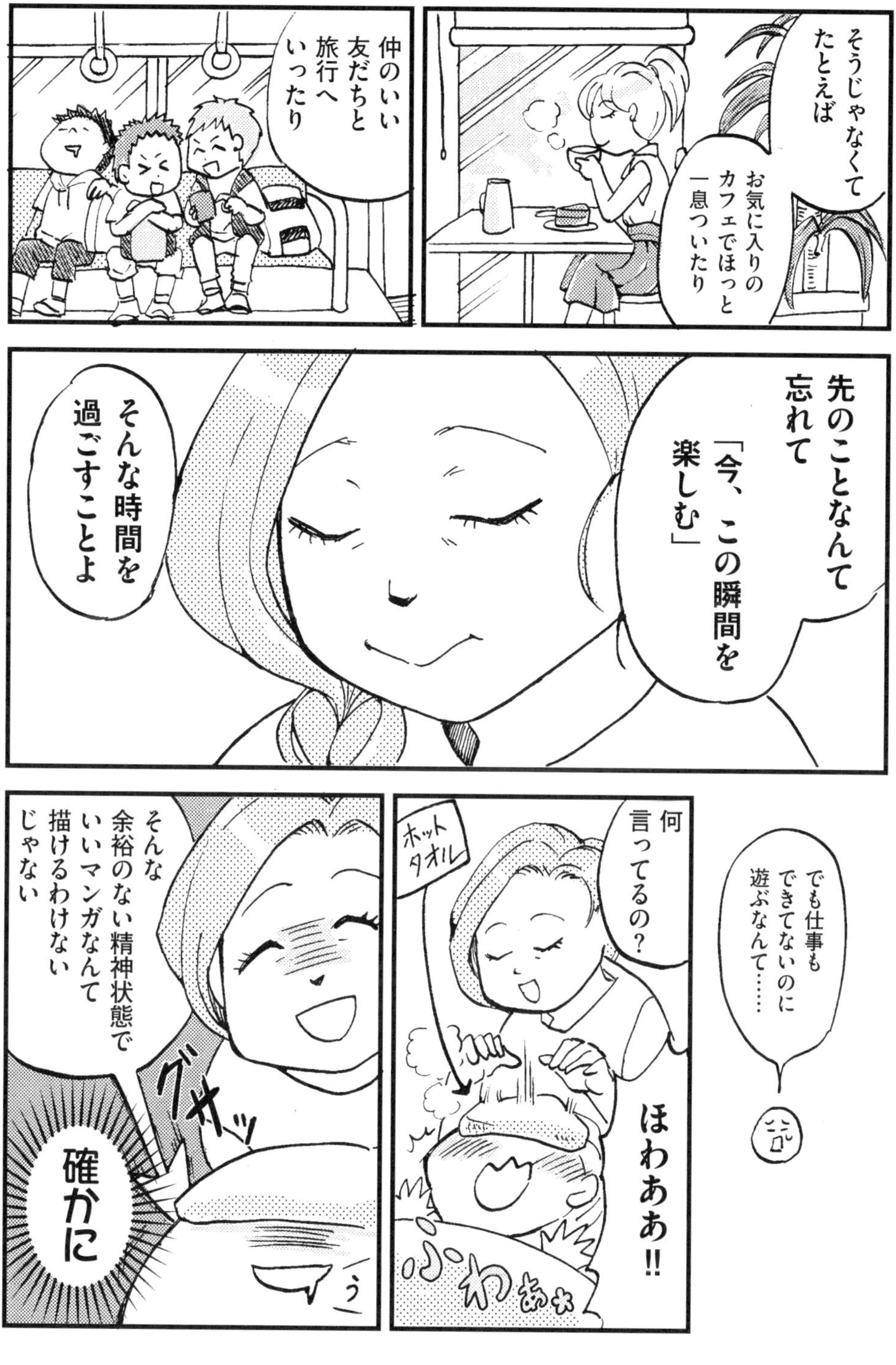

そうじゃなくて たとえば
お気に入りのカフェでほっと一息ついたり
仲のいい友だちと旅行へいったり
先のことなんて忘れて「今、この瞬間を楽しむ」
そんな時間を過ごすことよ
でも仕事もできてないのに遊ぶなんて……
何言ってるの？
ホットタオル
ほわぁあ!!
ふわぁぁ
そんな余裕のない精神状態でいいマンガなんて描けるわけないじゃない
グサッ
確かに
う

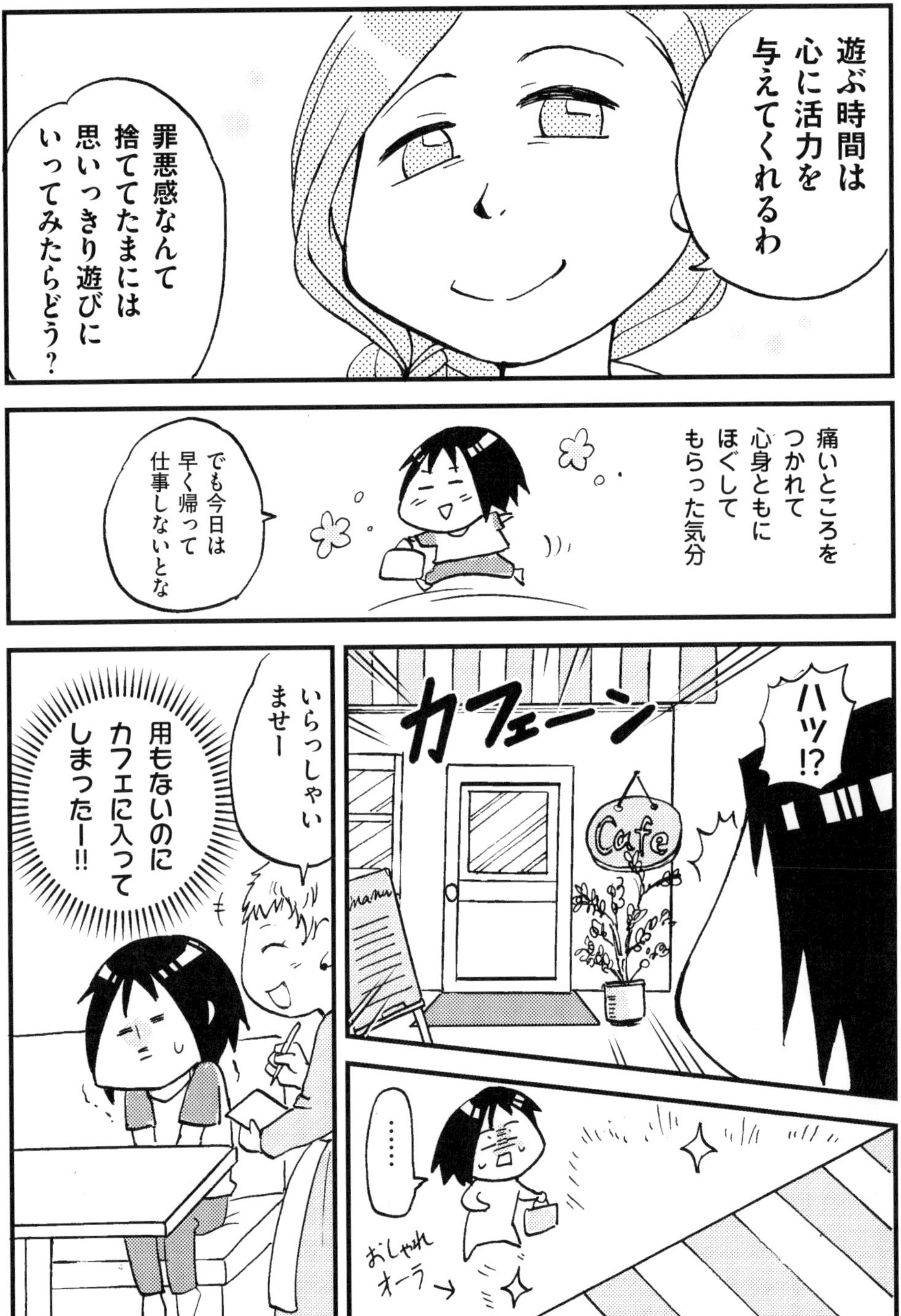
遊ぶ時間は
心に活力を
与えてくれるわ
罪悪感なんて
捨ててたまには
思いっきり遊びに
いってみたらどう？
痛いところを
つかれて
心身ともに
ほぐして
もらった気分
でも今日は
早く帰って
仕事しないとな
ハッ!?
カフェーン
Cafe
…………
おしゃれ
オーラ→
いらっしゃい
ませー
用もないのに
カフェに入って
しまったー!!

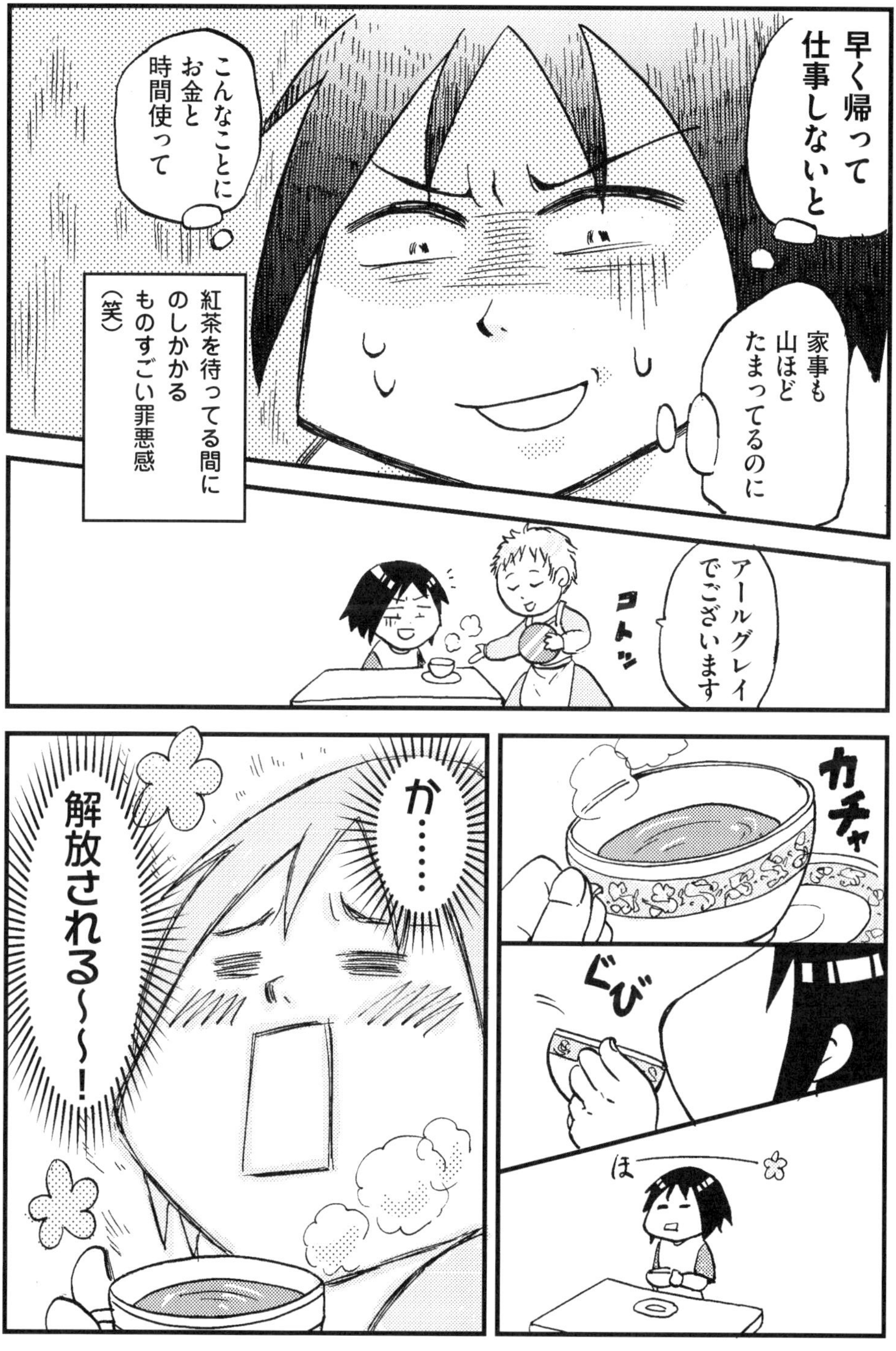
早く帰って
仕事しないと
家事も
山ほど
たまってるのに
こんなことに
お金と
時間使って
紅茶を待ってる間に
のしかかる
ものすごい罪悪感
（笑）
アールグレイ
でございます
コトッ
カチャ
ぐび
ほ――
か……
解放される～～！

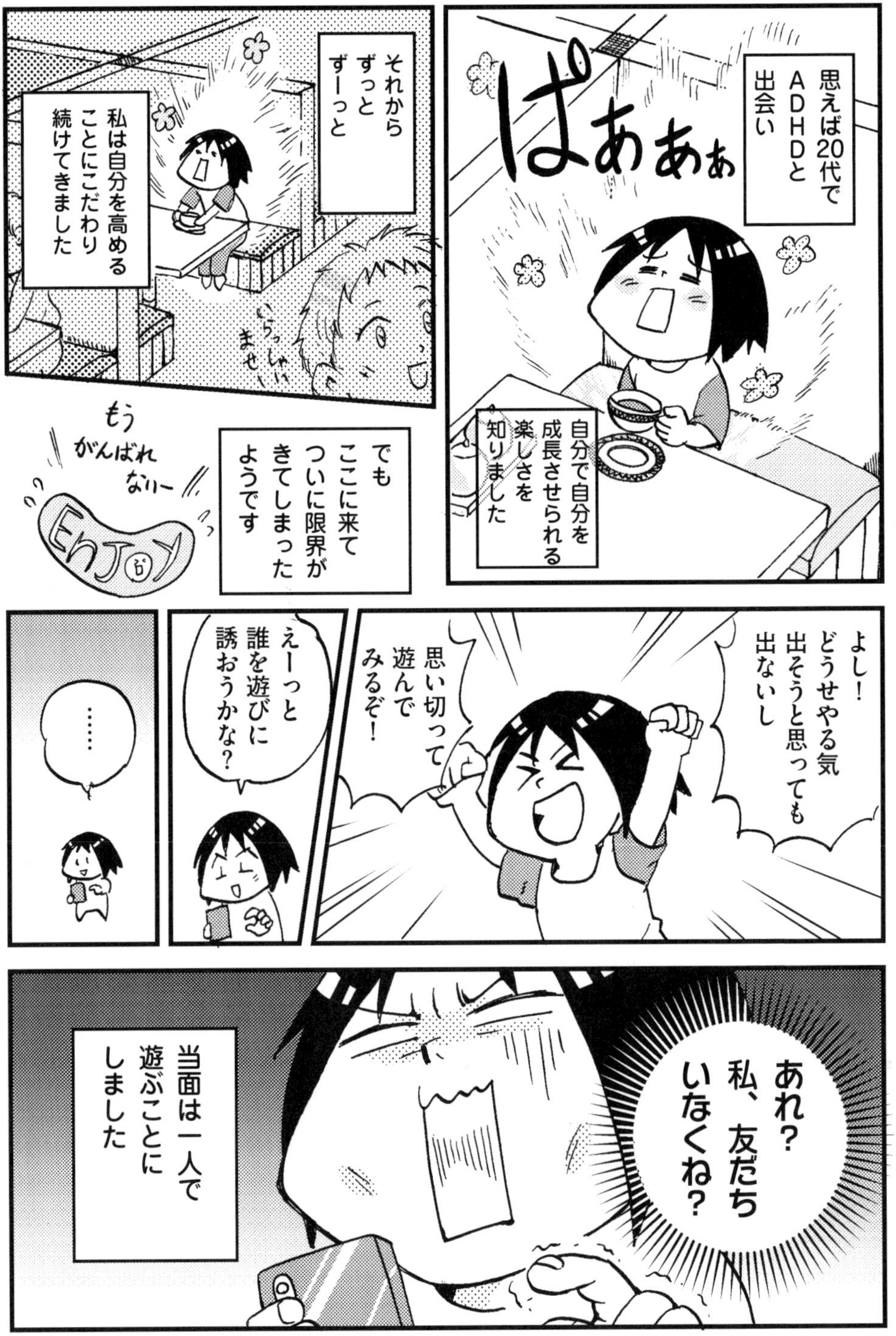

思えば20代で
ADHDと
出会い
ぱあぁぁ
自分で自分を
成長させられる
楽しさを
知りました
それから
ずっと
ずーっと
私は自分を高める
ことにこだわり
続けてきました
いらっしゃいませ
でも
ここに来て
ついに限界が
きてしまった
ようです
もう
がんばれ
なりー
EnJoY
よし！
どうせやる気
出そうと思っても
出ないし
思い切って
遊んで
みるぞ！
えーっと
誰を遊びに
誘おうかな？
……
あれ？
私、友だち
いなくね？
当面は一人で
遊ぶことに
しました

遊びは心の点滴なのさ

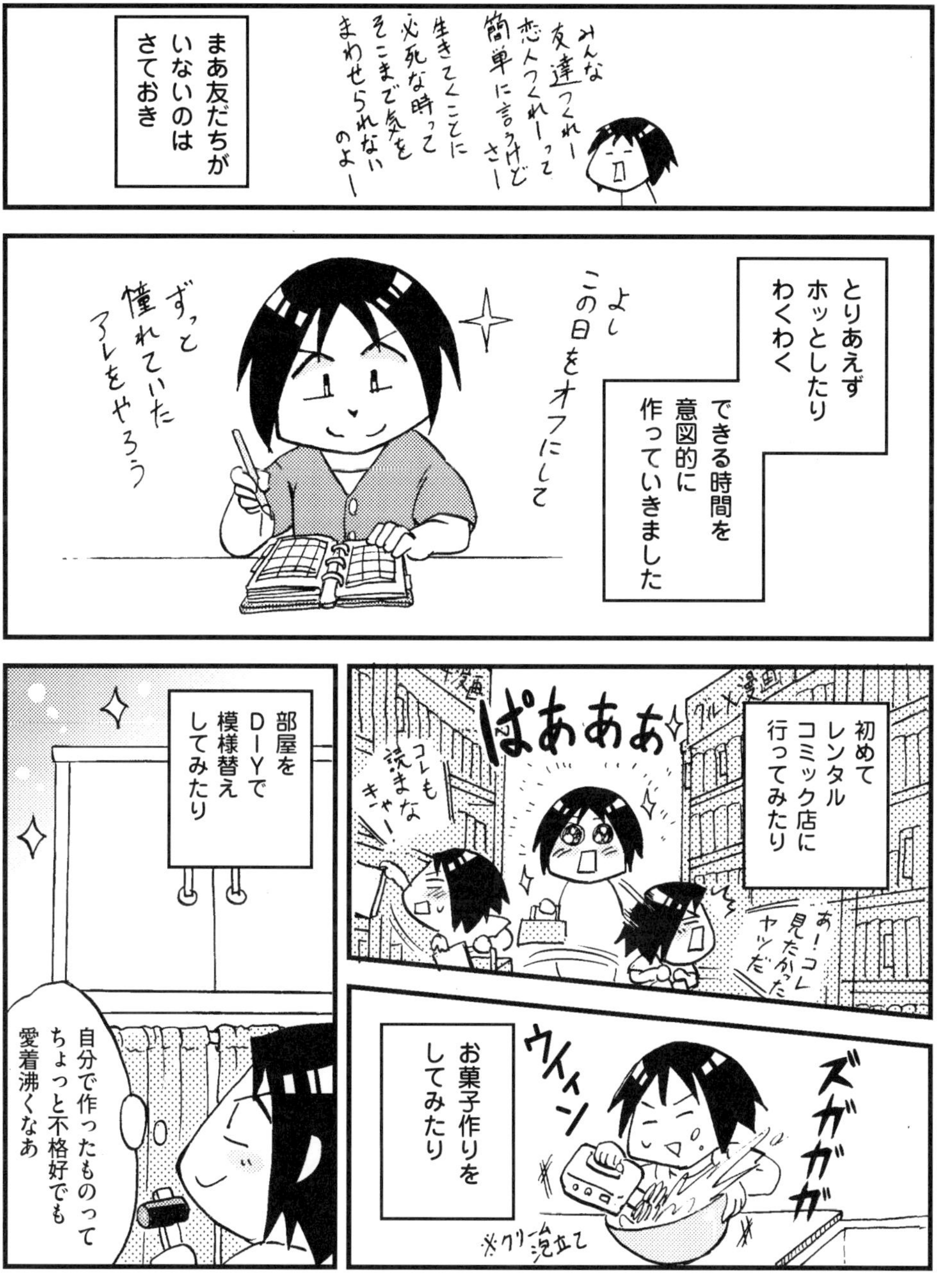
みんな
友達つくれー
恋人つくれーって
簡単に言うけどさー
生きてくことに
必死な時って
そこまで気を
まわせられない
のよー
まあ友だちが
いないのは
さておき
とりあえず
ホッとしたり
わくわく
できる時間を
意図的に
作っていきました
よし
この日をオフにして
ずっと
憧れていた
アレをやろう
初めて
レンタル
コミック店に
行ってみたり
ぱあああ
コレも
読まな
きゃー!
あ!コレ
見たかった
ヤツだ
お菓子作りを
してみたり
ウィィーン
ズガガガ
※クリーム泡立て
部屋を
DIYで
模様替え
してみたり
自分で作ったものって
ちょっと不格好でも
愛着沸くなあ

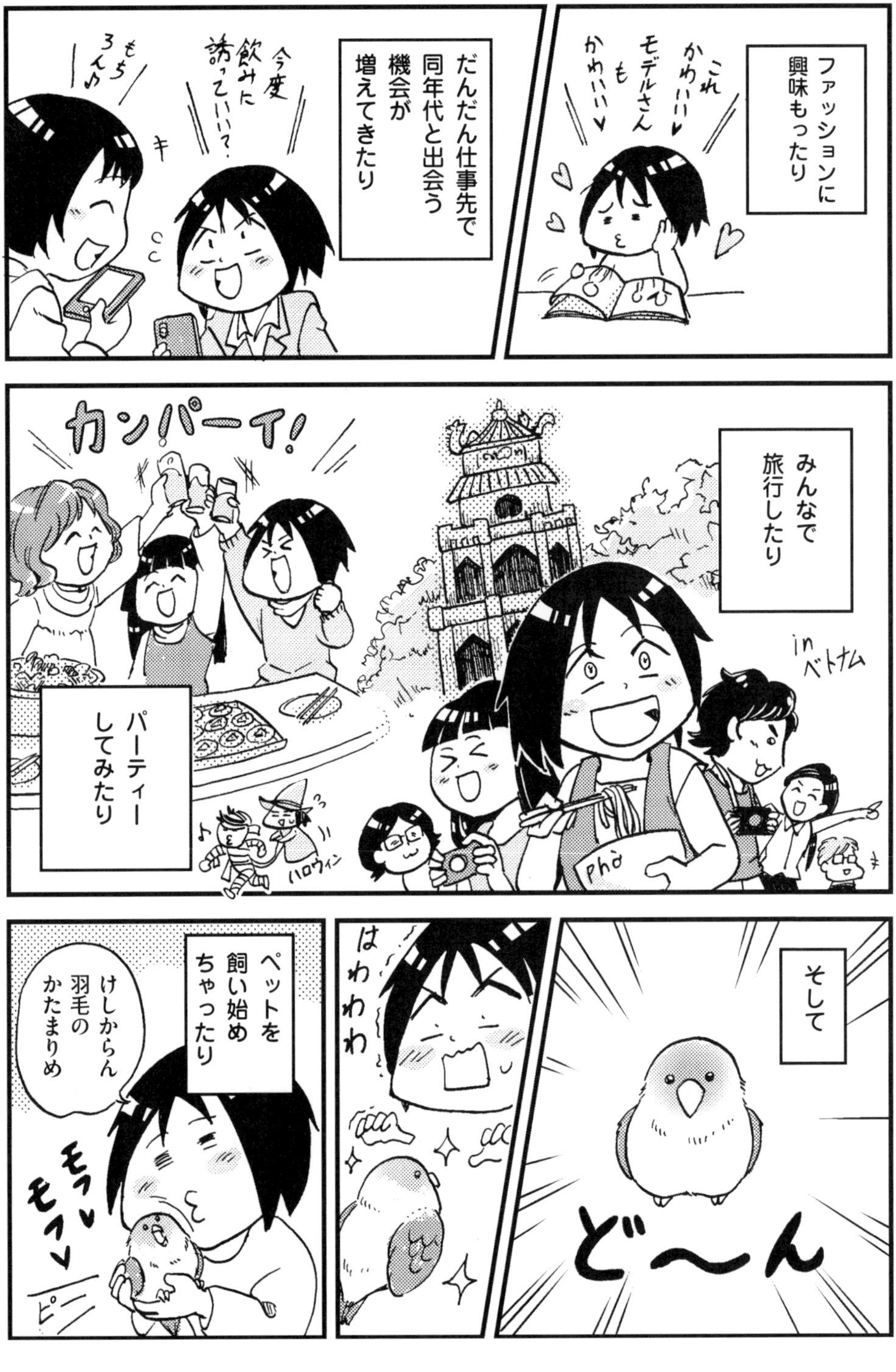
ファッションに興味もったり
これかわいい
モデルさんもかわいい
だんだん仕事先で同年代と出会う機会が増えてきたり
今度飲みに誘っていい?
もちろん♪
カンパーイ!
みんなで旅行したり
inベトナム
phở
パーティーしてみたり
ハロウィン
そして
ど〜ん
はわわわ
ペットを飼い始めちゃったり
けしからん羽毛のかたまりめ
モフッモフッ
ピー

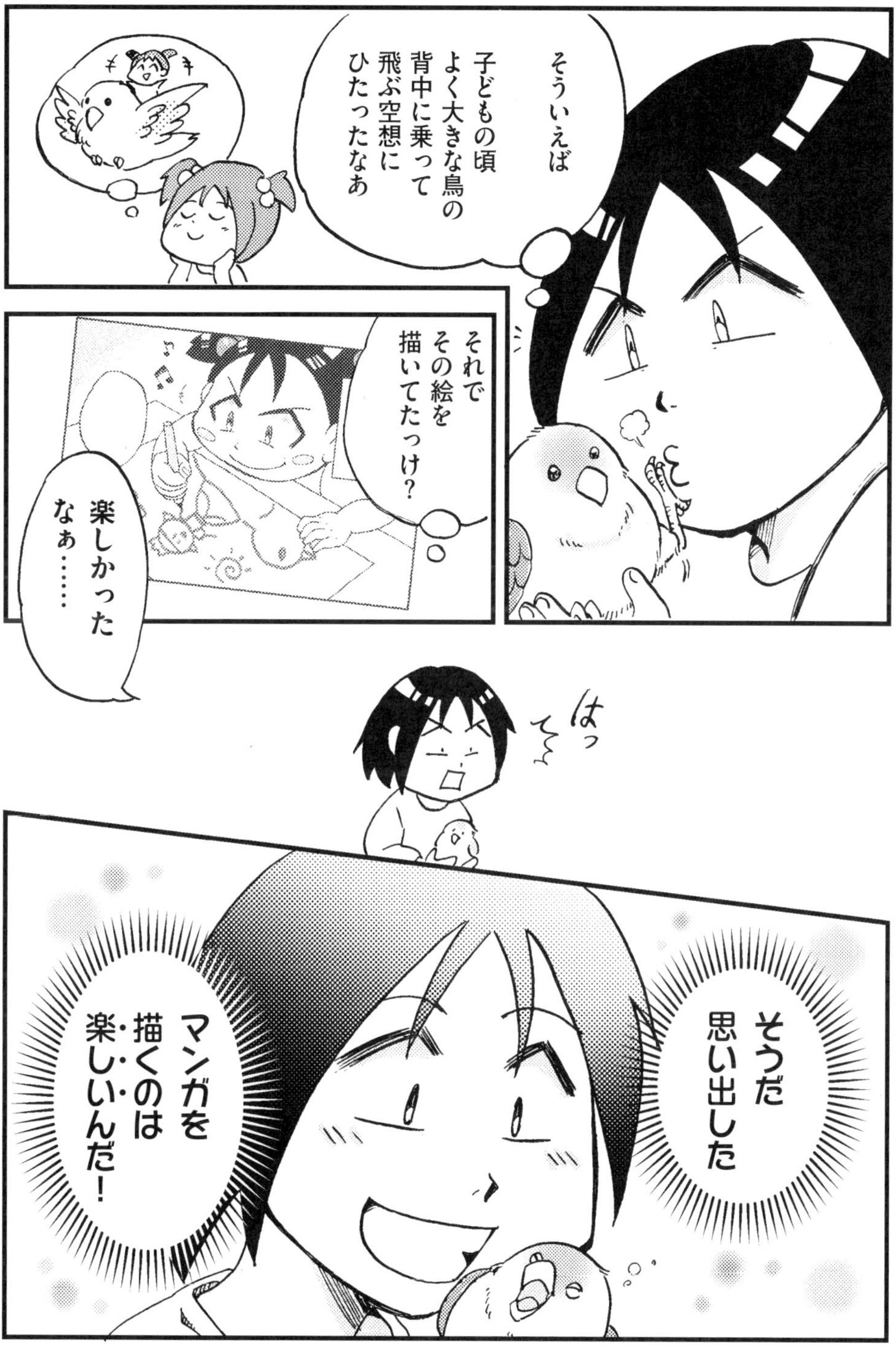
そういえば
子どもの頃
よく大きな鳥の
背中に乗って
飛ぶ空想に
ひたったなあ
それで
その絵を
描いてたっけ？
楽しかった
なぁ……
はっ
そうだ
思い出した
マンガを
描くのは
楽しいんだ！

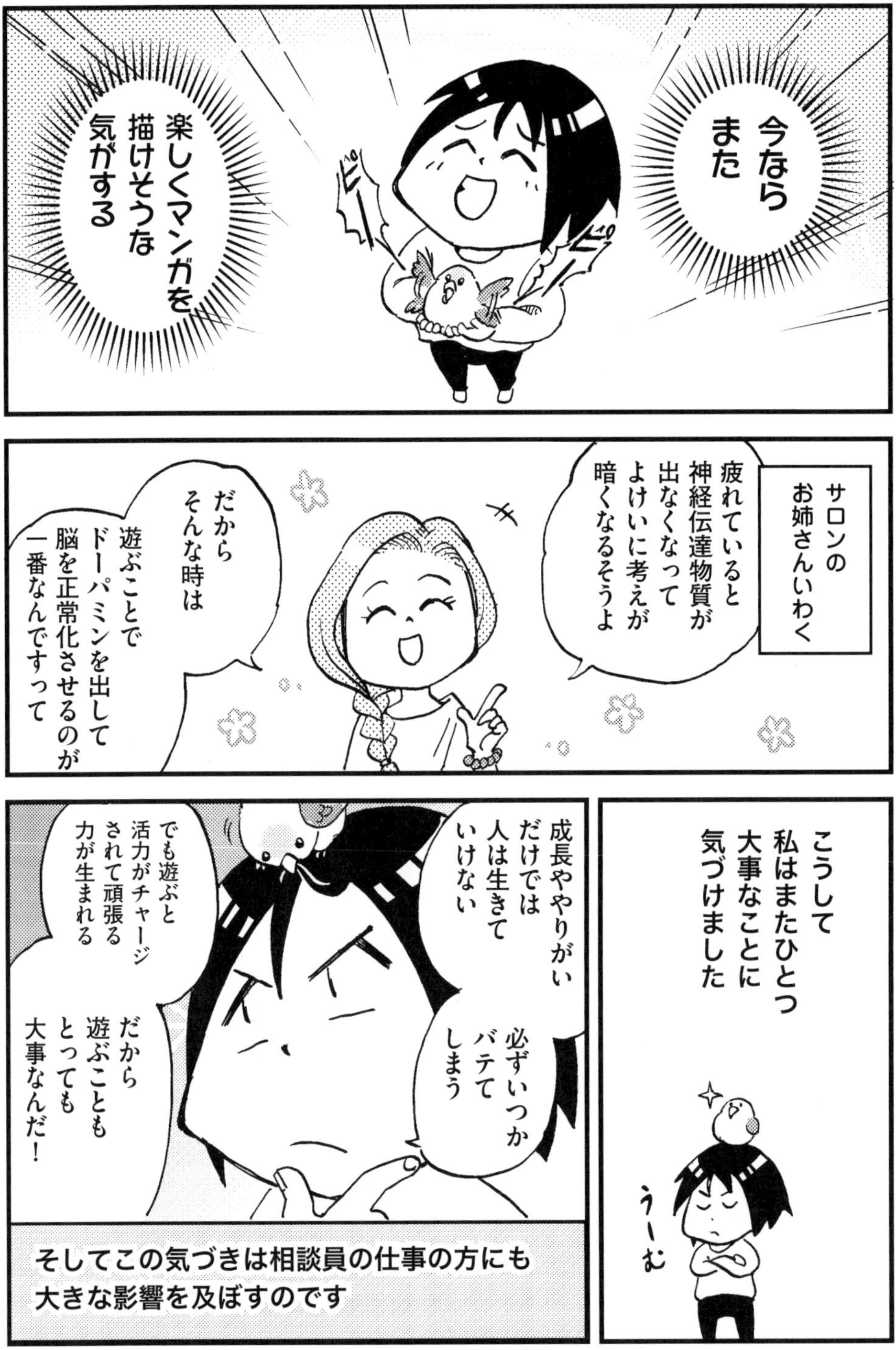
今なら
また
楽しくマンガを
描けそうな
気がする
サロンの
お姉さんいわく
疲れていると
神経伝達物質が
出なくなって
よけいに考えが
暗くなるそうよ
だから
そんな時は
遊ぶことで
ドーパミンを出して
脳を正常化させるのが
一番なんですって
こうして
私はまたひとつ
大事なことに
気づけました
うーむ
成長ややりがい
だけでは
人は生きて
いけない
必ずいつか
バテて
しまう
でも遊ぶと
活力がチャージ
されて頑張る
力が生まれる
だから
遊ぶことも
とっても
大事なんだ！
そしてこの気づきは相談員の仕事の方にも
大きな影響を及ぼすのです

そうだ！ 活力を取り戻せ

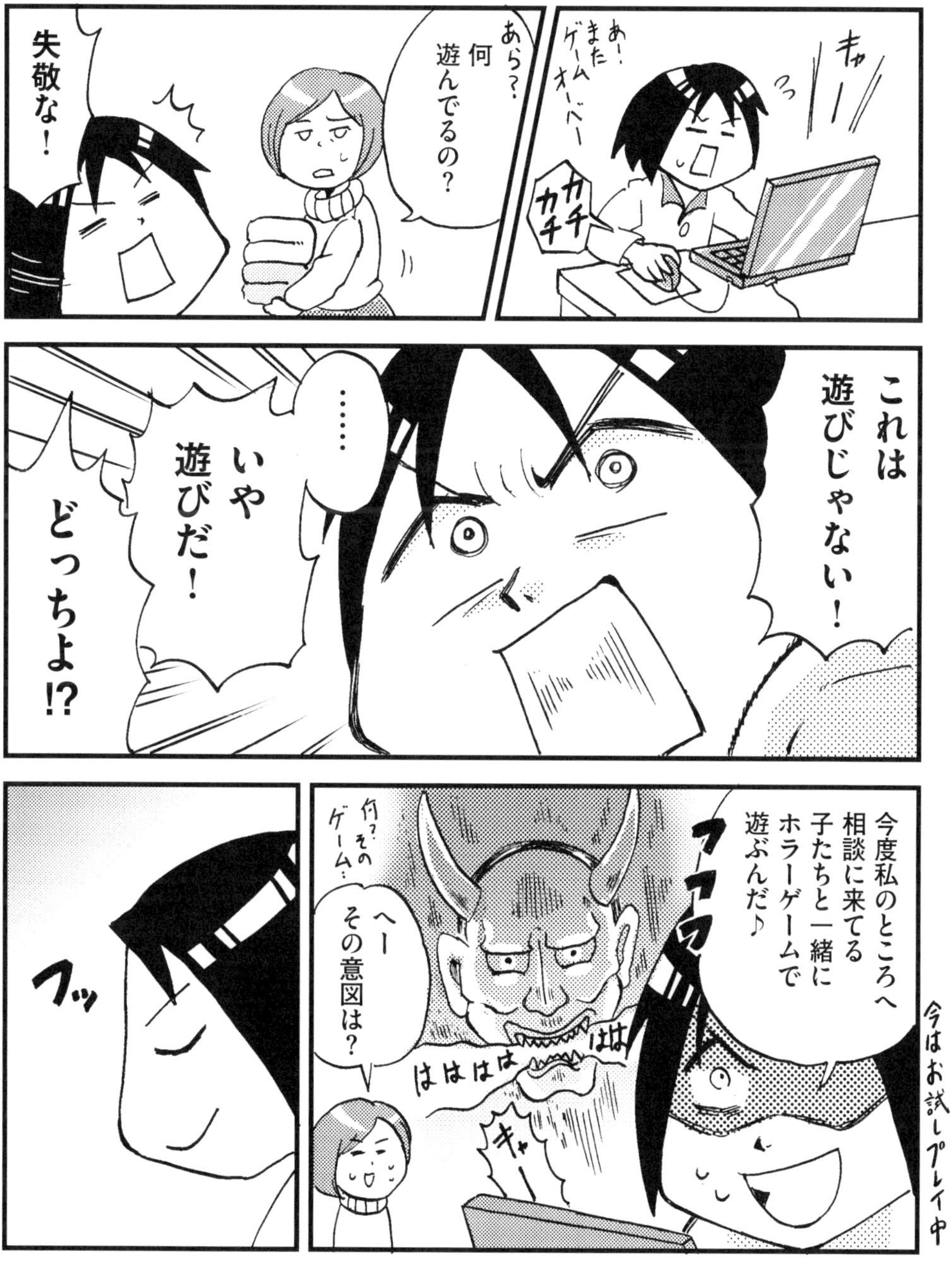
キャー
あー！ また ゲームオーバー
カチカチ
あら？ 何 遊んでるの？
失敬な！
これは 遊びじゃない！
……
いや 遊びだ！
どっちよ!?
今度私のところへ相談に来てる子たちと一緒にホラーゲームで遊ぶんだ♪
フフフ
何？ そのゲーム？
へー その意図は？
はははは はは
キャー
今はお試しプレイ中
フッ

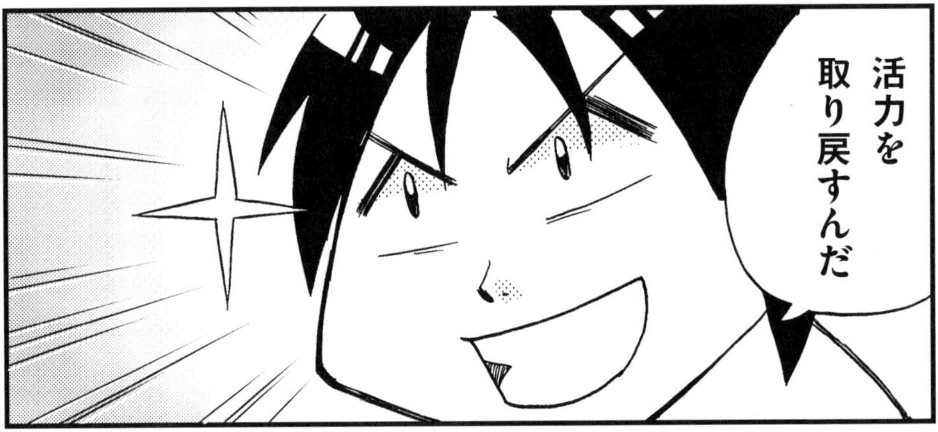
活力を取り戻すんだ

少し前まで、私は悩んでいました

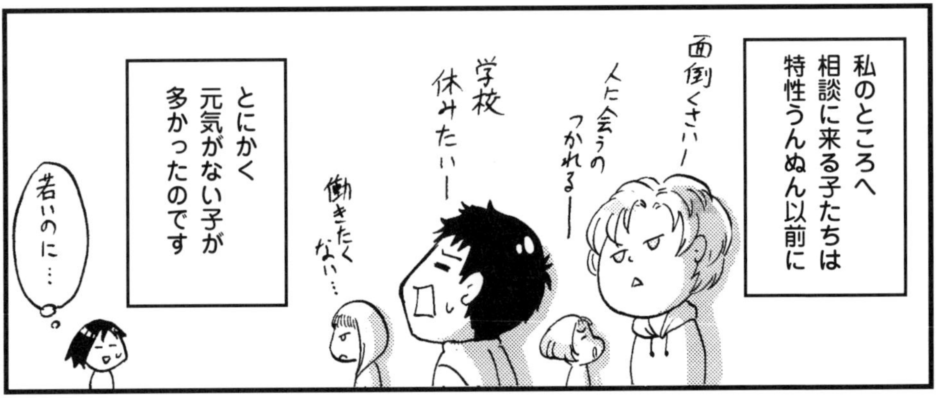
私のところへ相談に来る子たちは特性うんぬん以前に
面倒くさい!
人に会うのつかれる—
学校休みたい—
働きたくない…
とにかく元気がない子が多かったのです
若いのに…

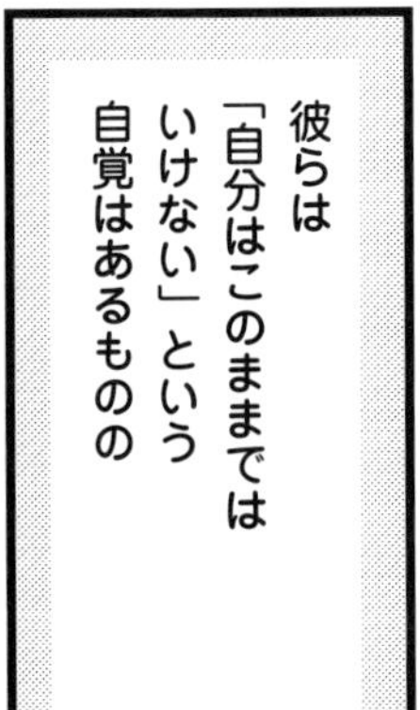

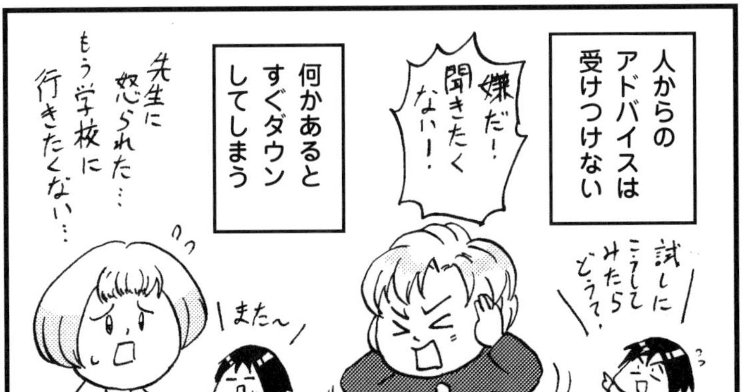
人からのアドバイスは受けつけない
試しにこうしてみたらどう?
嫌だ!聞きたくない!
何かあるとすぐダウンしてしまう
また〜
先生に怒られた…
もう学校に行きたくない…

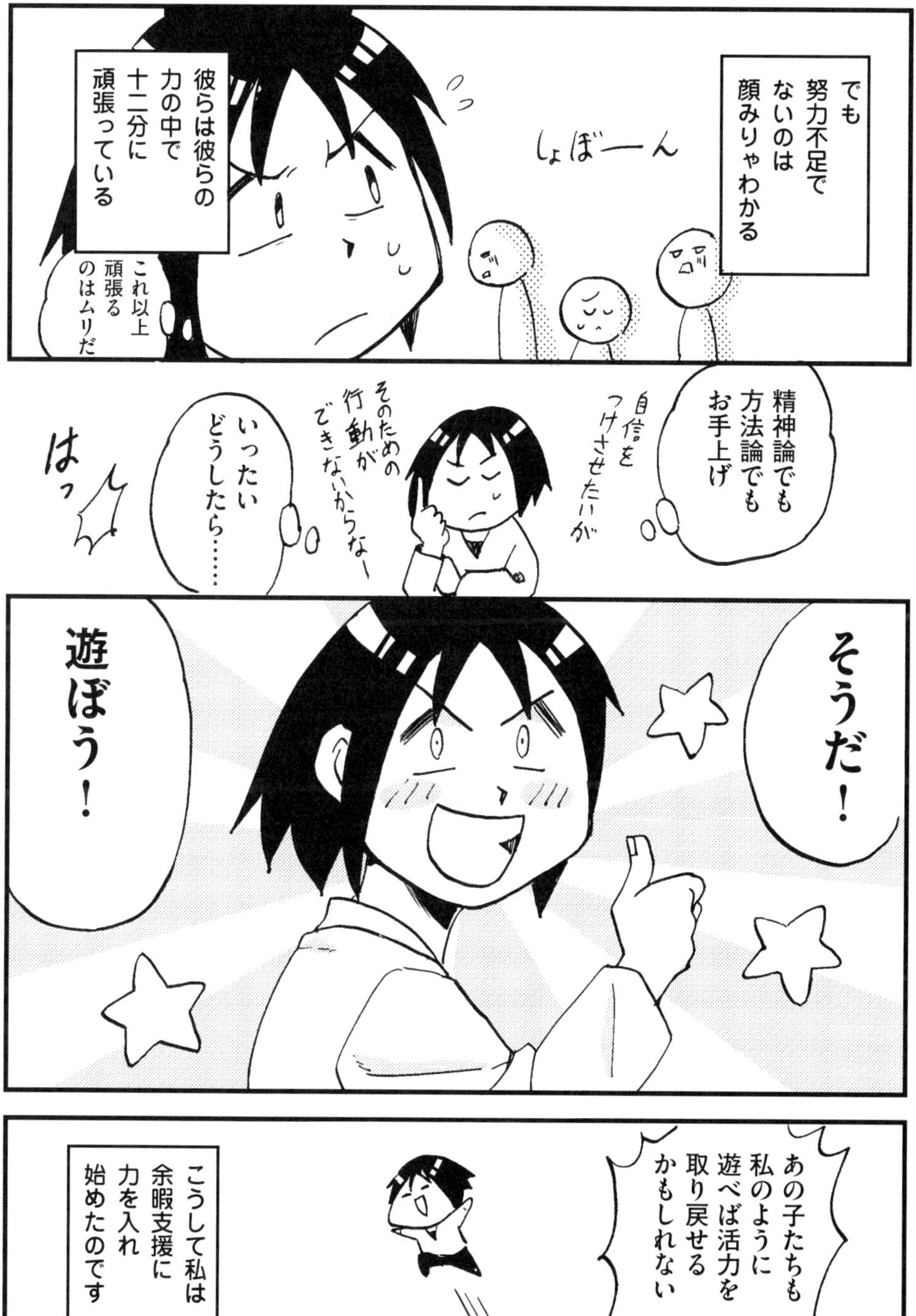
でも努力不足でないのは顔みりゃわかる
しょぼーん
彼らは彼らの力の中で十二分に頑張っている
これ以上頑張るのはムリだ
精神論でも方法論でもお手上げ
自信をつけさせたいが
そのための行動ができないからなー
いったいどうしたら……
はっ
そうだ！
遊ぼう！
あの子たちも私のように遊べば活力を取り戻せるかもしれない
こうして私は余暇支援に力を入れ始めたのです

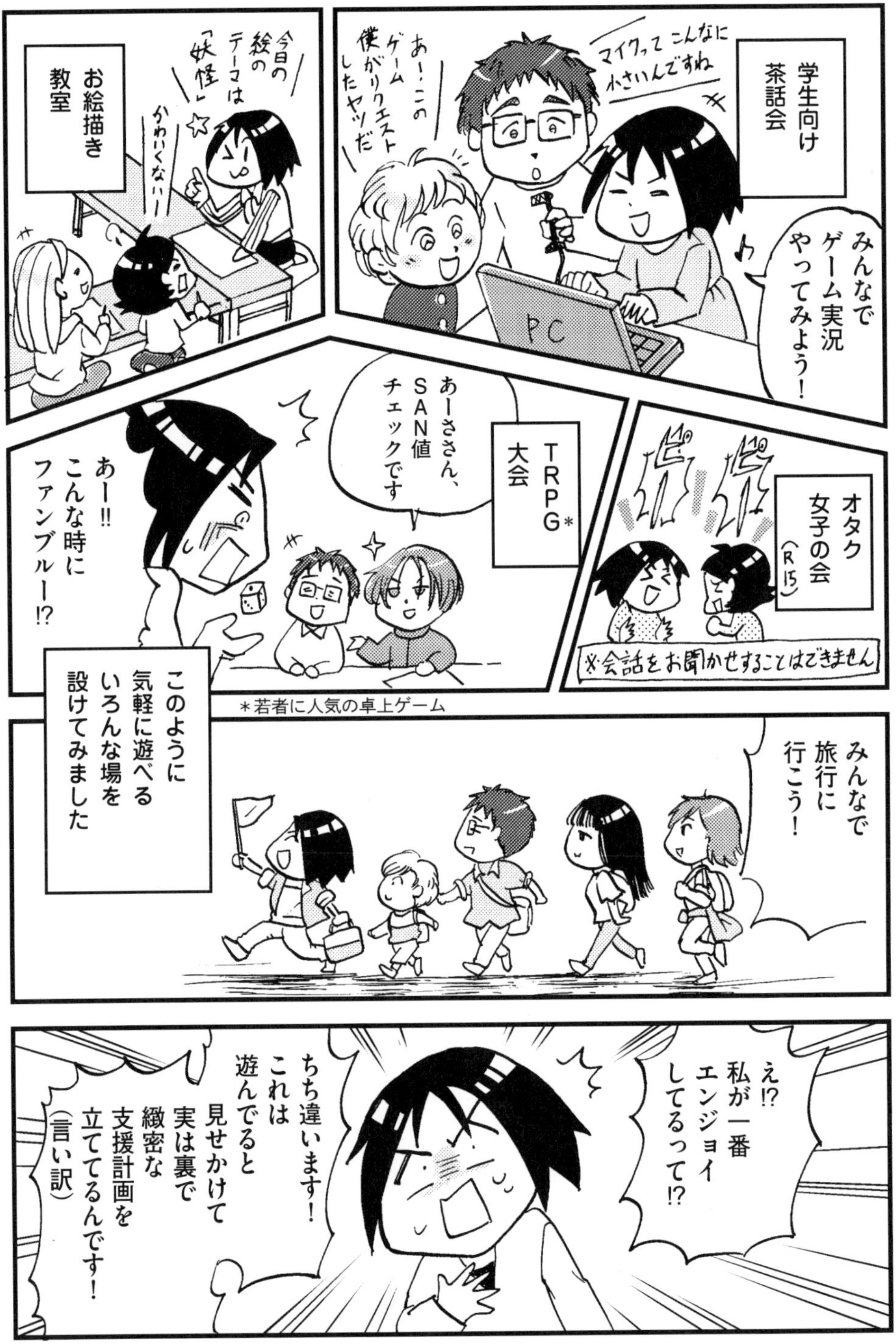
学生向け茶話会
みんなでゲーム実況やってみよう!
マイクってこんなに小さいんですね
あー!このゲーム僕がリクエストしたヤツだ
お絵描き教室
今日の絵のテーマは「妖怪」
かわいくない!!
オタク女子の会(R15)
※会話をお聞かせすることはできません
TRPG*大会
あーささん、SAN値チェックです
あー!!こんな時にファンブルー!?
このように気軽に遊べるいろんな場を設けてみました
みんなで旅行に行こう!
え!?私が一番エンジョイしてるって!?
ちち違います!これは遊んでると見せかけて実は裏で緻密な支援計画を立ててるんです!
(言い訳)

＊若者に人気の卓上ゲーム

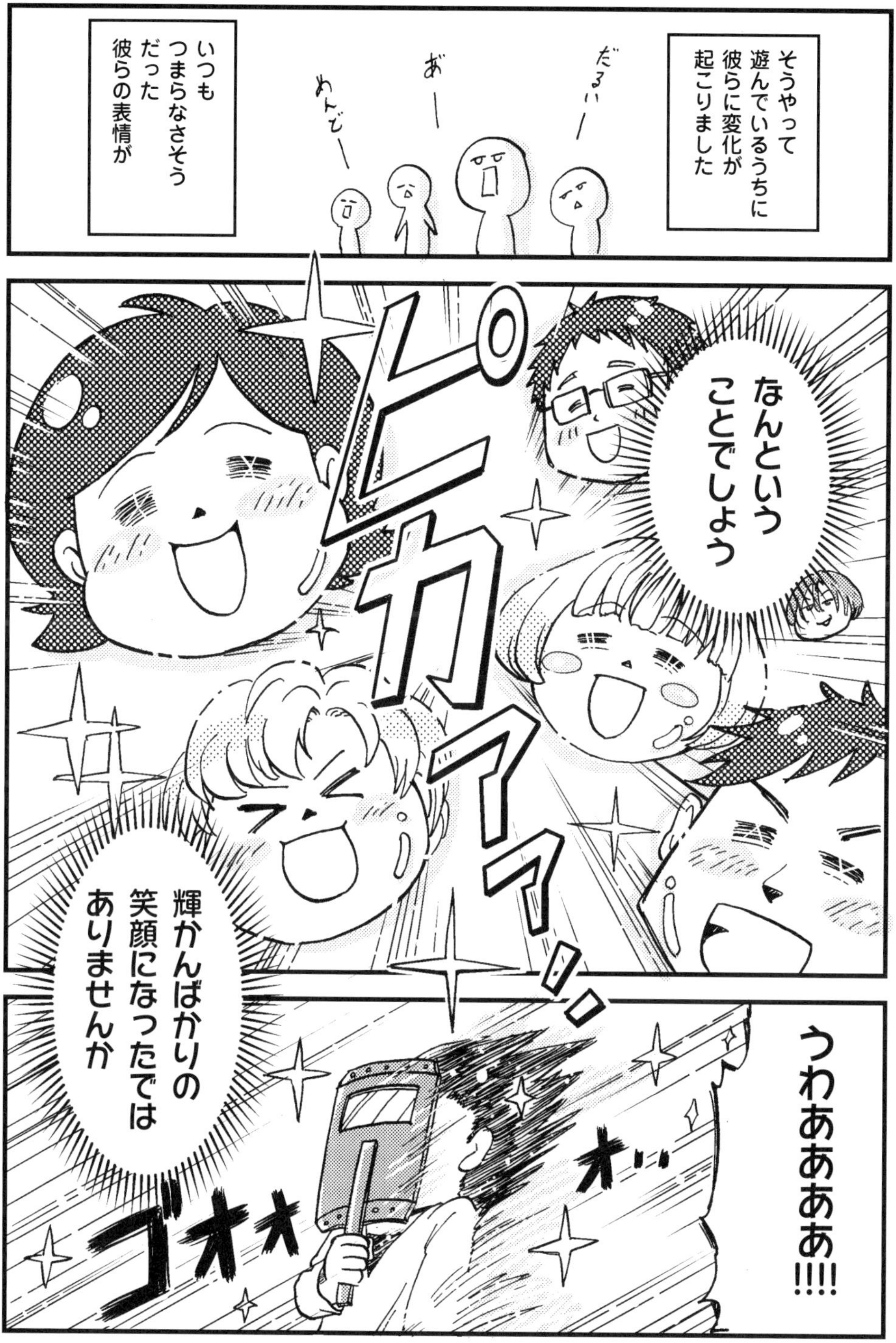
そうやって
遊んでいるうちに
彼らに変化が
起こりました
だるい―
あ―
めんど―
いつも
つまらなさそう
だった
彼らの表情が
ピカァァァ…
なんという
ことでしょう
輝かんばかりの
笑顔になったではありませんか
うわああああ!!!!
ゴオオ
オ゛

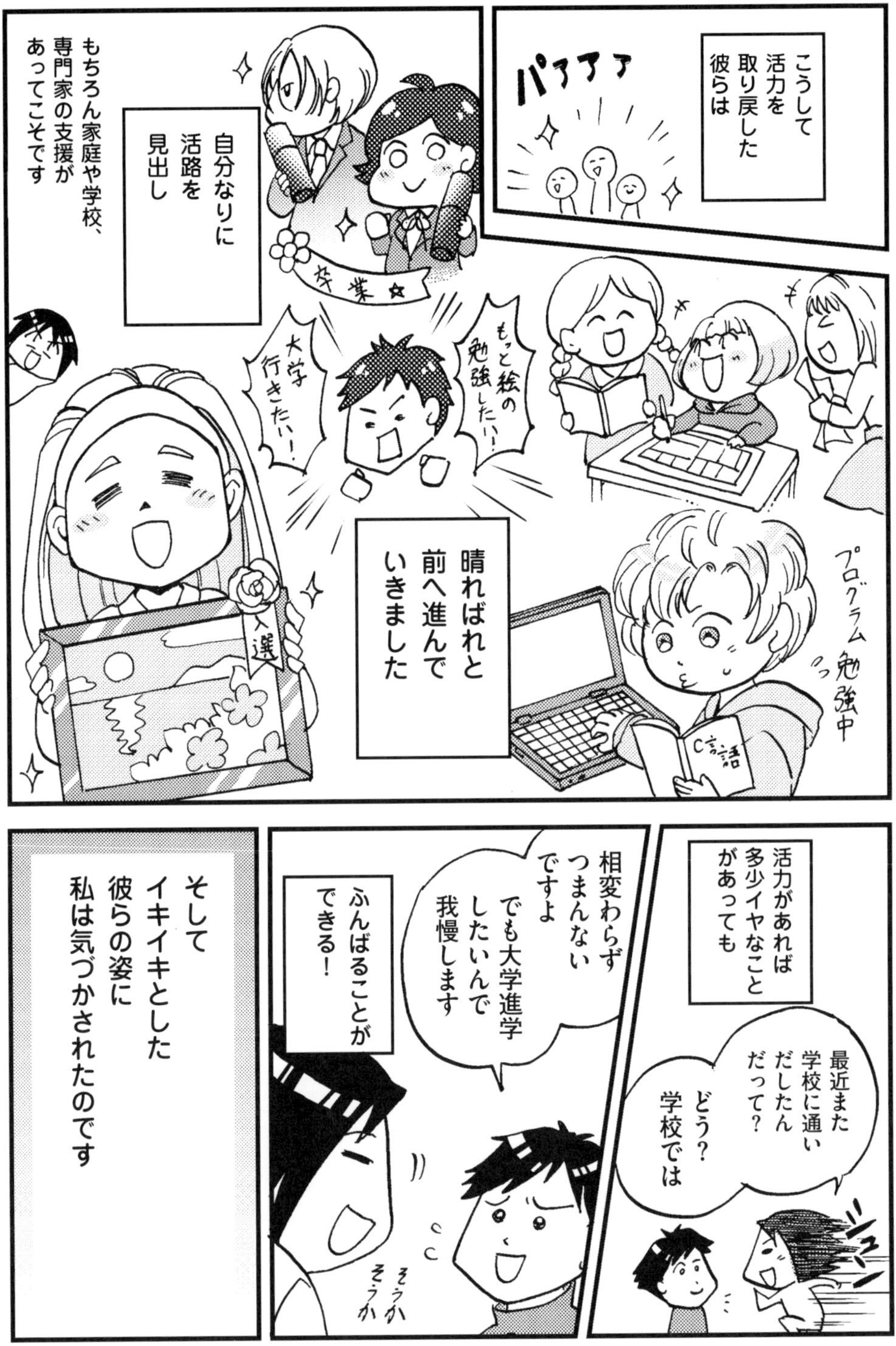

こうして活力を取り戻した彼らは
パァァァ
自分なりに活路を見出し
卒業☆
もちろん家庭や学校、専門家の支援があってこそです
もっと絵の勉強したい!!
大学行きたい!
プログラム勉強中
C言語
入選
晴ればれと前へ進んでいきました
活力があれば多少イヤなことがあっても
最近また学校に通いだしたんだって?
どう?学校では
相変わらずつまんないですよ
でも大学進学したいんで我慢します
ふんばることができる!
そうかそうか
そしてイキイキとした彼らの姿に私は気づかされたのです

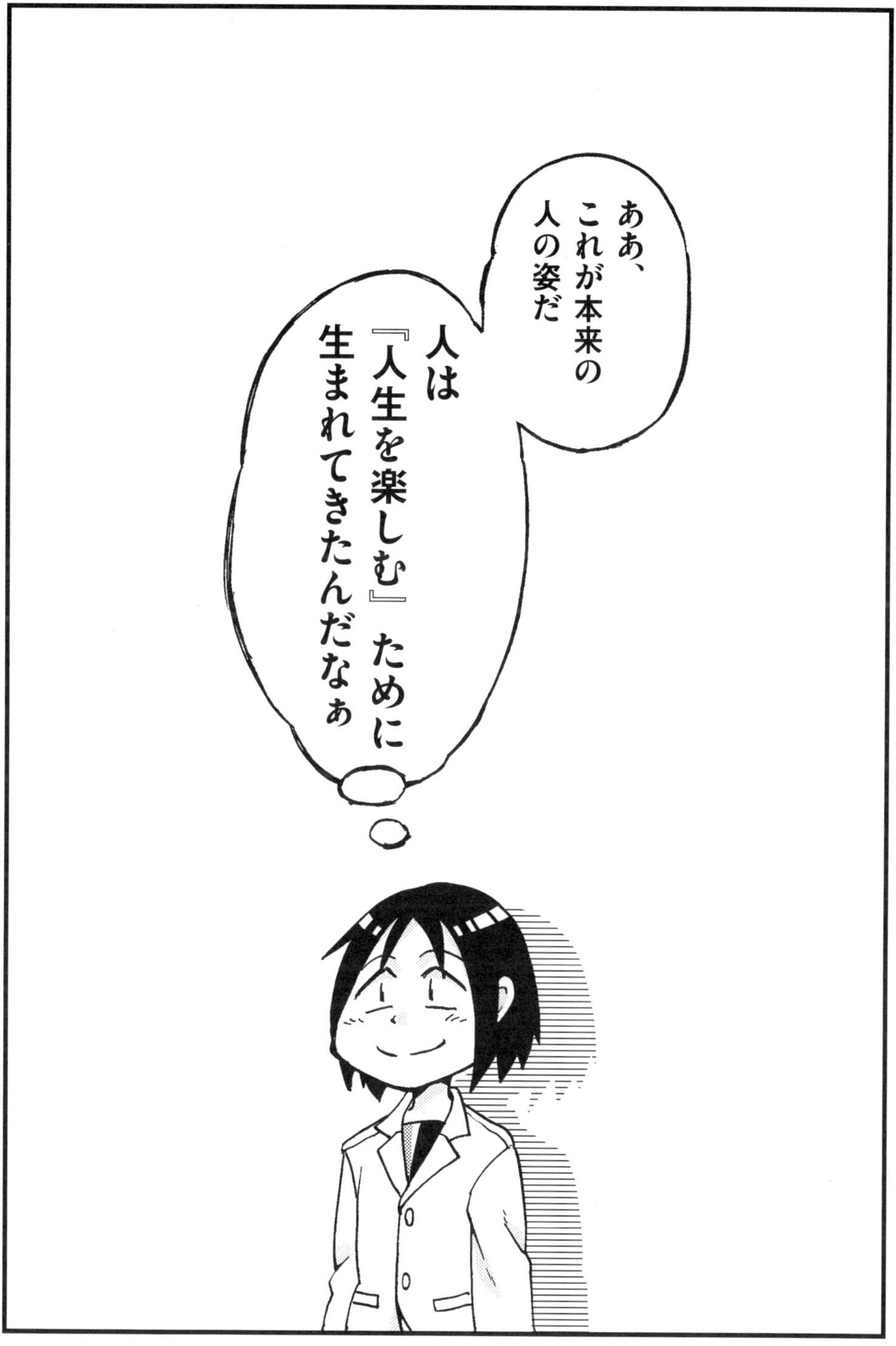
ああ、
これが本来の
人の姿だ
人は
『人生を楽しむ』ために
生まれてきたんだなぁ

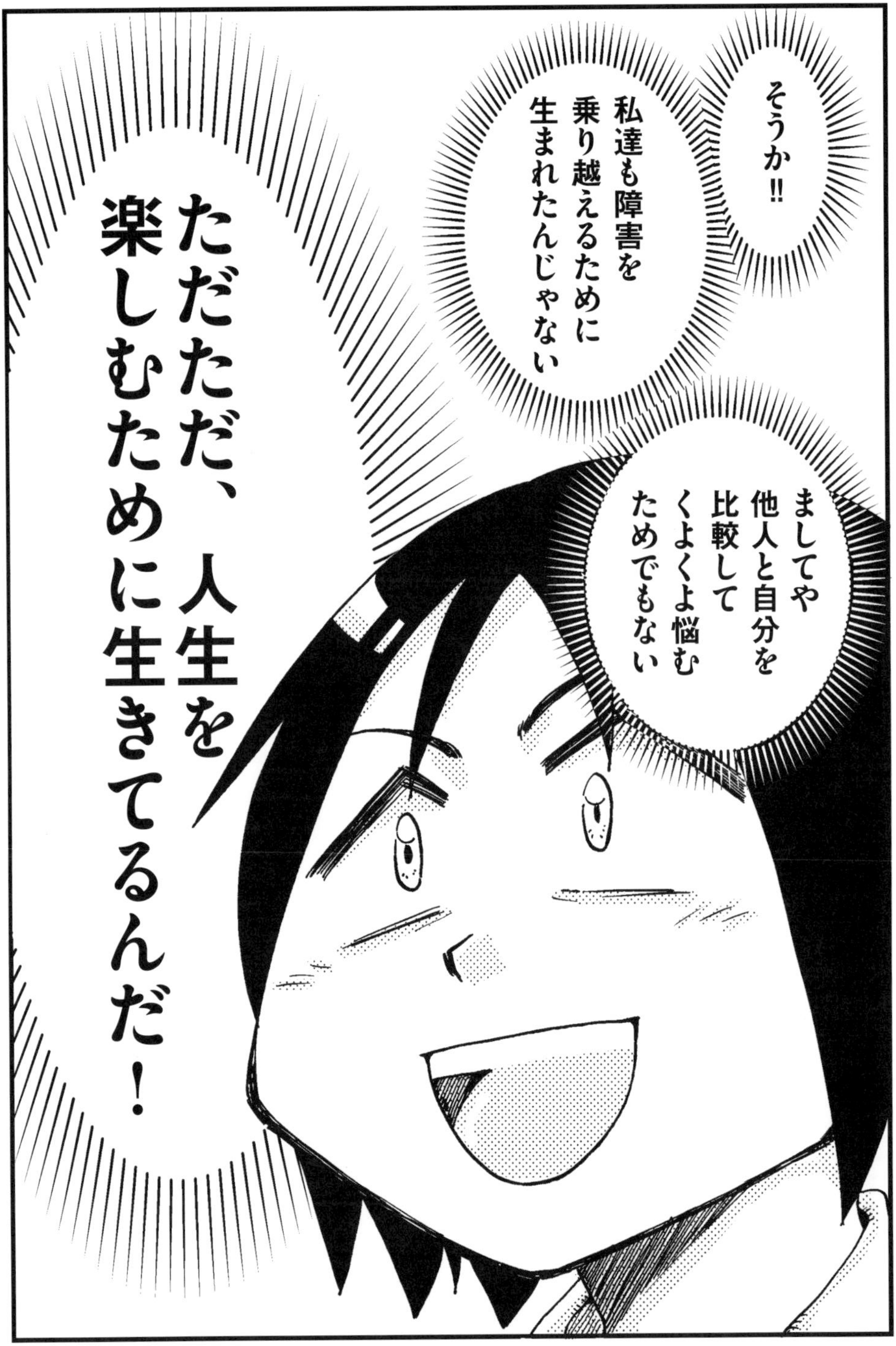
そうか!!
私達も障害を乗り越えるために生まれたんじゃない
ましてや他人と自分を比較してくよくよ悩むためでもない
ただただ、人生を楽しむために生きてるんだ!

対談

高山恵子×あーさ ◎当事者で、支援者だからできること

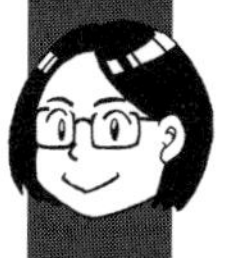

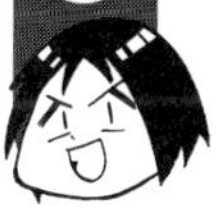

以下**あ**＝あーさ　**高**＝高山恵子

■このマンガを書いたきっかけは？

あ「この本で伝えたかったことは、生きる上で生きがいは大事なんだということ。大人だって子どもだって、日々の生活に張り合いがないと、心も頭も鈍くなってしまいますよね。困ってることも大事だけど、対策を思いつくまでの過程を描きたかったんです」

高「ＡＤＨＤの人が、どういうことで困っているのかがわかりやすく紹介されていると思いました」

あ「ありがとうございます！」

高「ＡＤＨＤって知識の有無に関係なく、自分には苦手なことがあって工夫が必要と知ることが大事ですよ。ただ闇雲に頑張るのってもったいないんです」

あ「覚えるのが苦手だから１００回書くみたいな話ですか？」

高「ええ。このやり方でいいのか？　と思うためには苦手を受け入れて、方法を考える必要があります。ただ、**自分の苦手を受け入れるのは大変な作業**です。「私ってだめ」と自己否定が先にくると、苦手がどうとか考えられなくなってしまうのです」

あ「支援者も本人もそこで困ってる人って多いですよね。自信がないと、**苦手を受け入れるのに必要なパワー**がないんです」

高「そこで重要なのは親や先生です。発達障害の人には能力のアンバランスはあるけど『**それでも好きよ**』**と言ってくれる人がいる**かどうかで本人の受け止め方が変わります。家族や先生が普段からそういう関わりをしていると、失敗しても自分を受け入れられると思います」

あ「そうですね」

高「発達障害の場合、一般の人が簡単にできることができないのがつらい。同じことをやるのに人より時間がかかります。そしてフツーをめざして演じるんです」

あ「そうそう。本心はイヤなんですけど、周りの目を気にして、演じちゃうんですよね」

高「それもどこかであきらめることになります。あきらめるのが早いほうがいいように思います。私は30代でＡＤＨＤと

診断されましたが、その前にアンバランスな自分を受容していました。『ふつう』になろうとはしなかったんです」

あ「私の場合、高校時代頃から薄々変だなぁと感じてましたけど、その頃はまだ普通を演じようとしてました。でも結局自分には嘘つけませんでしたね。詰まるところ、世間の一般のひながた的な幸せじゃなく、ありのままの、オリジナルの幸せを求めないとだんだん心がつらくなってくると思います」

高「**一般と違っていてもいいんだ、っていう感覚がもてるかどうか**がすごく大事なんですよね。そしてそれは家族や周りの人の中でつくられています。私の場合は父が小さいころから『みんなと違ってていいんだよ』っていってくれました。けど母が女の子がそんなことじゃだめでしょって。先生は厳しい人もいたけど、まあいっかって言ってくれる先生もいて、宿題もチェックゆるくて。いろいろです」

あ「私も親がどうこういわないタイプ。そういうところは楽でした」

高「小さいころからいわれてたら、二次障害がいろいろ出ていたかもね」

あ「グレてたかも（笑）」

■誰かの力になれることがうれしい

あ「私が誰かのために動いてうれしかったことといえば、ホームページでマンガを書いて、読者の皆さんから喜んでもらえたことですね（93ページ参照）。趣味に没頭するのももちろん楽しいのですが、やはり一番楽しいのは、人に喜んでもらえることです」

高「生きがいは、**自分の能力を人のために使って感謝されることだと思います**。これで幸せ度が違ってきます」

あ「人から感謝されてうれしいと思うには、『人を喜ばせてうれしかった』という経験の積み重ねが必要ですよね。そして、人を喜ばせたいと思えるには**『人から認めてもらえた』『話をきいてもらえた』という感謝の経験**がまず必要となってきます」

高「そうですね。そうした経験があってとってもいい気持ちだと感じると、自然にやりたいという循環が出てくるはずです」

あ「その気持ちがあったら、社会に出たとき就労意欲にもつながりますよね」

高「そういう意味では、家でお手伝いしなくていいから勉強ってのは真逆の教え方。**お手伝いって人のためになにかしてうれしい**という気持ちを育むことだから。そこを育てることも大切です」

高「私は20年前くらいにアメリカに留学していたんですが、大学に弱視の人など障害のある人がたくさんいました。インクルージョンなのでサポート体制もすごい。私も留学生だからサポートされたんですけど、されすぎて自尊感情が下がっちゃった。サポートされると一見ＱＯＬは上がりますが、自分ができることまでしてもらったことで自分が全然できない人みたいに思えてしまったのかもしれません。『人のためになにかできてよかった』っていうのがないと自信がなくなるという経験でしたね。これはすべての障害者といわれる人に重要なことだと思っています」

高「**障害がある人に何か頼んじゃいけないって思ってる人がいるけど、その人が得意なことは頼んでほしいんです。**それはその人の自尊感情を高めることにつながると思います。この視点は教師や支援者に持ってもらいたいですね。サポートの引き算といってもいいかもしれません」

あ「そういえば、最近現場によっては、支援がちょっと過干渉じゃないか？　と感じる時があります」

高「ひとりだちするためのサポートになっていない気がします。小中学校でサポートされてきて、いざ、サポートがなくなったときにサバイバルスキルがないから途方にくれてしまう」

あ「自分で選択、意思決定する経験が少ないないまま過ごすと、人生の目的を失いがちですね。学校では自然とレールがひかれていたけど、社会に出るとそれがなくて途方に暮れる。**サポートのし過ぎは、本人の主体性を奪うことになってしまう**のですね」

高「なにか問題が起こっても、ＳＯＳを求められる人になってほしいです。支援者が常に先回りして動いてしまうと自分が能力があるって勘違いしちゃうことがあります」

あ「本人と支援者が二人三脚で問題に取り組んで、最終選択は本人っていう形がいいですね」

高「そうですね。そしてすべての人にうまくいく万能な支援法は何一つないことをわかってほしいです」

あ「個々でまったく違いますからね。支援者の想像力が大事だということでしょうか？」

高「見立てが大事。そこを間違ってしまうと、支援してもうまくいかない。見立てが合っていると勘違いすると、成果がでないのにがむしゃらに頑張るという結果になってしまいます。うまくいかないときはやり方を変える、見立てをやり直す必要があることが多いです」

■もっと発達障害をオープンに

高「私がアメリカの大学院にいるとき心に残った言い方があって、それは〝Children with ADHD〟であり、ADHD Children ではない。つまりまずその子がいてＡＤＨＤという特性がくっついているという意味なんです」

あ「ＡＤＨＤである前に、一人の子どもであるわけですね」

高「カミングアウトはＱＯＬに関わってきます。たとえば花粉症って告白するか悩んでる人なんて誰もいないですよね。そんな感じで**発達障害についてもオープンにできる社会になったらうれしい**です。その条件としては、みんなが発達障害に対する正しい知識をもっていること。生物学的な症状をわかっていて、人格とは関係ないこととして、まさにその人にADHDがついているのだと理解してほしい」

あ「もし相手がADHDってあらかじめわかっていたら、連絡ミスするかもしれないから、こまめに確認しておこう、とかアスペルガーの人だったらあいまいな言い回しやめようとか考えますよね」

■当事者ならではの視点を生かして支援につなげる

高「アメリカには当事者でかつ支援者の人もたくさんいるし、子どもが当事者で親が専門科になるというパターンは多いです。今まで重度の障害は特に当事者と支援者は別々だという考えでした。支援者が当事者というのはすごく強みになります。ピアサポートの視点もありますし、当事者として共感できる部分があるから。『当事者でも支援者になれる』ってモデルもたくさんあったほうがいいですね」

あ「あ！　私のモデルは高山先生ですよ！　20代の頃、ADHDに悩んでいた時は特に心の支えにしていました。あの頃カミングアウトしていて一番活躍されているのは高山先生でしたから。「私もいつか高山先生のようになりたい！」って思っていました。まさかこうして一緒にお仕事できるようになるなんて、本当にうれしいです〜‼」

高「私もそれを聞いてうれしいです！　私にとってはアメリカのCHADD《チャド》＊（学術集会）でプレゼンしていた当事者でサイコロジストやドクターがモデルです。みんなカミングアウトしていました。私自身、そういう方々のようになりたいと思いました。そういう連鎖が続いていったら素敵です」

あ「でも、あんまりすごい人ばっかりでも気後れしちゃいますね。フツーの会社員の当事者も、カミングアウトしてくれればなあ」

高「そうですね。私自身、当事者であり支援者であることでよかったと思うのは**通訳ができる**ということです。支援者としては理論をまなびます。**でも理論だけじゃだめなんです。そのときに当事者としての思いも大切で。**当事者だからこそわかるということもありますから」

＊Chadd ＝ Children & Adults with ADHD

■いじめはなかった？

あ「今思うと、あれはいじめだったんじゃないか？　と思うものはあります。でも私鈍くて、気づいたのは大人になってからでした（笑）。中学の時、教室の後ろに掲示されてた私の絵がぐちゃぐちゃにされることが何度かあったんですよ。でもそのたびに「次はもっと良い絵を描こう！」って描き直してたんです。その時は、それが誰の嫌がらせなのかあまり気にしてなかったんですけど、今思うとそれがかえってよかったのかもしれませんね」

高「いじめられている子が反応しないでケロリとしてると、いじめってなくなっちゃうんですよね。私の自虐ネタもまさにそうで、いじめの対象になりそうなことを先に言っちゃうとエスカレートしなかったんです。小学生のころ、教室の後ろの黒板に授業内容を学級委員で書いてたんですけど、私はあるときリア王を間違えてリア玉にしちゃったんです。先生もそれ見て『今日はリア玉をやるんですねって』」

あ「それはもう、あだ名がリア玉になるレベルですよね（笑）」

高「はい。自分でその失敗をネタにしてたら、いつの間にかそのあだ名もなくなっちゃったんです。カウンセリングでそういうエピソードたくさんあるんですよね。何か言われて翌日から学校に行きたくなくなる。気にするかどうかちょっとした差が後に大きな差になります」

あ「文房具を隠されたりもしていました」

高「先生が探されたんですか？」

あ「ええ。でも、まず自分がそれを持ってたことを忘れてるから（笑）。なくてもいいかっていうのもあったし」

高「そうそう！　消しゴムとか誰かに隠されたとしても「どうせいつもみたいにどっかで無くしたんだろ」で片づけちゃうんですよね」

あ「見つけても悲痛な顔をしない。なにかあってもいじめと思わない。ゲームなんだと思っていました」

高「私も後からいじめに気づいたクチですけど、過去は過去だと割り切ることができたから、問題なかったですね」

■失敗を笑いに

あ「今でも私、自分が主催する茶話会に、ちょくちょく遅刻するんですよ（笑）そうしたらだんだん参加する学生さん達が、部屋の準備をして私を待ってくれるようになりまして。皆が自分のできることで、私をフォローしてくれるようになったんです。それに気づいた時、弱みを見せるのも悪くないなって思いました」

高「遅刻することは私もあります。この特性があると、どうやっても失敗するじゃない？　私がＡＤＨＤだとわかったのは30代だったけど、小学生の時は、笑われるとつらかった。けど失敗を自虐ネタにして、笑いを提供する習慣をつけたらすごく楽になったんです。自分をそういうキャラにするんですよ」

あ「おっちょこちょいキャラですか？　私の場合、失敗話はよくマンガのネタにしちゃいます。「ネタ的においしい」って感じで。良いことも悪いこともネタにできるマンガ家っていいでしょ？（笑）」

高「私の場合は講演ネタにする！　笑うってことは人にとってすごく大切です。講演で笑いが出ると参加者と一体感を味わえてすごくいい感じ。自虐ネタはもう、やめられない」

あ「**失敗をプラスの意味づけにできる**ってところがポイント

なんです」
あ「**解釈を変える**ってことですね」
高「あのときの失敗があるから工夫する方法が見つかった、というのもそれだと思います。失敗という否定的なできごとに肯定的な意味合い（ここでいえばネタにする・次回への工夫）をもたせて、過去は捨てていくようにしないと」
あ「そういう落とし所があると、過去をうまく整理できますよね。人と違うものを持ってると、どうしても苦労することも失敗することも増えてしまいます。それらをストレスじゃなくて有意義なものに変える。人生を豊かに過ごすためにすごく大事な意味づけですよね」

■学校の先生や支援者にわかってほしいこと

あ「今は、『できないことをできるようにさせる』ことに、支援が集中し過ぎていると思うのです。できたら**その子が〈今できること〉で活躍できる機会を設けてほしい**です。例えば、虫に詳しい子がいたら、『虫クイズ集』をクラスの皆のために作ってもらったり。料理好きな子がいたら、ホームパーティーをやってみないかと勧めてみたり。そういう自分にできる事で、誰かの役に立てるという経験が、将来の大きな財産になると思います。それに、時には人を助けるという体験もないと、張り合いがないというか、人に助けてもらってばっかりじゃつまらないですよね」

高「私も同じことがいま教育に欠けてるなと思うことがあります。いいところを引き出す、って発想がまだまだたりないんです」
あ「楽しかったら自然と伸びますよね、子どもは」
高「**トレーニングや学びを苦行にしない**ってことは大切ですね。支援者が目先のひとつの行動を直したい、たとえば漢字を書かせるとかコミュニケーションをうまく取らせたいと思ってますよね。けれども、まずその子に将来こうなってほしいというイメージをもったりこの子が幸せになるために今なにをすべきか目標を考えることが必要だと思います。「だめなとこなおし」トレーニングよりいいとこ伸ばしたほうがいいと思うし、それこそがスペシャルエデュケーションの目的です。そうすると**自尊感情があがります**よね」
あ「自尊感情が低いと、気力も下がりますからね。マンガでも描いたんですけど、気力がなくて、色んな支援法を試しても今ひとつ乗ってくれなかったような子が、夢中になれるものを見つけた途端、元気になって前進し始めたりするんですよ」
高「ドーパミンが出るから、実行機能がＯＮになるんですよ！」
あ「なるほど！天然のＡＤＨＤの治療薬なんですね！　だからでしょうか。**好きなことができた子は、つらいことがあってもふんばれるようになる**んですよ」（１３０ページ）
高「そういう回路が一度できてしまえば、発達障害の人にとってはもってこいですね。ただただ我慢しろってのがダメなんですよ。**いやなことをまず取りのぞいて、何がやりたいか本人の希望を確認して、そのためにはいやなことも我慢しなくちゃ、**っていう順序が大切です。

あ「我慢を覚えさせるより、やる気スイッチを押す支援が大事なんですね」

高「やる気スイッチの入れ方のキーワードは、**楽しいと自己選択です**」

あ「なるほど」

高「思えば、日本の美徳とされるような〈我慢、耐え忍ぶ、みんな同じ〉っていう文化のキーワードが発達障害の人にとって残念ながらＱＯＬが下がるものになってるんですよ」

あ「そうですね。でもだからこそ我々のような人種も、社会の中には一定数必要なのかな？　と思ったりもします」

高「精神科医の杉山登志郎先生が発達障害の人が淘汰されずにこの世の中にいるってことは存在価値があるんだってことをおっしゃってました」

あ「そういえば、協調性の高い人達だけで集まると、同調圧力がすごい、息苦しいコミュニティになることもありますよね。なんでも偏るのはよくないですね」

高「それは発達障害を支援するときにも同じことがいえて、ひとつの専門性だけで考えると、出てくる見方や支援法も同じになってしまう。いろんな立場の人が集まってケース会議をすることが大事なんです」

あ「あ、実は私、地元で医療福祉教育と当事者会や親の会をつなぐ交流会をやっています。支援につなぎやすくするために、いろいろな立場の方々をある程度顔見知りの存在にして連携をつくるお手伝いをしているんです」

高「それは本来はソーシャルワークという仕事ですよね。アメリカだと発達障害などを診断できるソーシャルワーカー（ＳＷ）がいるんですよ。日本だと今までソーシャルワークは、センスのいい先生や面倒見のいい近所の人がそれをやってくれていました。アメリカのＳＷはいろいろあるネットワークをつなげるプロなんです。使える制度を紹介してくれたり、病院やカウンセラーはここととか案内してくれる人ね」

あ「そういう人がいてくれたら便利〜！」

高「**支援にはいろんな分野が必要で、ライフステージで変わってくる**からソーシャルワーカーに相談すればいいんです。日本でもスクールソーシャルワーカーを配置するってことになっていますが、非常勤だったりしてなかなか子ども向けに定着しませんね。アメリカは常勤で、地区に1人配置されています。日本では実習するところが、ＯＴ（作業療法士）やＳＴ（言語聴覚士）と同様に老人に関わる方が多くて子ども向けの職場が少ないです」

■発達障害をもつ人たちへ

あ「できることを生かすことも大事ですけど、それより私は、『好きなこと』『わくわくすること』の方が大切かなと思ったりします。できたら皆には、好きなことを追い求めていってほしい」

高「でもね、できないことを好きになる人もいるんですよ」

あ「それでもいいと思います。**好きな事だからといって、無理に仕事に結びつけなくていい**。趣味として続けるのもアリですよね。例えば絵を描くのが好きなら、ネットで公開したり、創作系のイベントで出展することもできます。絵描き仲間たちと展示会を開くのも面白いですし、楽しみ方はいろいろあります」

高「たしかにそういう**柔軟性が大事**なんです、これがやりたいと思ったとき**1つのやり方にこだわるのではなくて、他の手段でもいい**って思えること。まず一回トライして、うまくいかなかったら『自分はだめ人間だ!』と思うんじゃなくて、この方法は自分に合ってないんだ、という考えをもつことが柔軟な考えですよね。そのためには**失敗を想定内にする**ってことが大事です」

あ「好きなことをいくつか持つことも大事ですよね。どんなに頑張ってもできないことを、それでも実現させようとする。それはただの妄想です。そこはあきらめて、実現可能な範囲で楽しめる方法を模索できたらと思います」

高「あきらめがつかない人はなかなか大変ですよね。切り替えが苦手な人は、全部自分でやろうとせず他の人にまかせることが少しでもできたらいいかもしれませんね」

あ「自分は本当は何がしたいのかっていつも自分に聞くことも大事かなと思います。自分の幸せの形は、自分にしかわからない。だから、何かうまく行かない事があった時でも、人のアドバイスを鵜呑みにするのは良くないかなと。例えそれがどんなに理解のある素晴らしい先生の意見でも、一度ちゃんと自分の中に入れて、考えて、その上でそのアドバイス通りにするのかどうか決める。**自分の人生の決定権は、あくまで自分にある。**そこはどうか忘れないでいて欲しいなぁと思います」

エピローグ

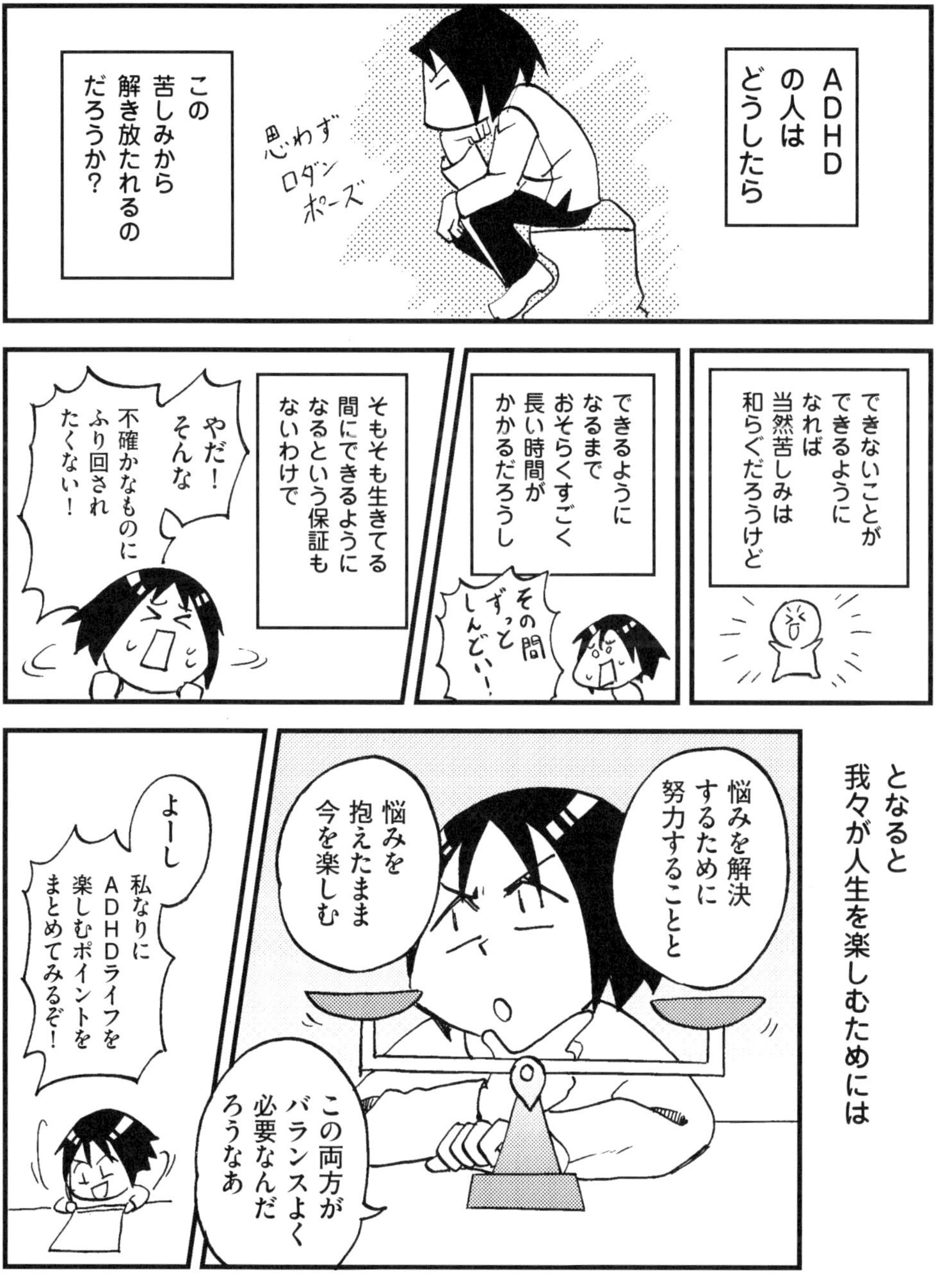
ADHDの人はどうしたら
この苦しみから解き放たれるのだろうか?
思わずロダンポーズ
できないことができるようになれば当然苦しみは和らぐだろうけど
できるようになるまでおそらくすごく長い時間がかかるだろうし
その間ずっとしんどい!
そもそも生きてる間にできるようになるという保証もないわけで
やだ! そんな
不確かなものにふり回されたくない!
となると我々が人生を楽しむためには
悩みを解決するために努力することと
悩みを抱えたまま今を楽しむ
この両方がバランスよく必要なんだろうなあ
よーし
私なりにADHDライフを楽しむポイントをまとめてみるぞ!

あーさ流 ADHDライフを楽しむ5つのポイント

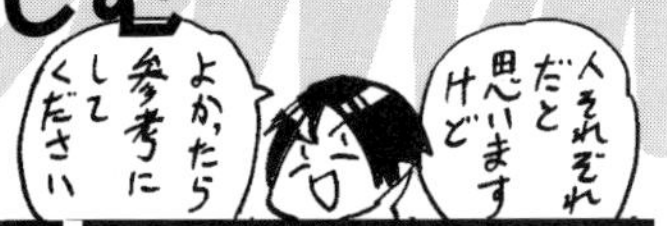

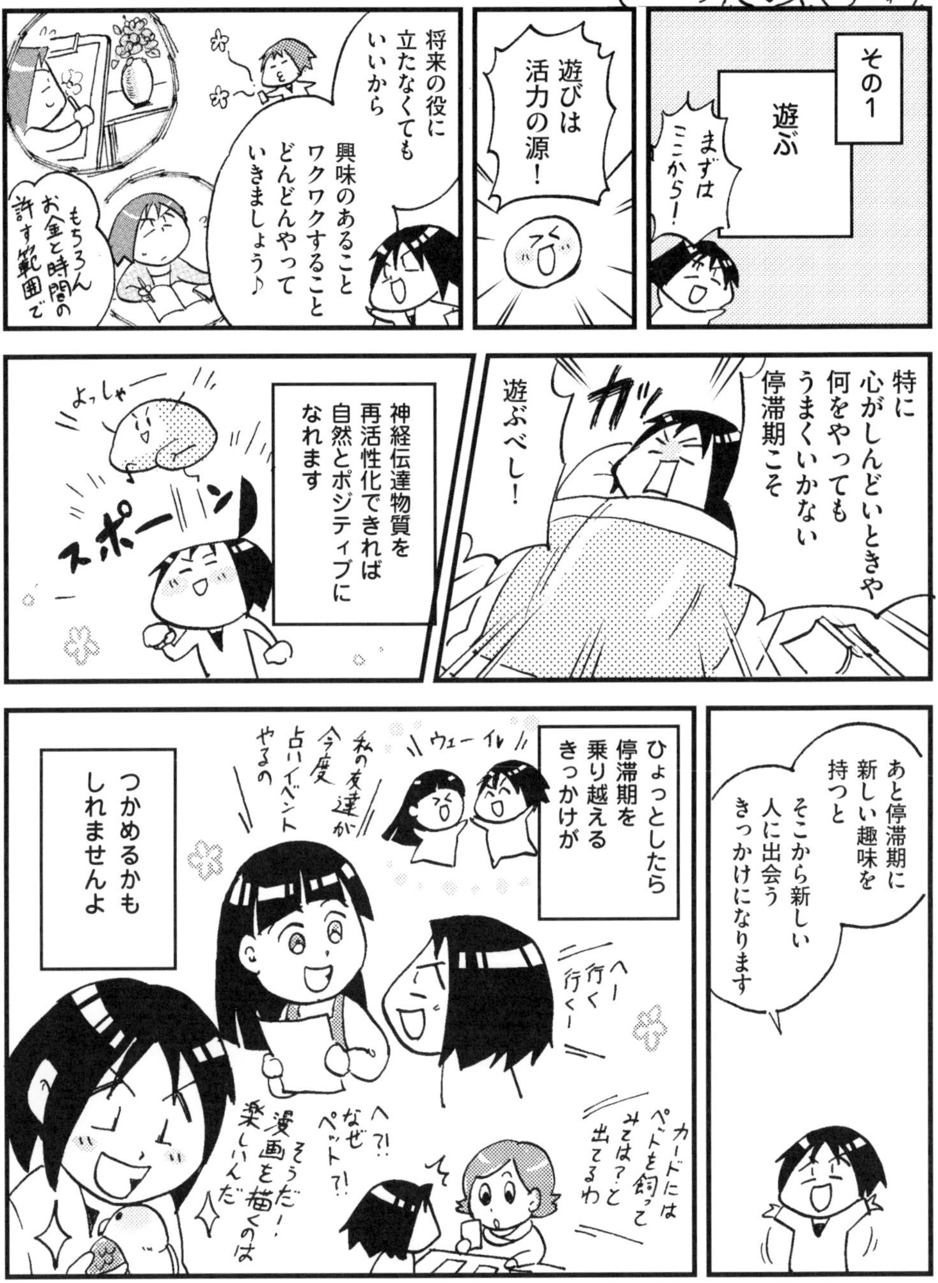

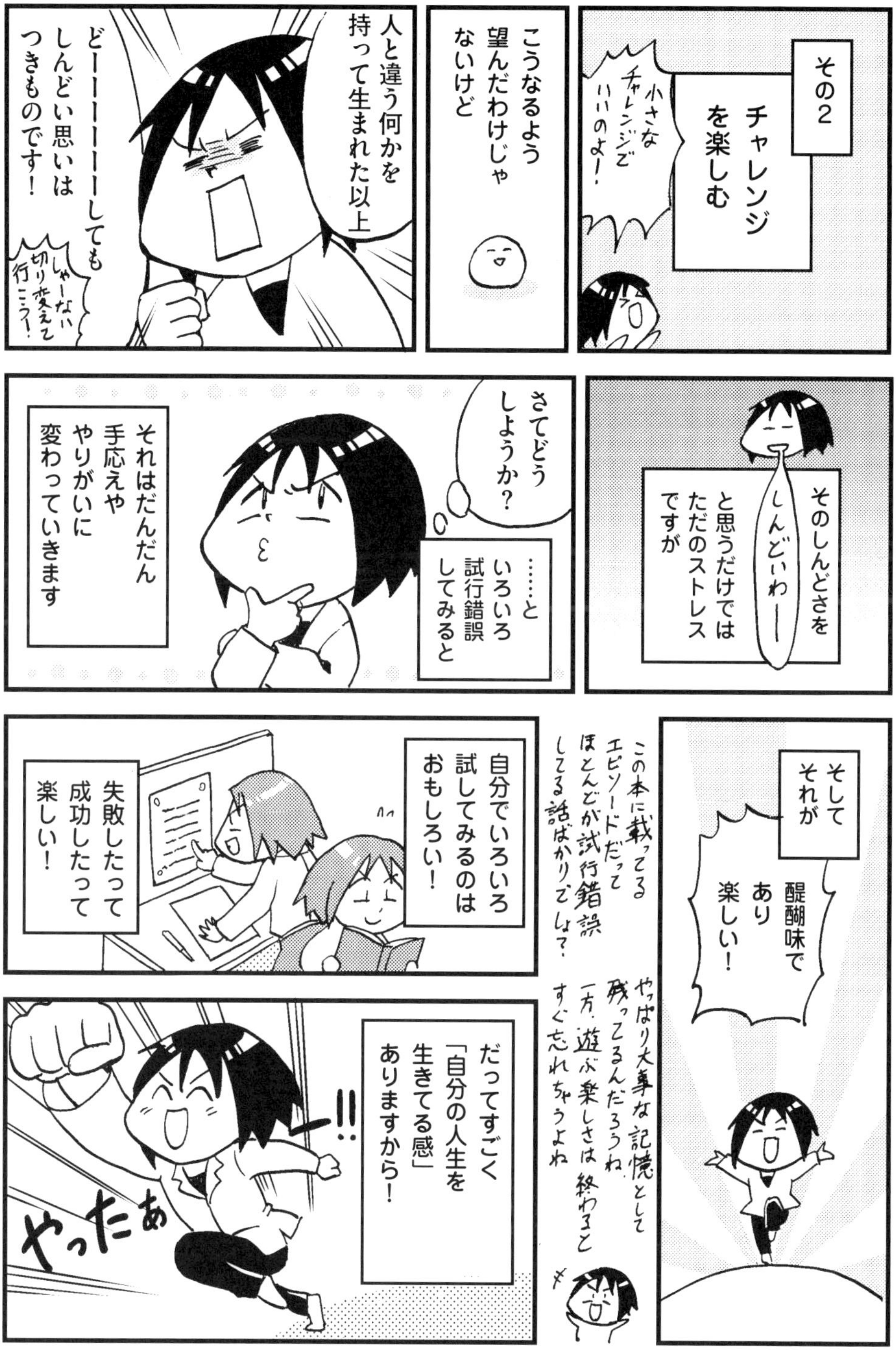

その2
チャレンジを楽しむ
小さなチャレンジでいいのよ!
こうなるよう望んだわけじゃないけど
人と違う何かを持って生まれた以上
どーーーーーーーしてもしんどい思いはつきものです!
しゃーない切り変えて行こう!
そのしんどさを
しんどいわー
と思うだけではただのストレスですが
さてどうしようか?
……といろいろ試行錯誤してみると
それはだんだん手応えややりがいに変わっていきます
そしてそれが
醍醐味であり楽しい!
この本に載ってるエピソードだってほとんどが試行錯誤してる話ばかりでしょ?
自分でいろいろ試してみるのはおもしろい!
失敗したって成功したって楽しい!
やっぱり大事な記憶として残ってるんだろうね
一方、遊ぶ楽しさは終わるとすぐ忘れちゃうよね
だってすごく「自分の人生を生きてる感」ありますから!
!!
やったぁ

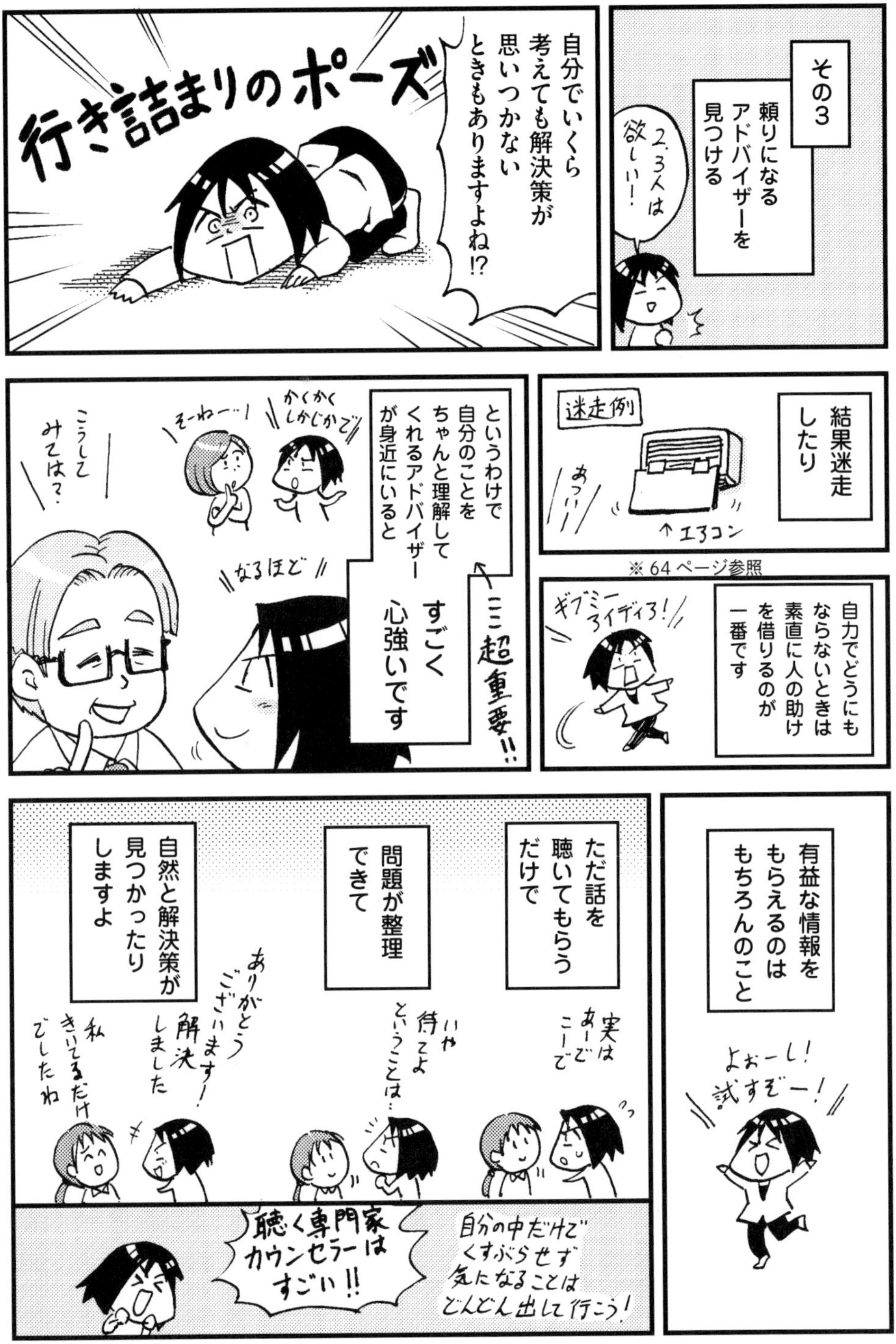
その3
頼りになるアドバイザーを見つける
2、3人は欲しい!
自分でいくら考えても解決策が思いつかないときもありますよね!?
行き詰まりのポーズ
結果迷走したり
迷走例
あっ!!
↑エアコン
※64ページ参照
自力でどうにもならないときは素直に人の助けを借りるのが一番です
ギブミーアイディア!
というわけで自分のことをちゃんと理解してくれるアドバイザーが身近にいると
すごく心強いです
ここ超重要!!
かくかくしかじかで
そーねー…
こうしてみては?
なるほど
有益な情報をもらえるのはもちろんのこと
よぉーし!試すぞー!
ただ話を聴いてもらうだけで
実はあーでこーで
問題が整理できて
いや待てよということは…
自然と解決策が見つかったりしますよ
解決しましたありがとうございます!
私きいてるだけでしたね
聴く専門家カウンセラーはすごい!!
自分の中だけでくすぶらせず気になることはどんどん出して行こう!

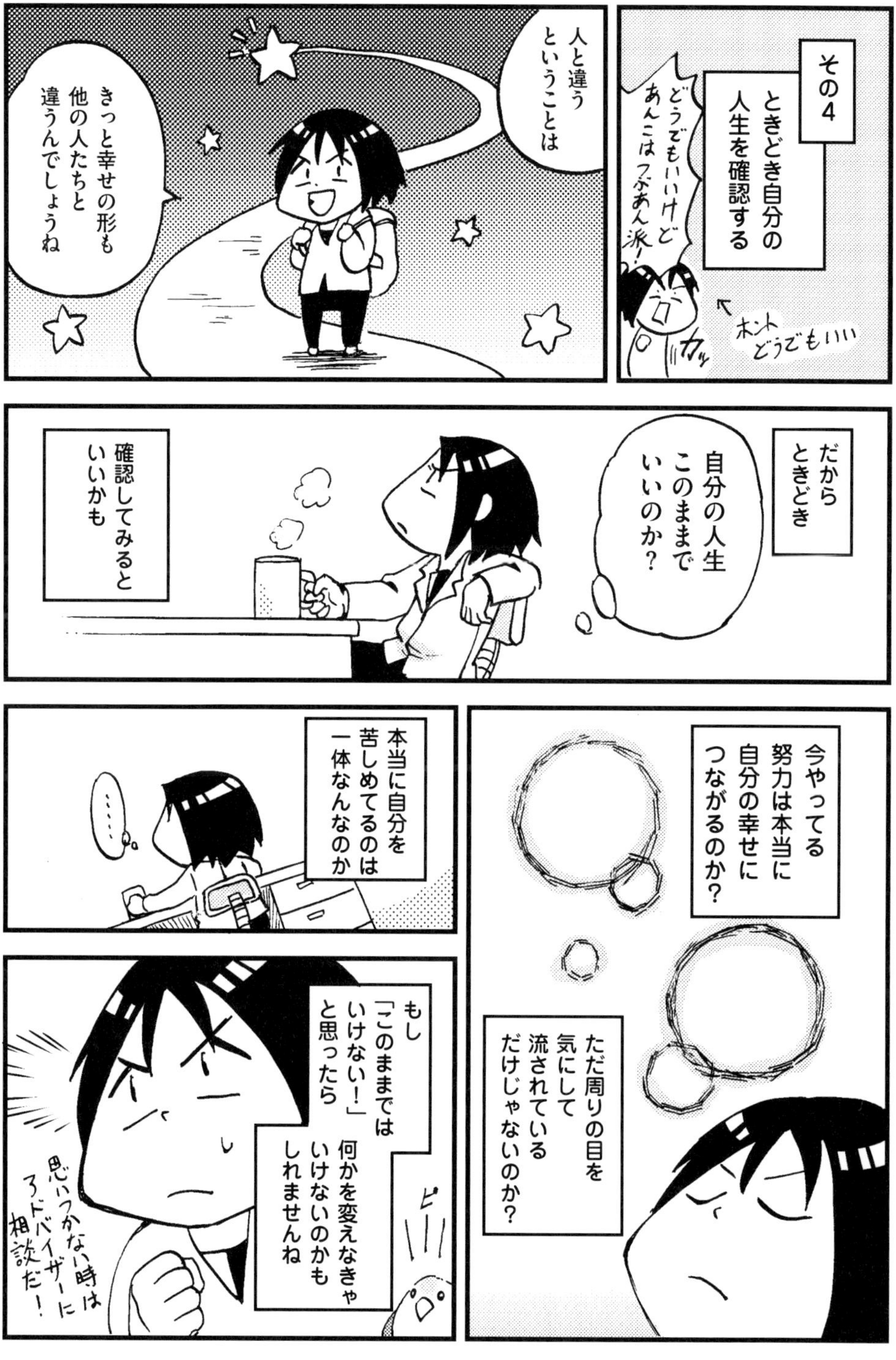

その4
ときどき自分の人生を確認する
どうでもいいけどあんこはつぶあん派！
ホント どうでもいい
カッ
人と違うということは
きっと幸せの形も他の人たちと違うんでしょうね
だからときどき
自分の人生このままでいいのか？
確認してみるといいかも
今やってる努力は本当に自分の幸せにつながるのか？
ただ周りの目を気にして流されているだけじゃないのか？
本当に自分を苦しめてるのは一体なんなのか
……
もし「このままではいけない！」と思ったら
何かを変えなきゃいけないのかもしれませんね
ピー
思いつかない時はアドバイザーに相談だ！

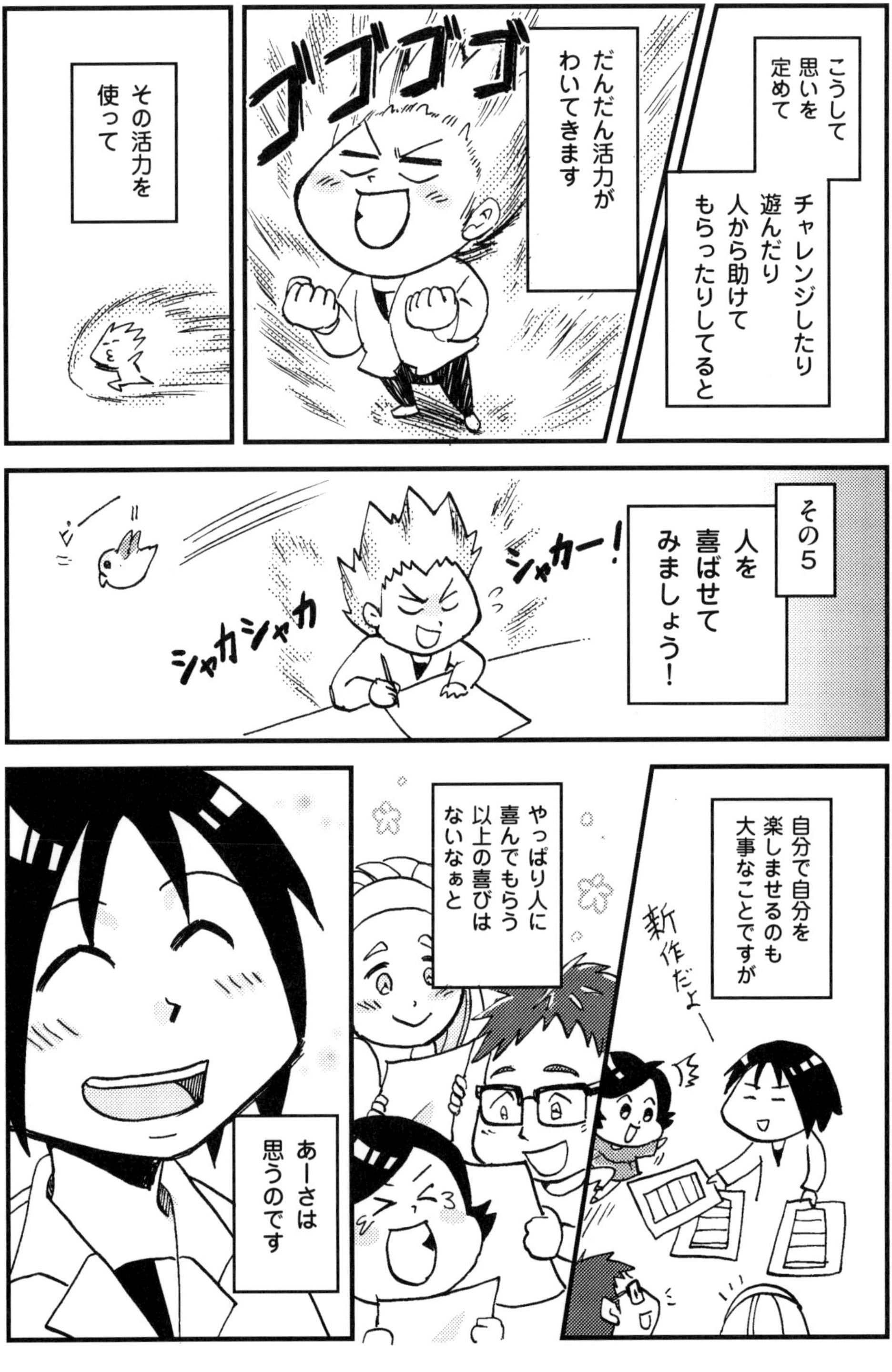
こうして思いを定めて
チャレンジしたり遊んだり人から助けてもらったりしてると
ゴゴゴゴ
だんだん活力がわいてきます
その活力を使って
その5
人を喜ばせてみましょう!
シャカー!
シャカシャカ
自分で自分を楽しませるのも大事なことですが
新作だよー
やっぱり人に喜んでもらう以上の喜びはないなぁと
あーさは思うのです

あなた流
人生を楽しむポイント

書いてみよう!

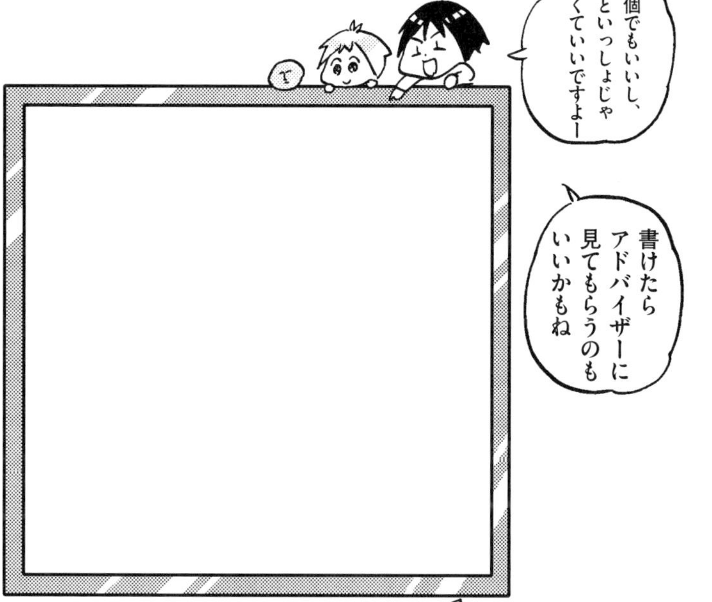
何個でもいいし、私といっしょじゃなくていいですよー
書けたらアドバイザーに見てもらうのもいいかもね

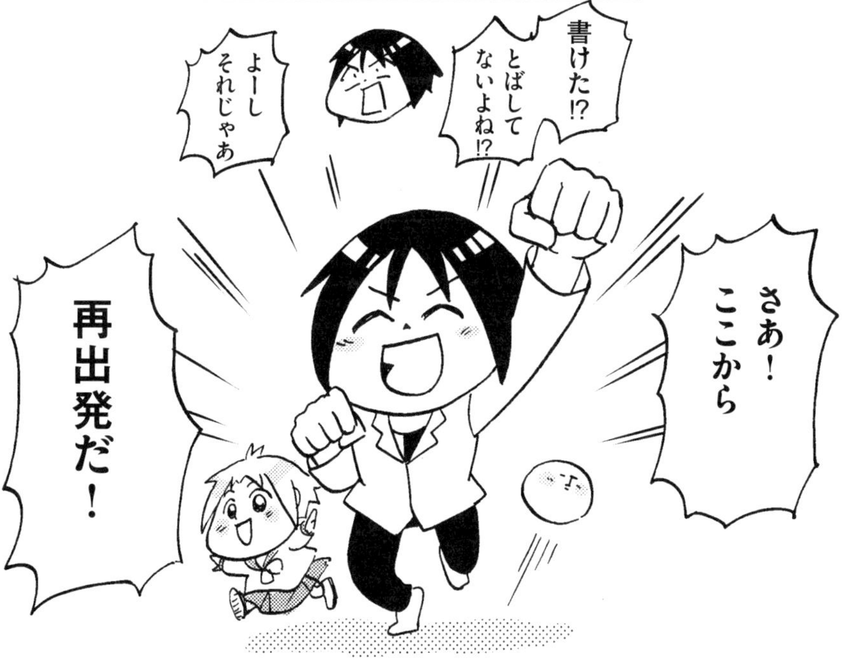
書けた!? とばしてないよね!?
よーし それじゃあ
さあ! ここから
再出発だ!

診断についてよくある質問

Q

私はADHDっぽいと思うのですが、診察を受けるべきなんでしょうか？

日常生活に支障がなければ、受ける必要はないと思います。

Q

日常生活に支障はあるけど、病院へ行くのは怖いです。

本を読んだり相談することから始めると良いと思います。

いきなり発達障害かどうか相談するのではなく、日常で困っていることを、関係する本を読んだり、機関・身近なサポートグループで相談してみてはいかがでしょうか。

どうしても病院に抵抗がある場合は、まずは福祉系の相談機関（診断できない）等で、相談するのもありです。診察に抵抗があるうちは、無理して行かなくていいと思います。

Q

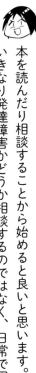

本人が障害を受け入れないんです。

障害を受け入れるには、ある程度自分に自信が必要で、障害というネガティブな肩書きを受け入れるには、それに負けないくらいの『強み』が本人の中で必要です。（例えば、あーさにとっての『マンガ』のような）なので、診断結果が受け入れられない子に対しては、無理強いせず、他に出来る事からアプローチしていきましょう。

「こういう時いつも困ってるね」とか「こういうふうにしてみたらどう？」とか一緒に考えてみたり、後は好きな事を応援してあげたり。そうして行くうちに、だんだん自信もついてくるのではないでしょうか。

Q……薬物治療に抵抗があります。

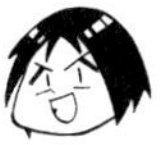

病院の先生にそう伝えましょう。薬以外の治療がいいと伝えたら、病院の先生は応じてくれると思います。カウンセリング・応用行動分析・認知行動療法等々、他にも治療法はいろいろありますからね。

Q……いつまで服薬を続けたらいいか不安。

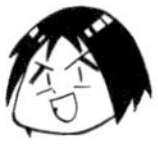

ドラッグホリデーを設けてみてはいかがでしょう？

学校や仕事のある平日だけ薬を飲んで、休日は薬をお休みするのです。「薬を飲まない日は、やっぱり調子が悪いなぁ」と思ううちは薬を飲む。そのとき、急に中止するとよくない薬もあるので、必ず医師や薬剤師に相談してみましょう。「飲んでも飲まなくても変わりないなぁ」と本人・家族が感じ始めたら、改めて病院の先生に相談してみてはいかがでしょうか？

スペシャルサンクス

●これまでずーっと支えてくれた合同出版(株)の齊藤さん

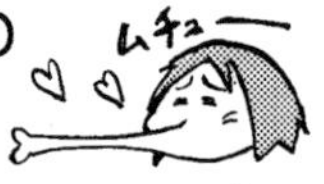

●対談ではお世話になりました！えじそんくらぶ高山恵子先生

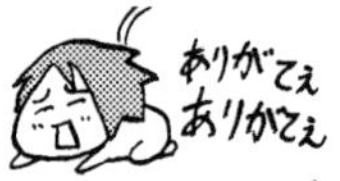

●セリフ・文章チェックしてくれた母さん

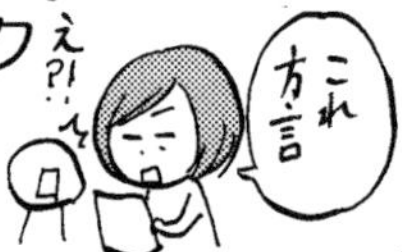

●ゆるく応援してくれた弟と特に何もしなかった父さん

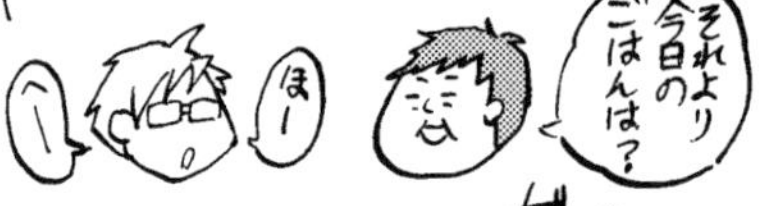

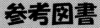

●我が癒し、ラブリーインコ・ヘナちゃん

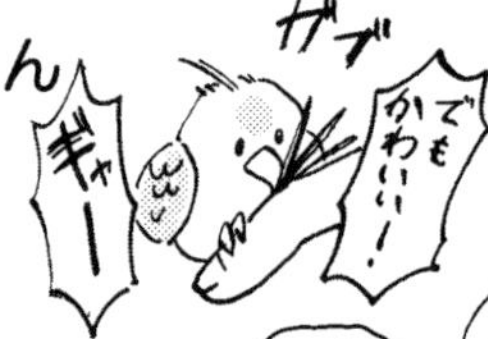

●いつも応援してくれたマイフレンド達

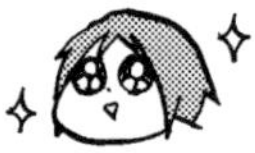

●この本の原稿の消しゴムかけを手伝ってくれた『漫画の会』のみんな＋α

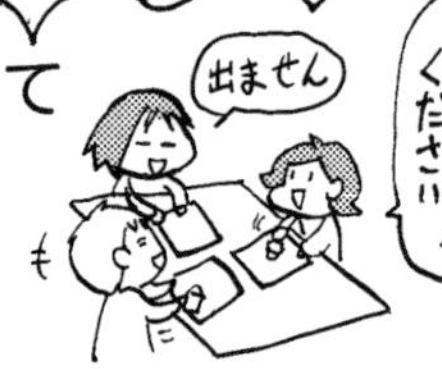

●『人生を楽しむ』というテーマを掘り下げるのに、協力してくれた自助グループの仲間たちと仕事仲間たち

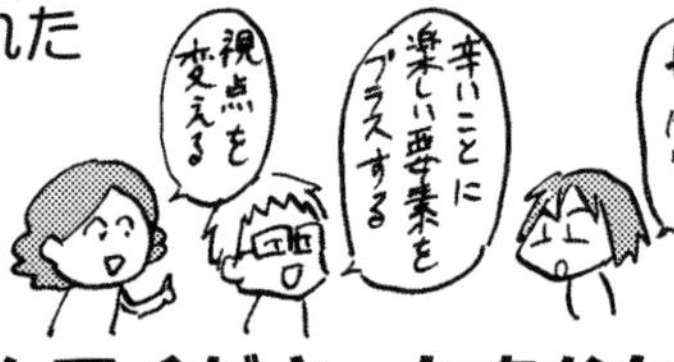

参考図書

● 『活かそう！　発達障害脳』長沼睦雄著、花風社

● 『ぜんぶわかる 脳の事典』坂井建雄監修、成美堂出版

● 『斎藤一人 変な人が書いた驚くほどツイてる話』斎藤一人著、三笠書房

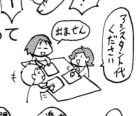

そしてここまでこの本を読んでくださったあなたへ

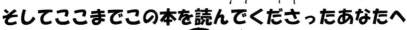

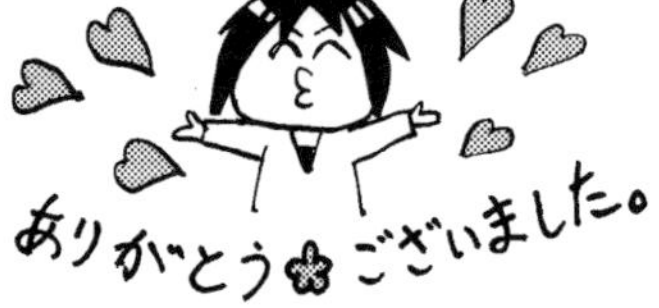

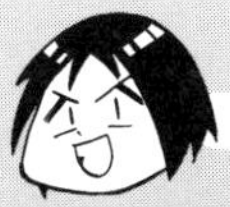

著者 **あーさ**

21歳の時、自分がADHDであることを知る。自分のことを知りたいと思い、ADHDについて猛勉強。
「もっと早い時期に知っていれば、あんなつらい思いをしなくて済んだのに」と強く感じる。
自分のような人を出さないため、そしてADHDの知名度を上げ、非ADHDの理解を得るために 2003年「マンガで解説『フロンティア★ADHD』のサイトを立ち上げる。 2007年、初の著書『めざせ！ポジティブADHD』を出版。
2008年から、発達障害に関連した執筆活動・講演会、当事者が集まる茶話会・イベントの主催、そして、愛媛県内の発達支援センター等で、巡回相談員として活動している。
一般社団法人日本LD学会正会員、特別支援教育士 。

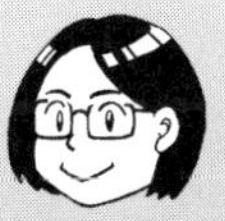

高山恵子（たかやま・けいこ）

NPO法人えじそんくらぶ代表。臨床心理士。薬剤師。
昭和大学薬学部卒業後、約10年間学習塾を経営。1997年アメリカトリニティー大学大学院教育学修士課程修了（幼児・児童教育、特殊教育専攻）。1998年同大学院ガイダンスカウンセリング修士課程修了。ADHD等高機能発達障害のある人のカウンセリングと教育を中心にストレスマネジメント講座などにも力を入れている。
主な著書に、『イライラしない、怒らない ADHDの人のためのアンガーマネジメント』（講談社、2016）、『これならできる子育て支援! 保育者のためのペアレントサポートプログラム』（学研プラス、2016）、『発達障害に気づかなかったあなたが自分らしく働き続ける方法』（すばる舎、2012）などがある。
昭和大学薬学部兼任講師、玉川大学大学院教育学部非常勤講師、特別支援教育士スーパーヴァイザー。

装幀　合同デザイン室（大村晶子）
組版　合同デザイン室（酒井広美）

ADHD脳で人生楽しんでます！
──走って転んで、また走る

2018 年 2 月 1 日　第 1 刷発行

著　者　あーさ
発行者　上野良治
発行所　合同出版株式会社
東京都千代田区神田神保町 1-44
郵便番号　101-0051
電話　03（3294）3506
振替　00180-9-65422
ＨＰ　http://www.godo-shuppan.co.jp/
印刷・製本　株式会社シナノ

■刊行図書リストを無料進呈いたします。
■落丁・乱丁の際はお取り換えいたします。

ISBN978-4-7726-1321-7　NDC 378　210 × 148